控制糖尿病从饮食开始

主　编　何富乐　谢英彪

副主编　胡美兰　何赢伟　舒彩敏

编著者　黄　昊　沈炎彬　应艳新

刘　玥　毛相荧　吴　臻

沈　诺　郑梨艳　戴碧荣

王雪娜　吕梦奕　练镜如

祁思敏

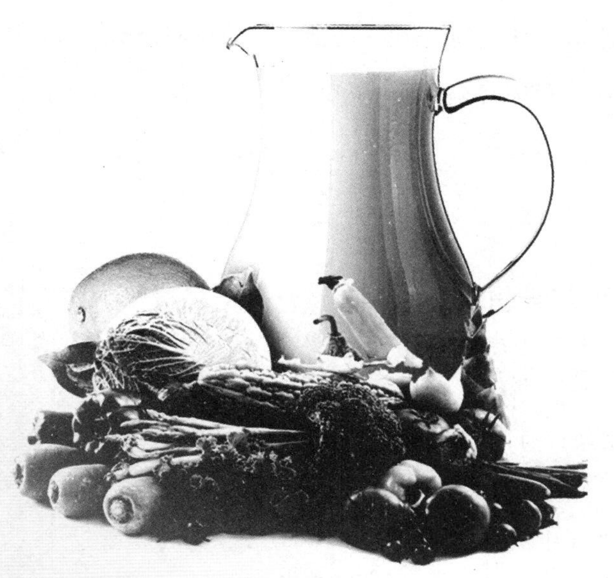

金盾出版社

内容提要

本书简要介绍了糖尿病的病因、病理、临床表现、诊断及实验室检查等基础知识，详细介绍了运用茶饮、米粥方、汤羹方、菜肴方、主食方、饮料方、果汁方等治疗糖尿病的具体方法。本书实用性强，深入浅出，集科学性、知识性、趣味性于一体，适合糖尿病患者及大众阅读参考。

图书在版编目(CIP)数据

控制糖尿病从饮食开始/何富乐，谢英彪主编.—北京：金盾出版社，2017.6(2019.3重印)

ISBN 978-7-5186-1271-0

Ⅰ.①控… Ⅱ.①何…②谢… Ⅲ.①糖尿病—防治 Ⅳ.①R587.1

中国版本图书馆CIP数据核字(2017)第066060号

金盾出版社出版、总发行

北京市太平路5号(地铁万寿路站往南)

邮政编码：100036 电话：68214039 83219215

传真：68276683 网址：www.jdcbs.cn

双峰印刷装订有限公司印刷、装订

各地新华书店经销

开本：705×1000 1/16 印张：17.25 字数：240千字

2019年3月第1版第2次印刷

印数：5 001～8 000册 定价：64.00元

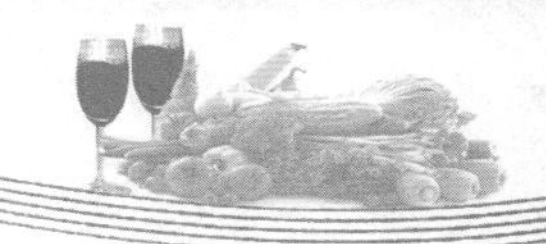

目 录

一、糖尿病的基础知识

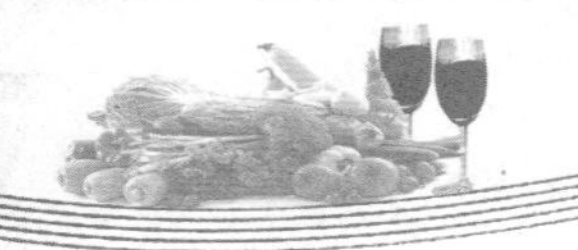

二、合理饮食防治糖尿病

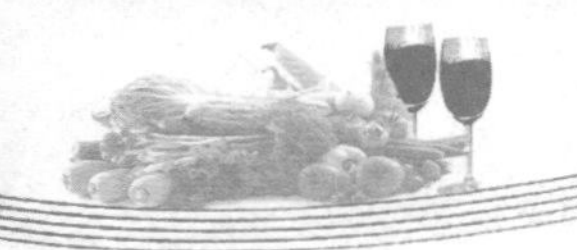

三、饮食治疗糖尿病

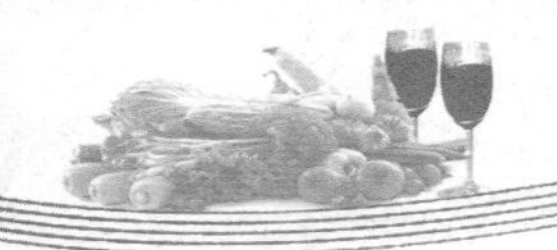

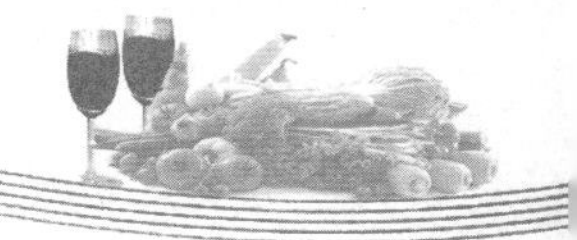

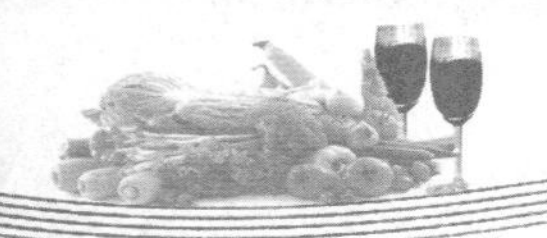

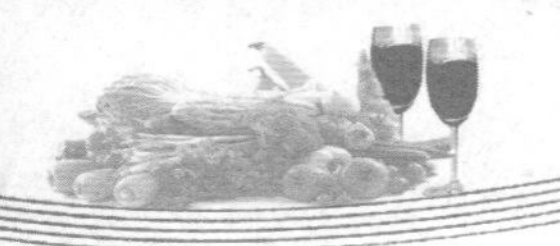

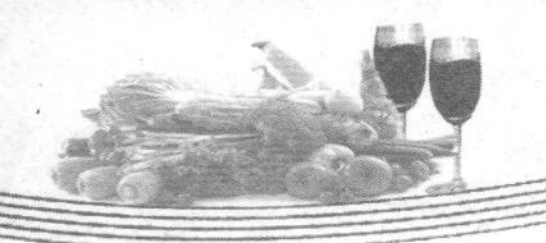

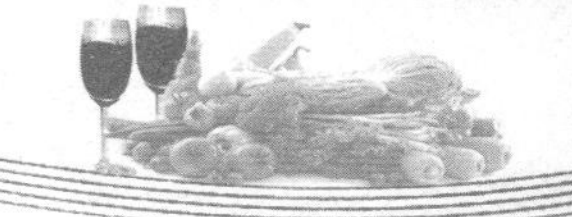

一、糖尿病的基础知识

1. 什么是糖尿病

糖尿病是由遗传因素、免疫功能紊乱、微生物感染及其毒素、自由基毒素、精神因素等各种致病因子作用于机体，导致胰岛功能减退、胰岛素抵抗等而引发的糖、蛋白质、脂肪、水和电解质等一系列代谢紊乱综合征，临床上以高血糖为主要特点，典型病例可出现多尿、多饮、多食、消瘦等表现，即“三多一少”症状。糖尿病患者的血糖一旦控制不好会引发并发症，将导致各种组织，特别是眼睛、肾脏、神经、心脏及血管的损伤、功能缺陷和衰竭。

亚太地区人口占全球人口的1/3，糖尿病的发病率正在以惊人的速度增加。20世纪70年代末，我国糖尿病的患病率还不足1%，目前已达到3.21%。不到20年的时间，患者人数已经翻了几番。更为可怕的是至少有1/4～1/2的糖尿病患者未被诊断，在已诊断的患者中只有1/3得到了理想控制。因此，我们急需普及预防、诊断、治疗和监测糖尿病的知识。

我国的糖尿病患者人数正在以每年10%的速度增长，但很多患者因控制不当对生命造成了威胁。近十几年来，我国糖尿病的发病率上升了1～2倍，而且发病年龄也在趋向年轻化。以前多发于40岁以上年龄段的2型糖尿病，如今在30多岁的人群中也不少见。目前，我国糖尿病的检出率只有20%，很多人体内“埋”了颗“地雷”却还不知道，这就更不利于病情控制。因此，一旦出现肥胖、腰臀一样粗时，就已处于面临患上糖尿病的危险状况，此时应多参加运动，少吸收高热能、高脂肪食物，而如果出现多食、多尿、多饮、体重减轻的症状，应及时进行诊断和治疗，控制

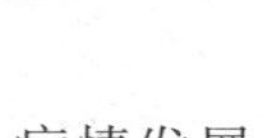

病情发展。

2. 糖尿病如何分类

糖尿病分1型糖尿病、2型糖尿病、妊娠糖尿病及其他特殊类型的糖尿病。在糖尿病患者中，2型糖尿病所占的比例约为95%。

1型糖尿病是一种自体免疫疾病。自体免疫疾病是由于身体的免疫系统对自身做出攻击而导致的。糖尿病患者的免疫系统对自身分泌胰岛素的胰岛B细胞做出攻击并杀死他们，结果胰岛并不能分泌足够的胰岛素。1型糖尿病多发生于青少年，因胰岛素分泌缺乏，只能依赖外源性胰岛素补充以维持生命。人体胰腺中的胰岛素合成细胞(B细胞)被破坏就会引发1型糖尿病。尽管此类糖尿病常见于儿童和青年患者，但是它可以感染任何年龄段的人群，并且此类糖尿病的患病率约占总糖尿病病例的10%。儿童糖尿病也是1型糖尿病常见发病对象，儿童1型糖尿病患者起病多较急骤，几天内可突然表现明显多饮、多尿、每天饮水量和尿可达几升、胃纳增加但体重下降。年幼者常因遗尿、消瘦而引起家长的注意。发病诱因常为感染和饮食不当。婴幼儿患病特点常以遗尿的症状出现，多饮多尿容易被忽视，有的直到发生酮症酸中毒后才来就诊。

2型糖尿病是成人发病型糖尿病，多在35～40岁之后发病，占糖尿病患者的90%以上。患者体内产生胰岛素的能力并非完全丧失，有的患者体内胰岛素甚至产生过多，但胰岛素的作用效果却大打折扣，因此患者体内的胰岛素是一种相对缺乏。

2型糖尿病有更强的遗传性和环境因素，并呈显著的异质性。目前认为其发病原因是胰岛素抵抗(主要表现为高胰岛素血症，葡萄糖利用率降低)和胰岛素分泌不足的合并存在，其表现是不均一的，有的以胰岛素抵抗为主伴有胰岛素分泌不足，有的则是以胰岛素分泌不足伴有或不伴有胰岛素抵抗。胰岛素是人体胰腺B细胞分泌的体内唯一的降血糖激素。胰岛素抵抗是指体内周围组织对胰岛素的敏感性降低，外周组织如肌肉、脂肪对胰岛素促进葡萄糖的吸收、转化、利用发生了抵抗。

临床观察胰岛素抵抗普遍存在于2型糖尿病中，高达90%左右。糖尿病可导致感染、心脏病变、脑血管病变、肾衰竭、双目失明、下肢坏疽等

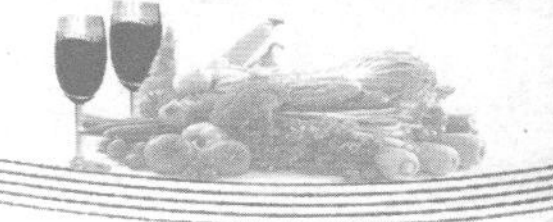

而成为致死、致残的主要原因。糖尿病高渗综合征是糖尿病的严重急性并发症，初始阶段可表现为多尿、多饮、倦怠乏力、反应迟钝等。随着机体失水量的增加，病情急剧发展，出现嗜睡、定向障碍、癫痫样抽搐、偏瘫等类似脑卒中的症状，甚至昏迷。

妊娠糖尿病是指妇女在怀孕期间患上的糖尿病。临床数据显示有2%～3%的女性在怀孕期间会发生糖尿病，患者在妊娠之后糖尿病自动消失。妊娠糖尿病更容易发生在肥胖和高龄产妇。有将近30%的妊娠糖尿病妇女以后可能发展为2型糖尿病。

对于继发性糖尿病，由于胰腺炎、癌、胰大部切除等引起者应结合病史分析考虑。患者有色素沉着、肝脾大、糖尿病和铁代谢紊乱症状，应注意鉴别，但较少见。其他内分泌疾病均各有特征，鉴别时结合病情分析一般无困难。应激性高血糖或妊娠糖尿病应予随访而鉴别。一般于应激消失后2周可以恢复，或于分娩后随访中判明。

3. 糖尿病的发病原因是什么

(1)1型糖尿病：①自身免疫系统缺陷。因为在1型糖尿病患者的血液中可查出多种自身免疫抗体，如谷氨酸脱羧酶抗体、胰岛细胞抗体等。这些异常的自身抗体可以损伤人体胰岛分泌胰岛素的B细胞，使之不能正常分泌胰岛素。②遗传因素。遗传缺陷是1型糖尿病的发病基础。研究表明，与无1型糖尿病家族史的人相比，父母患有糖尿病的人更容易患上1型糖尿病。③病毒感染可能是诱因。病毒也能引起1型糖尿病，因为1型糖尿病患者发病之前的一段时间内常常遭遇病毒感染，而且1型糖尿病的“流行”，往往出现在病毒流行之后，如引起流行性腮腺炎和风疹的病毒，以及能引起脊髓灰质炎的柯萨奇病毒家族，都可以在1型糖尿病中起作用。④其他。如牛奶、氧自由基、一些灭鼠药等，这些因素是否可以引起糖尿病，还在研究之中。

(2)2型糖尿病：①遗传因素。和1型糖尿病类似，2型糖尿病也有家族发病的特点，因此很可能与基因遗传有关。这种遗传特性在2型糖尿病比1型糖尿病更为明显。例如，双胞胎中的一个患了1型糖尿病，另一个有40%的概率患上此病；但如果是2型糖尿病，则另一个就有70%的

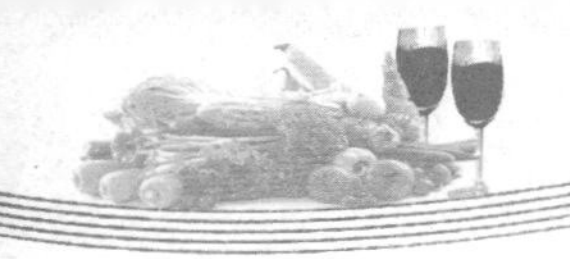

概率患上2型糖尿病。②肥胖。2型糖尿病的一个重要因素可能就是肥胖症。遗传原因可引起肥胖,同样也可引起2型糖尿病。身体中心型肥胖患者的多余脂肪集中在腹部,他们比那些脂肪集中在臀部与大腿上的人更容易发生2型糖尿病。③年龄。年龄也是2型糖尿病的发病因素。有50%的2型糖尿病患者多在55岁以后发病。高龄患者容易出现糖尿病也与年纪大的人容易超重有关。④现代的生活方式。吃高热能的食物和运动量的减少也能引起糖尿病,有人认为这也是由于肥胖而引起的。肥胖症和2型糖尿病一样,在那些饮食和活动习惯均已"西化"的美籍亚裔和拉美商人中更为普遍。

(3)妊娠型糖尿病:①激素异常。妊娠时胎盘会产生多种供胎儿发育生长的激素,这些激素对胎儿的健康成长非常重要,但却可以阻断母亲体内的胰岛素作用,因此引发糖尿病。妊娠第24~28周期是这些激素的高峰时期,也是妊娠型糖尿病的常发时间。②遗传基础。发生妊娠糖尿病的患者将来出现2型糖尿病的危险很大(但与1型糖尿病无关)。因此有人认为,引起妊娠糖尿病的基因与引起2型糖尿病的基因可能彼此相关。③肥胖症。肥胖症不仅容易引起2型糖尿病,同样也可引起妊娠糖尿病。

(4)其他:胰岛B细胞功能基因异常;胰岛素受体基因异常。

4. 糖尿病的发病率有多高

糖尿病是一种以糖代谢失常为主要特征的较常见的慢性内分泌代谢性疾病,也称之为文明社会的"退化性疾病",其死亡率仅次于心脑血管病症和癌症,居第三位,是直接或间接危害人类健康的三大杀手之一。

糖尿病患者的人数在世界各地迅速增加。目前,全世界大约有1亿多人患有糖尿病。这个数字是1987年的3倍。世界卫生组织的研究也表明,地中海、中东、东南亚和西太平洋地区的糖尿病发病率大大增加。在这些地区,约有20%的成年人受到这种疾病的威胁。

我国的发病率仅次于美国,居世界第二。在过去15年里,随着社会经济的发展、生活水平的提高,人们过多地采取西方式的饮食习惯,加上体力活动的减少和人口的老龄化,在25~64岁人群中,糖尿病的发病率从0.85%骤升至2.5%。到21世纪,2型糖尿病(亦称"非胰岛素依赖型糖尿病"或"成年始发型糖尿病")将在中国、印度和非洲的发展中国家流行起来。我国糖尿病患者正以每年75万人的速度递增,糖尿病已成为影响我国人民健康的主要公共卫生问题之一。

特别值得注意的是,无症状糖尿病患者日益增多。据报道,无症状的糖尿病患者占糖尿病患者总数的52.84%。这些患者并没有意识到糖尿病引起的口渴和尿频现象,并不知道自己已经患病,如不及时治疗可发展为失明、肾衰竭和神经损伤等严重后果。而且,有20%以上的老年人糖尿病易被误诊,贻误治疗的时机。据临床统计报道,在最后确诊456例老年糖尿病患者中,有87例(19.08%)被漏诊或误诊过,这一点也应引起有关部门足够的重视。

5. 糖尿病急性并发症有哪些

所谓糖尿病并发症,可以认为是由于糖尿病及糖尿病状态而继发的急性或慢性疾病及临床症状。1980年,世界卫生组织糖尿病报告书中指出:"糖尿病的临床经过和糖尿病患者的健康与生命预后,大部分是由于所谓糖尿病性并发症所决定的。"认为影响眼、肾、神经的特异性进行性障碍与心脏病、坏疽、脑卒中的明显感受性是对代谢障碍控制不当所导致的直接结果。将糖尿病性并发症分为特异性进行性损害和明显的感受性两个方面,明确指出糖尿病性并发症是左右患者预后的主要因素。临床上常将糖尿病并发症大致分为急性并发症及慢性并发症两大类。

糖尿病急性并发症可认为是糖尿病代谢异常的一种变型。糖尿病急性并发症主要有:

(1)糖尿病性酮症酸中毒。

(2)非酮症高渗性糖尿病昏迷。

(3)乳酸性酸中毒。

(4)混合性糖尿病昏迷。

此外,一般急性并发症中还包括急性炎症,但是若考虑到糖尿病患者的易感染性是因糖尿病或者糖尿病状态长期持续产生的,则将其作为慢性并发症处理。

6. 糖尿病慢性并发症是如何分类的

一般来讲，糖尿病并发症多指糖尿病慢性并发症。即使是急性肺炎或急性皮肤化脓性感染、坏疽一类的急性感染症，其发病基础也是糖尿病的慢性状态所引起，故包括在慢性并发症内。糖尿病慢性并发症是范围很广的疾病，病因也是多方面的，目前分类尚不统一。主要有以下几种分类。

(1)按世界卫生组织的分类：世界卫生组织研究小组的报告中将糖尿病慢性并发症分为如下几种。

1)糖尿病性眼病：①糖尿病性视网膜症；②白内障及其他眼病（眼肌麻痹、郁滞性青光眼）。

2)肾病：①糖尿病性肾病；②其他肾病（尿路感染、膀胱弛缓、肾盂肾炎、肾纤维化、肾衰竭）。

3)糖尿病性神经症：感觉神经障碍，运动神经障碍，自主神经障碍等。

4)心血管系统并发症：①冠状动脉疾病；②非冠状动脉疾病（糖尿病性心肌病、小动脉硬化症、脑梗死、脑出血）。

5)糖尿病足：坏疽、败血症。

(2)按大血管及微血管病变分类：此种分类方法有如下几种。

1)大血管病变：①缺血性心脏病；②脑血管障碍；③末梢动脉病变。

2)微血管病变：①糖尿病性视网膜病变；②糖尿病性肾病；③糖尿病性神经病变；④白内障；⑤血浆蛋白异常；⑥血液学异常。白细胞异常包括白细胞的化学性、游走能力降低，吞噬能力、噬菌能力降低，细胞性免疫能力降低；红细胞异常包括红细胞凝集能力增大，变形能力降低，氧合血红蛋白离解曲线降低在P50以下；血小板异常包括血小板黏附、聚集力增加，血小板前列腺素E2类物质增加；全血异常包括血浆、全血的黏度亢进，纤维蛋白原增加，纤溶能力降低，血液凝固亢进。

(3)按不同脏器的并发症分类

1)中枢神经：脑血管障碍（脑梗死、脑出血），听神经障碍，眼肌麻痹（动眼、外展、滑车神经障碍），Bell麻痹（颜面神经障碍）。

2)眼：糖尿病性视网膜病、白内障、瞳孔异常、青光眼、视网膜脱离、眼球后神经炎、外眼肌麻痹。

3)末梢神经：糖尿病性神经症(多发性神经炎、单神经炎、肌运动神经障碍，自主神经障碍)。

4)心脏：冠状动脉性心脏病、心肌病。

5)末梢血管：末梢循环障碍、坏疽。

6)肾脏：糖尿病性肾病、肾盂肾炎、膀胱松弛(肾积水)。

7)肝脏：脂肪肝、肝炎、肝硬化。

8)胆囊：胆结石、胆囊炎、胆囊收缩不全。

9)胰腺：胰腺癌、急性胰腺炎、慢性胰腺炎、胰腺外分泌障碍。

10)消化管：口腔(牙龈漏、牙龈息肉增殖、牙齿脱离)，食管(蠕动障碍、胃食管逆流、食管炎)，胃(蠕动障碍、胃扩张、胃分泌障碍、十二指肠溃疡)，小肠(吸收障碍、糖尿病性腹泻、脂肪便、肠管内细菌增加)，大肠(糖尿病性腹泻、脂肪便、便秘)。

11)肺：急性肺炎及其他急性炎症、肺结核。

12)生殖器：性欲低下、勃起功能障碍、不孕、生殖器功能不全。

13)骨、关节：糖尿病性骨质减少症。

14)皮肤：感染性皮肤病(脓疱、疖、念珠菌病、带状疱疹)，血管病变(坏疽、胫骨前黄褐斑、糖尿病性水疱)，瘙痒症，皮肤干燥症，黄色素瘤，水肿性硬化症、环状肉芽肿、黑棘皮症。

15)血液学异常。

7. 什么是乳酸性酸中毒

乳酸是糖酵解的中间代谢产物。正常情况下，乳酸的50%～60%在肝脏内转化为糖原储存，30%～35%被肾利用。当血乳酸增高大于2毫摩/升，血pH值小于7.35时，又无其他酸中毒原因，可诊断为乳酸性酸中毒。本症死亡率很高(50%以上)，是糖尿病急性并发症之一。常见原因可分为以下两大类。

(1)由于缺氧及休克状态引起者：①休克。由于心肌梗死、心力衰竭、严重创伤、出血感染等引起的心源性、感染性、失血失水性休克。

②缺氧窒息。一氧化碳中毒、肺栓塞和梗死。③急性胰腺炎伴休克。

(2)无缺氧及休克状态下引起者:①药物。双胍类降糖药,尤其是苯乙双胍(降糖灵)引起者多见且严重。另外,乙醇、甲醇、木糖醇、山梨醇、果糖、对乙酰氨基酚、水杨酸盐、链脲菌素、儿茶酚胺类、氰化物类、异烟肼、乙烯乙二醇均可引起。②系统性疾病。糖尿病酮症酸中毒可伴发本症,肝病、肾衰尿毒症、恶性肿瘤、白血病、严重感染伴败血症、惊厥、贫血、饥饿均可引起本症。③遗传性疾病。葡萄糖-6-磷酸脱氢酶缺乏,果糖1,6-二氧酸酶缺乏,丙酮酸羧化酶缺乏,丙酮酸脱氢酶缺乏,氧化磷酸化缺陷也可引起本症。

由于本症死亡率很高,因此要加强预防。采取措施如下:凡有肝肾功能不全者,最好不用双胍类降糖药;糖尿病性心脏病时易发生心力衰竭,肾循环障碍也可影响双胍类药物排泄,故宜慎用;避免使用乙醇、甲醇、木糖醇、水杨酸盐、异烟肼等药物,慎用普萘洛尔等药物;尽量不用果糖、山梨醇而采用葡萄糖,以免发生本症;凡有休克、缺氧、肝肾衰竭状态、酸中毒者,应以纠正缺氧、缺血,纠正休克为基本措施,避免本症的发生。

8. 什么是糖尿病性大血管病变

糖尿病性大血管病变是指主动脉、冠状动脉、脑基底动脉、肾动脉及周围动脉等动脉粥样硬化。其特点是内皮破损,中层(平滑肌)细胞增殖而增厚,脂类(胆固醇酯、磷脂、三酰甘油等)沉积成斑块和弹力层的碎裂。这些大血管病变在非糖尿病患者中也可发生,但与非糖尿病患者相比,糖尿病患者动脉硬化发病较早、发展较快、病情较重、病死率高。糖尿病患者动脉硬化,冠心病和脑血管病的患病率均较非糖尿病患者高4～5倍。有70%～80%糖尿病患者死于糖尿病的大血管病变。其中糖尿病并发冠心病、心肌梗死、急性脑血管病及糖尿病肾病肾衰竭是糖尿病的三大主要死亡原因。

9. 糖尿病患者为何易患动脉硬化

糖尿病患者易患动脉粥样硬化的机制尚未完全阐明,但从糖尿病和动脉硬化的病因和发病机制方面共同探讨，可能与下列因素有关，包括遗传，代谢紊乱（高血脂、高血糖、高糖蛋白等），内分泌失调（高或低胰岛素血症等），高血压及血管病变（内皮细胞损伤、平滑肌增生、脂肪沉积、纤维化及钙盐沉着等），血液成分异常（血小板聚集、黏附性增高、血黏度增高、凝血机制异常、血流淤滞、血栓形成等）和其他因素（微血管病变、吸烟、肥胖等）。与非糖尿病相比，糖尿病有以下特点可能促进动脉硬化形成。

（1）高胰岛素血症：1 型糖尿病血浆胰岛素绝对低下，但由于治疗时外源性胰岛素常使血浓度波动性高于正常；2 型糖尿病血浆胰岛素相对低，但在肥胖患者中往往高于正常体重的正常水平。高胰岛素血症可促进三酰甘油合成使血浓度升高，且刺激动脉内膜平滑肌的增殖，促进动脉粥样硬化形成。低胰岛素血症可促进中性脂肪分解，使三酰甘油血浓度升高，致使高密度脂蛋白降低，促使动脉粥样硬化与冠心病的发生。

（2）高血糖：糖尿病患者多伴有高血糖等代谢紊乱，高血糖时血红蛋白与之结合成糖基化血红蛋白，其输氧功能下降，致组织缺氧；高血糖还通过醛糖还原酶生成较多山梨醇，可刺激动脉平滑肌细胞及成纤维细胞增生，由此推测可能促进动脉粥样硬化形成。

（3）血小板功能异常：正常人由血小板产生的血栓素 A2、B2（TXB2 促进血小板聚集，使血管收缩）与血管内皮产生的前列腺环素（PGI2 抑制血小板聚集，使血管舒张）保持平衡，糖尿病患者血栓素 B2 合成增加，且动脉内皮损伤致使前列腺环素生成减少，则使血小板聚集增强、血管趋向痉挛，在局部引起血管阻塞。

（4）微血管病变：微血管病变是糖尿病特异性病理改变，它可影响大血管管壁营养，加之高血压和高凝状态、血流淤滞、缺氧等多种因素可能为糖尿病患者易患动脉硬化的前提条件。

10. 什么是糖尿病微血管病变

微血管一般指微小动脉和微小静脉之间的毛细血管及微血管网。糖尿病微血管病变主要表现在视网膜、肾、心肌、神经组织及皮肤等，临床上常以糖尿病视网膜病变和肾脏病变为反映糖尿病微血管病变的主要场所。糖尿病微血管病变的特点是：毛细血管基底膜增厚、微血管内皮细胞增生。由此使微血管形态发生扭曲、畸形、打结，加上细菌、内毒素等对微血管的直接损伤，所以有微血管瘤形成。与此同时，微血管壁粗糙、管道狭窄、弹性减弱、血管扩张，再加上其他代谢异常所致的血黏度升高、血流淤滞、血细胞发生聚集，微血管周围可出现明显渗出、出血或微血管壁脆性提高，所有这些都是糖尿病微血管病变的组成部分。

糖尿病微血管病变是糖尿病慢性病变的病理基础，也是糖尿病预后的决定性因素。至今其发病机制尚未完全阐明，但微血管病变形成的程序大致为：微循环功能性改变，内皮损伤，基膜增厚，血黏度增高，红细胞聚集，血小板黏附和聚集，最后是微血栓形成和（或）微血管闭塞。

11. 糖尿病微血管病变是怎么引起的

糖尿病微血管病变是糖尿病多种严重血管并发症如糖尿病性肾病（DN）、糖尿病性视网膜病变、糖尿病性心肌病、糖尿病湿性坏疽等共同的病理基础。微循环障碍、微血管瘤及微血管基膜增厚是糖尿病微血管病变的典型病变。

现代医学对糖尿病微血管病变的确切发病机制尚未完全阐明，但已有下列重要假说。

（1）血流动力学异常：血流动力学改变是微血管病变重要的始动因素。高血糖引起的肾脏灌注、高滤过是发生糖尿病微血管并发症糖尿病性肾病的重要机制，高血糖可通过抑制管-球反馈，促发血管扩张物质前列腺素、心钠素的释放，使肾小球入球小动脉扩张，肾小球内压力升高，引起肾小球高滤过。

（2）蛋白非酶糖基化学说：认为在高血糖环境下，各种组织蛋白均可发生非酶糖基化反应。糖基化早期，葡萄糖与蛋白质进行化学结合，形成可逆的早期糖基化产物，进而发生重排、交联，最终形成糖化终产物（AGE）。糖化终产物一旦生成，可终生沉积于血管壁的长寿蛋白质上，结果造成微血管通透性增加，基底膜增厚、血流淤滞，甚则微血管闭塞而发生糖尿病微血管病变。

（3）多元醇通道活性增加学说：多元醇通道活性是由一系列酶系统

构成的，最主要的是醛糖还原酶。高血糖时多元醇通道活性增加，醛糖还原酶活性增加，在醛糖还原酶催化下葡萄糖转变为山梨醇过程增加，大量山梨醇在组织细胞内积聚，而成为糖尿病慢性并发症的主要机制之一。

(4)组织自身氧化和糖基化学说：认为糖尿病患者体内存在广泛的蛋白质非酶糖基化和氧化修饰反应，且二者互相促进，其结果是脂质氧化、超氧自由基及非酶糖基化共同对组织造成损伤，而致微血管通透性增加及微血管基底膜增厚等病理改变。

(5)血管紧张素Ⅱ(ATⅡ)及细胞生长因子的参与：近年随着分子生物学研究进展，证实了ATⅡ及多种细胞因子如白细胞介素-6(IL-6)、肿瘤坏死因子(TNF)、转化生长因子(TGF-β)等参与了糖尿病微血管并发症糖尿病肾病的发生与发展。ATⅡ可致肾小球出球小动脉收缩，肾小球毛细血管内压升高引起蛋白尿及肾小球硬化；IL-6可刺激系膜细胞增殖，促进系膜细胞产生Ⅳ型胶原；TGF-β可增加Ⅳ型胶原信使核糖核酸(mRNA)表达，可刺激肾小球系膜细胞合成及分泌胶原Ⅳ，TNF促进系膜细胞增殖及细胞外基质分泌。

(6)高血脂：近年研究表明，脂质代谢紊乱可通过产生氧自由基，诱导血小板聚积和释放，诱导单核-巨噬细胞浸润并释放多种水解酶和细胞因子、干扰前列腺素合成等多方面机制参与糖尿病微血管病变的病理过程。

(7)微循环障碍：糖尿病微血管病变患者中普遍存在着微循环的障碍，主要表现为微血管形态改变、微血流紊乱、血液理化特性改变而呈现高凝、高聚集、高浓、高黏滞状态，而成为糖尿病微血管病变形成的重要机制。

以上学说都有一定的理论和实验依据，但均不能完全阐明糖尿病微血管病变的发病机制。因此，加强糖尿病微血管病变发病机制的基础研究尤为重要。

12. 糖尿病性心脏病有何特点

糖尿病性心脏病是指糖尿病患者所并发或伴发的心脏病，包括冠心病、糖尿病性心肌病、微血管病变和自主神经功能紊乱所致的心律及心功能失常。

糖尿病性心脏病临床表现有以下特点。

(1)无痛性心肌梗死:据统计,糖尿病患者发生心肌梗死较非糖尿病患者增多,约42%的心肌梗死是无痛性,患者仅有恶心、呕吐、心力衰竭,或心律失常或心源性休克。糖尿病发生心肌梗死的死亡率高,且缓解后复发率较高。

(2)猝死:糖尿病性心脏病者偶因各种应激、感染、手术麻醉等可致猝死。临床上呈严重心律失常或心源性休克,起病突然,有的患者仅感短暂胸闷、心悸,迅速发展至严重休克或昏迷状态。

(3)休息时心动过速:这种心率增快,不易受条件反射影响。凡休息状态下心率每分钟大于90次者,应疑为自主神经功能紊乱。休息时心动过速是由于糖尿病早期迷走神经受累,以致交感神经处于相对兴奋状态所致。

(4)直立性低血压:当患者从卧位起立时,如收缩期血压下降大于30毫米汞柱,舒张压下降大于20毫米汞柱时,称为直立性低血压或体位性低血压。当出现直立性低血压时,患者常感头晕、软弱、心悸、大汗、视力障碍,甚至昏倒。直立性低血压是糖尿病神经病变中晚期表现,其发生机制可能由于血压调节反射弧中传出神经损害所致。

13. 糖尿病眼科并发症有哪些

(1)糖尿病性视网膜病变。

(2)糖尿病性白内障。

(3)糖尿病性虹膜睫状体炎。

(4)其他,如屈光不正,外眼肌麻痹,青光眼(血管新生性、出血性),眼感染病(麦粒肿、球后脓肿)。其中视网膜病变为糖尿病眼底特异性改变,其余并发症在非糖尿病患者也可发生。

14. 糖尿病性白内障有何特点

典型的糖尿病性白内障多发生在30岁以前的糖尿病患者,以胰岛素

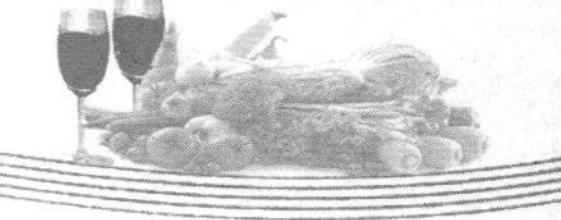

依赖型糖尿病为多。其特点是在包囊下有雪片状或羊毛状混浊。另外，非胰岛素依赖型糖尿病多伴有老年性白内障，是晶状体核的硬化，糖尿病患者比非糖尿病患者发生较早。

典型的糖尿病性白内障的发病机制多以多元醇渗透学说解释。当血糖值升高时，房水中的糖浓度也上升，6 碳糖和 5 碳糖均易通过细胞膜，于是晶状体中的糖浓度升高。醛糖还原酶激活山梨醇通道，使山梨醇在晶状体内蓄积，晶状体中渗透压上升，晶状体吸收水分而膨胀，随之发生混浊，此即糖尿病性白内障发生的渗透性水浸润学说。

15. 糖尿病易并发哪些感染

(1)呼吸系统感染：其中最多见的是肺炎，其次为肺结核。

(2)泌尿系统感染：如尿路感染、肾盂肾炎、坏死性肾乳头炎。

(3)皮肤感染：疖、痈、毛囊炎、汗腺炎、头部乳头状皮炎、蜂窝织炎、下肢溃疡及真菌感染引起的手足癣、股癣、指甲癣及会阴部瘙痒等。

(4)口腔系统：牙周炎、口腔念珠菌感染等。

(5)败血症。

(6)术后感染。

(7)肝胆系统：急、慢性肝炎，胆囊炎，胆道感染。

(8)其他：毛霉菌病、恶性外耳道炎、气肿性胆囊炎、坏死性蜂窝织炎。

16. 糖尿病为何易并发感染

糖尿病易并发感染的机制尚未阐明，可能与下列因素有关。

(1)机体防御机制减弱：由于糖尿病患者对入侵微生物反应的各阶段被抑制，包括白细胞趋化功能、吞噬功能及细胞内杀菌作用减弱，中和化学毒素、血清调理素和细胞免疫作用降低，故使控制差的糖尿病患者易患感染。

(2)糖尿病的并发症：①神经源性膀胱致大量尿潴留，经常导尿易并发泌尿系感染。②周围神经病变，感觉障碍，皮肤易受损伤且不易早期发现而易造成感染。③由于糖尿病血管病变使周围组织血流减少、缺氧,有利于厌氧菌的生长,也改变了白细胞依赖氧的杀菌作用。

(3)高血糖:有利于某些细菌生长。

17. 糖尿病泌尿系感染有何特点

糖尿病患者由于并发神经源膀胱及肾小球硬化,常并发泌尿系感染,若不及时治疗最终可导致肾功能损害。糖尿病泌尿系感染在临床上有10%~20%的患者表现为无症状的菌尿,尿细菌数每毫升可大于106个;糖尿病患者的肾盂肾炎与非糖尿病者的临床表现无异,但糖尿病并发坏死性肾乳头炎较非糖尿病患者明显增高。坏死性肾乳头炎是一种较少见的急性严重感染、肾乳头缺血坏死引起的病变,临床有发热、血尿、脓尿,尿中有坏死后肾乳头碎片,肾绞痛等症状,出现急性肾衰竭者常伴少尿或无尿。糖尿病泌尿系感染治疗方法如下:

(1)首先进行清洁中段尿培养、菌落计数和药敏试验,根据药敏选用足量、敏感抗生素。

(2)在药敏试验报告到来以前,可先用吡哌酸或氨苄西林治疗。

(3)尽量避免导尿,如实属必须,应严密消毒,闭式引流,定期冲洗,尽早拔除导尿管,且拔管后应追查尿培养。糖尿病肾功能不全时应尽量避免应用对肾脏有毒性的抗生素,慎用碘造影剂,因有引起急性肾衰竭的可能。

(4)若根据药敏试验应用了足量、敏感的抗生素后,疗效不佳时,需考虑有无梗阻及肾周脓肿存在,在此情况下应请外科协助治疗。

(5)对无症状的菌尿不宜长期使用抗生素。

18. 糖尿病并发肺炎有何特点

糖尿病并发肺炎易诱发酮症酸中毒,病情重、死亡率高,尤其老年人较多。本症肺炎患者约有20%发生中毒性休克。

因此,凡临床怀疑感染的患者应立即拍胸片并做痰培养,革兰阳性菌首选青霉素族或先锋霉素第一、二代;革兰阴性菌首选氨基糖苷类或头孢菌素第二、三代;一日糖类摄取量不得低于150克,不足部分应鼻饲或静脉滴入;并发酮症酸中毒时,应用胰岛素调整代谢紊乱。

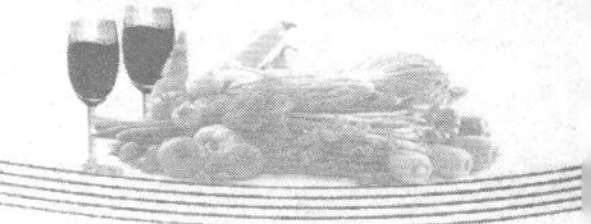

19. 糖尿病并发肺结核有何特点

糖尿病患者由于体内代谢紊乱，机体抗病能力减低，易并发肺结核，糖尿病患者并发肺结核的发生率比非糖尿病患者高2～4倍，且暴发型结核多见，易有大片干酪样组织坏死伴溶解播散病变和迅速形成空洞。反复酮症酸中毒有助于结核的发展，活动性结核又加重糖尿病，二者形成恶性循环，因此在治疗糖尿病时，如病情恶化，应想到并发结核；抗结核治疗不满意时，应考虑有糖尿病的可能。自应用胰岛素及抗结核治疗后，糖尿病并发肺结核的死亡率已由原来的50%左右降至0.5%。

糖尿病并发肺结核的治疗：①饮食适当放宽，稍增加蛋白质、脂肪、糖类及总热能的摄入。②用胰岛素控制糖尿病。③联合应用链霉素、异烟肼、利福平等抗结核药物。一般抗结核治疗应坚持1年半。

20. 糖尿病为何易并发胆囊炎

糖尿病易并发胆结石、胆囊炎，可能与糖尿病体内代谢紊乱、神经病变引起胆囊收缩功能减低、胆汁郁滞及排泄障碍有关。糖尿病并发胆结石、胆囊炎时出现右上腹痛及背痛、呕吐等可服用下列中药，对缓解症状有较好的作用。基本方：柴胡、枳实壳各10克，赤芍、白芍各15克，茵陈、金钱草各30克，郁金、延胡索、陈皮、半夏各10克，生大黄、甘草各8克。若胆结石发作频繁，需外科手术治疗。

21. 慢性肝病对糖代谢有哪些影响

肝病中许多内分泌代谢受影响，在调节糖代谢方面有以下变化。

（1）高胰岛素血症：肝内胰岛素灭能在一次血液循环中约减少50%，肝细胞病变时，由于酶系失常而灭能减少，使周围静脉血中胰岛素浓度轻度升高，但肝硬化时产生胰岛素抵抗，故血糖并不因高胰岛素血症而降低很多。

（2）高胰升糖素血症：因肝病时对胰升糖素灭能减弱，故出现高胰升糖素血症，但肝病时肝糖原储备减少，故高胰升糖素血症并不引起高血糖。

(3)内分泌异常:肝病时生长激素、泌乳素均高于正常。

(4)继发性高醛固酮血症:醛固酮在肝内与葡萄糖醛酸、硫酸结合后进行分解代谢,肝病时灭能减弱,且大量腹水使有效血容量减少,发生继发性高醛固酮血症。当失钾较多时,可抑制胰岛素分泌而影响糖代谢。

总之,在慢性肝病时,由于内分泌紊乱,可导致糖代谢紊乱,出现糖耐量异常,但并非糖尿病。

22. 糖尿病为何易发生脂肪肝

脂肪肝是糖尿病患者最易出现的并发症之一,可能是糖尿病患者胰岛素分泌不足,肝内脂质代谢紊乱、脂蛋白合成障碍所致。脂肪肝多见于轻度非胰岛素依赖型糖尿病,可能与肥胖、高脂血症有关,因肥胖型糖尿病患者末梢组织的胰岛素活性降低,动员大量的脂肪酸进入肝脏,形成脂肪肝。另外,重度酮症酸中毒时更易并发急性脂肪肝,病理呈脂肪浸润,细胞外水肿,胞内及核内有肝糖原沉积。但经胰岛素治疗后,酮症时脂肪肝多可恢复正常。对于非胰岛素依赖型糖尿病并发脂肪肝,应限制饮食总热能。

23. 糖尿病口腔并发症有哪些

糖尿病患者常见的口腔并发症包括:牙周炎、牙龈炎、牙周膜吸收及牙槽骨吸收,进而使牙齿松动脱落,以及腭部炎症、口腔黏膜真菌感染等,其预防办法是保持口腔卫生、按时刷牙。治疗方法:①积极控制糖尿病。②选用抗菌消炎药物。③中药治疗。

24. 糖尿病患者为何易患感冒

糖尿病患者由于代谢紊乱,长期病情控制不好,体质下降,抵抗力减低,很容易感冒。并且每次感冒,持续时间很长,同时感冒又加重糖尿病病情,因此糖尿病患者要积极预防感冒。具体措施如下:①平时多参加体育锻炼,增强机体的抵抗力。②平时可用中药黄芪、女贞子各 15 克,开水冲泡,代茶饮。③感冒流行季节少到公共场所,出门应戴口罩。

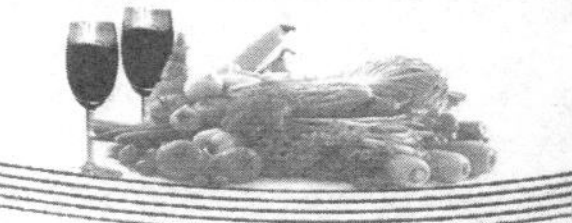

25. 糖尿病有哪些症状

根据现代医学研究，糖尿病是一种具遗传倾向性的慢性进行性疾病，以原发性2型糖尿病为例，其临床表现可分为无症状期和症状期两大阶段，现概述如下。

(1)无症状期：在糖尿病的早期，患者大都系中年或中青年，食欲良好，体态肥胖，精神体力如常人一样，临床上很难发现。往往是在定期体格检查或因其他疾病的查体过程中，以及妊娠检查时偶然发现有尿糖。多数患者常是先发现兼有病或并发症，如高血压病、动脉粥样硬化及心血管病，或屡发疮、疖、痈等化脓性皮肤感染等疾病，有时偶然发现眼底视网膜出现糖尿病典型病变等，进一步做检查，才发现患上了糖尿病。

无症状期又分为糖尿病前期、亚临床期及隐性期3个阶段。在这一时期，由于无任何明显临床症状，常被忽略、漏诊或误诊，只有靠实验室检查血糖、尿糖或进行糖耐量试验等才能发现。如能在无症状期发现糖尿病，对其及时治疗可获得较为满意的效果，只要控制得好，可以终身不发病。因此，重视早期糖尿病的信号，意义很大。

70%以上的糖尿病患者由于表现不典型，甚至无症状，往往在体检时、病重时或因其他并发症才被发现，故应注意识别其早期表现，尽早检查极为重要。凡有下列情况者应尽早就医，检查血糖及糖耐量试验，以早期发现。

1)视力下降：糖尿病可引起白内障，导致视力下降，进展较快，有时也会引起急性视网膜病变，引起急性视力下降。

2)遗传倾向：研究表明，糖尿病有明显的遗传倾向，如果父母有一人患病，其子女的发病率比正常人高3～4倍。

3)皮肤瘙痒：糖尿病引起的皮肤瘙痒，往往使人难以入睡，特别是女性阴部的瘙痒更为严重。

4)手足麻木：糖尿病可引起末梢神经炎，出现手足麻木、疼痛及烧灼感等，也有的人会产生走路如踩棉花的感觉。在糖尿病的晚期末梢神经炎的发病率就更高。

5)泌尿系感染：糖尿病引起的泌尿系感染有两个特点：①菌尿起源

于肾脏，而一般的泌尿系感染多起源于下尿道。②尽管给予适宜的抗感染治疗，但急性肾盂肾炎发热期仍比一般的泌尿系感染发热期延长。

6)胆道感染：糖尿病伴发胆囊炎的发病率甚高，而且可不伴有胆石症，有时胆囊会发生坏疽及穿孔。

7)排尿困难：男性糖尿病患者出现排尿困难者约为21.7%。因此，中老年人若发生排尿困难，除前列腺肥大外，应考虑糖尿病的可能。

8)腹泻与便秘：糖尿病可引起内脏神经病变，造成胃肠道的功能失调，从而出现顽固性的腹泻与便秘，其腹泻使用抗生素治疗无效。

9)勃起功能障碍：糖尿病可引起神经病变和血管病变，从而导致男性性功能障碍，以勃起功能障碍最多见。据统计，糖尿病患者发生勃起功能障碍者达60%以上。

10)女性上体肥胖：女性腰围与臀围之比大于0.7～0.85(不论体重多少)，糖耐量试验异常者达60%。据有人认为，这种体形可作为诊断糖尿病的一项重要指标。

11)脑梗死：糖尿病患者容易发生脑梗死，在脑梗死患者中，有10%～13%是由糖尿病引起的。因此，脑梗死患者应常规检查血糖。

只要具有这11大信号中的一两种，就应尽快到有条件的医院去就诊，检查一下尿糖和血糖，倘若检出患糖尿病，就应及早进行有效的治疗。

(2)症状期：除1型糖尿病多在15岁前起病外，糖尿病典型的自觉症状是“三多一少”，即多饮、多食、多尿及体重减轻。原发性2型糖尿病一般在疾病发展到中晚期，临床上才出现下列轻重不等的典型症状。

1)多尿：糖尿病患者尿量增多，24小时尿量可达3 000～4 000毫升，排尿次数可达20余次，这是因为糖尿病患者首先是高血糖，当其超过肾糖阈时则糖从尿中排出，血糖越高，尿糖越多，排尿亦越多，如此形成恶性循环。

2)多饮：由于多尿，水分丢失过多，发生细胞内脱水，刺激口渴中枢，以饮水来作补充。因此，排尿越多，饮水自然增多。

3)多食：由于糖从尿中丢失，加之糖的利用障碍，使体内热能缺乏，引起饥饿感，食欲亢进，食量增加，血糖升高，尿糖也增多。

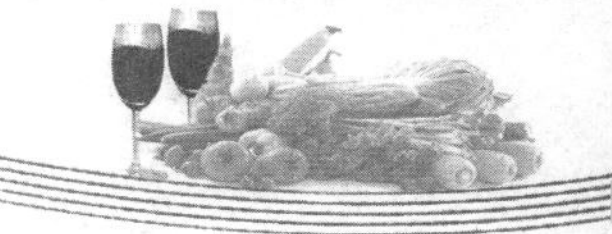

4)消瘦:由于糖的利用障碍,糖原合成减少,糖原异生增加,不断地分解脂肪和蛋白质,消耗增多,体重下降,且体质下降。

5)乏力:由于代谢紊乱,不能正常释放热能,组织细胞脱水,电解质异常,故患者感到乏力、精神不振。

在临床上,有一些患者并不具备典型症状,往往是在做了实验室检查后才被诊断出来;还有一部分患者不是无症状,只是忽视而已,自以为多食是身体健康的表现。另一方面,有多尿、多饮也未必就一定是糖尿病,临床上有许多因素也可以出现多饮和多尿。比如,有一种疾病叫尿崩症,每日饮水量及尿量显著增加,但实验室检查不具备糖尿病诊断标准。像其他的一些生理因素,如精神因素,天热时出汗多,也可以多饮,老年人寒冷天气时,也会出现多尿等。

二、合理饮食防治糖尿病

1. 糖尿病患者每日需要多少热能

人体每日所需的主要营养物质大致有三类:①碳水化合物。包括糖类、淀粉等,是人类最基本的营养物质。它提供了人体50%的热能来源,每克碳水化合物能提供16.7千焦热能。②蛋白质。包括植物蛋白和动物蛋白。植物蛋白含量较高的有豆类等,动物蛋白来源有肉类、蛋类和乳制品。蛋白质构成了人体的基础,血液、肌肉、激素等都是蛋白质构成的。此外,在碳水化合物和脂肪不足的情况下,蛋白质也能提供热能,每克蛋白质能提供16.7千焦热能。③脂肪。是人体内最大的热能来源,也是构成人体结构的重要组成部分。特别是人体饥饿时,会大量消耗脂肪以提供热能,每克脂肪能提供37.7千焦的热能。脂肪的来源主要有肉类、蛋类等。此外,人体还需要维生素和矿物质等,以维持人体的正常生理活动。

糖尿病患者由于糖代谢的障碍及配合药物的治疗,特别需要对每日每餐的热能精打细算。首先根据体重指数判定属于何种体型,然后根据患者每日的活动强度判断每千克体重需要多少热能。卧床休息的患者中标准体重、肥胖、消瘦的患者分别需要62.8～83.7千焦热能。轻体力活动,如办公室工作及做家务的患者分别需要125.5、83.7～104.6、146.4千焦热能。中等体力活动,如司机、农务活动的患者分别需要146.4、125.5、167.4千焦热能。重体力活动,如搬运、装卸工作的患者分别需要167.4、146.4、188.3～209.2千焦热能。例如,一个60千克的男性糖尿病患者,身高1.75米,从事办公室工作(轻体力活动),体重指数BMI$=60\div1.75^2=19.6$,在18.5和22.9,属正常体型,每日所需的热能

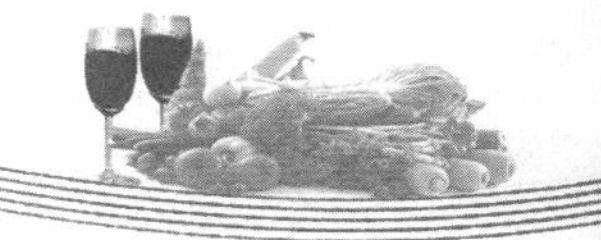

＝60 千克×125.5 千焦/千克＝7655.5 千焦。

2. 糖尿病患者饮食治疗的目的是什么

（1）维持健康：维持机体正常的生命活动，使成人能从事各种正常的活动，儿童能正常地生长发育。

（2）维持正常体重：肥胖者减少热能摄入使体重下降以改善胰岛素的敏感性，消瘦者提高热能摄入使体重增加以增强对疾病的抵抗力。

（3）减轻胰岛负担：单用饮食治疗或与运动和药物治疗配合，以纠正代谢紊乱，使血糖、尿糖、血脂达到或接近正常值以预防或延缓各种并发症的发生和发展。

（4）使患者愿意接受，并坚持饮食治疗：食谱设计要切合实际，符合患者的饮食习惯和经济条件等情况，从而提高生活质量。

要达到以上的目的，不同类型的患者应有不同的重点要求，对肥胖的 2 型糖尿病患者的重点要求是降低饮食中的热能摄入，减轻体重。2 型糖尿病的发病早期常常是肥胖或超重，这主要是由于进食过多、营养过剩而体力活动较少造成的。这种患者经过适当的限制饮食，在数周内即可使血糖下降，症状改善。坚持长期的合理饮食可使体重逐渐降低，趋向正常，减少胰岛素抵抗和胰岛的负担，有利于血糖长期维持在正常范围，避免糖尿病的恶化。同时，对高血压病和高脂血症的治疗也极为有利。对 1 型糖尿病患者的重点要求是除饮食的定时、定量和订餐外，还要掌握好胰岛素、饮食与活动量三者之间的平衡关系，避免发生低血糖。对以往病情控制不好、生长发育受到影响及营养不良的青少年，要给予足够的热能以保证其正常的生长发育、营养和体重。应用胰岛素治疗的非肥胖的 2 型糖尿病患者也应采取类似 1 型糖尿病患者的措施。而对一些特殊情况如糖尿病并发妊娠、糖尿病肾病等，则应采取特殊的措施。

3. 糖尿病患者如何安排饮食

要控制糖尿病患者的主食量，严格做到定时、限量。饮食中碳水化合物、脂肪、蛋白质三大营养素的比例[illegible]合理安排和调整，既要达到治疗疾病的目的，又要满足人体的生理需[illegible]般患者每日主食量为 250～

350 克，如饥饿难忍时，也只宜选用含碳水化合物量低的蔬菜等补给，但要防止因过分控制饮食而影响其体力或引起思想上的种种疑虑。

轻型、肥胖型糖尿病患者单独应用饮食疗法，即可收到明显效果。对糖尿病患者来说，饮水可不必过于限制或勿限制饮水。研究表明，糖尿病患者适量饮水，可维护机体内环境的稳定，可谓是一种保护性反应。糖尿病患者一旦严重失水，又未及时给予补充，或限制饮水，则会加重机体内环境的紊乱，使血糖浓度更高，以致发生昏迷状态，危及生命。因此，只要没有心、肾性疾病，均不能盲目限制饮水。

近些年来国内外都主张糖尿病患者摄入全谷类、豆类和蔬菜等食物，以增加植物纤维的摄入量，有利于血糖的控制。主食最好选择薏苡仁、南瓜、赤小豆、玉米、小米、粳米等；副食品中应多食芹菜、卷心菜、韭菜、菠菜、小白菜、大白菜、油菜、青菜、鸡毛菜、莴苣、空心菜、藕、白萝卜、冬瓜、黄瓜、西红柿、茄子等新鲜蔬菜和各种豆制品、豆芽，以及猪、牛、羊、鸡、鸭的瘦肉部分。在食疗配伍粥饮、菜肴和药膳中，可选用具有消渴降糖功效的药食兼用品，如山药、黄芪、蚕蛹、枸杞子、芦根、芡实、黄鳝、泥鳅、玉米须、玉米、葛根粉、天花粉、猪肚、猪胰、甜菜、麦麸、果皮、南瓜粉、南瓜子、西瓜皮、冬瓜皮、绿豆、苦瓜、香菇、鲜甘薯叶、马兰头、菊花脑、青豌豆、豇豆、生地黄、天冬、何首乌、地骨皮、黄精、玉竹、人参等。

玉米油、葵花子油、花生油、豆油等，因其中含有较丰富的多不饱和脂肪酸，它是必需脂肪酸，在体内能帮助胆固醇的运转，不使胆固醇沉积于血管壁，所以对预防糖尿病的一些并发症，如动脉硬化等有积极的作用。糖尿病患者所需烹调油以植物油为好，但植物油也不能大量食用，过量食用便会暴露其明显的不良反应，如产热能过多而导致的肥胖等。饮食中多不饱和脂肪酸与饱和脂肪酸之比以 1∶(1～2)为好。

大豆是糖尿病患者较理想的食物，这是因为它所含的营养物质成分有益于糖尿病患者。大豆是植物性蛋白质的来源，不仅含量丰富，而且生理价值也高，必需氨基酸种类齐全，可以与动物性食物相媲美。大豆中脂肪含不饱和脂肪酸、磷脂与豆固醇，对降低血中胆固醇有利。大豆中碳水化合物有一半为人体不能[illegible]收的棉子糖和水苏糖。大豆中还含有丰富的无机盐、微量元素与维生素。综上所述，大豆及其制品，如腐竹、豆腐丝、豆腐干、豆腐脑、大豆粉等，应成为糖尿病患者的常用食品。

饥饿感是糖尿病患者经常遇到的一种反应。它因糖尿病而引起，也将因糖尿病病情的好转及患者的适应调节而减轻或消失。可以采取下述办法来应付饥饿感的发生：①减少细粮摄入，多增加一些纤维食物，如荞麦面、玉米面、绿豆、海带等。目前，国内市场已有一些专供糖尿病患者食用的保健食品，如荞麦挂面、绿豆饼干等，可作为饥饿感严重时加餐之用。②适当多吃些低热能、高容积的蔬菜。如西红柿、菠菜、黄瓜、大白菜、油菜、豆芽、茄子、韭菜等。③用食疗方来加餐。如饥饿感强烈时，可用冬瓜 250 克，山药 25 克，猪胰 1 具（洗净后），加适量调料炖煮后连汤食用，也可以用南瓜、大豆或豆腐等产热能低的食物来炖猪胰食用。食入量以缓解饥饿感为限量。④心理方法。人的饮食量与饮食习惯有关，在不影响营养基础上的饥饿感，通过一段时间的忍耐适应，是可以缓解的。此外，患者应相信，减少饮食量，并不一定会产生饥饿，不要有事先的饥饿准备，对糖尿病患者重要的是营养平衡，过量的饮食无疑会给机体相关脏器组织带来负担。

有一些糖尿病患者很爱吃甜食，但是甜食大多含糖量丰富，吃了又对病情不利。在诸多甜味剂中，适合糖尿病患者食用的以“甜叶菊”较好，虽然其不含营养素，但是它不提供热能，而且甜度为庶糖的 400 倍左右，故可选用。桃、梨、菠萝、杨梅、樱桃等甜味水果，可以适量食用。这些水果含有果胶，果胶能增加胰岛素的分泌，延缓葡萄糖的吸收。西瓜的含糖量较低，也可适量食用。糖尿病患者应该控制糖的摄入，但不可能一点糖也不沾，每日食用糖一般限制在 10 克以下。但是，每个糖尿病患者的情况不一样，患者自己对其规律应有所摸索，包括每日血糖的最低时刻，这是适量进一些含糖食品的最佳时间。

糖尿病患者的饮食安排至少要保证一日三餐。三餐的主食量可按早餐 1/5、中餐 2/5、晚餐 2/5 的比例分配，也可各按 1/3 量分配。这样可以避免因一餐饮食过量，超过胰岛的负担而导致血糖骤然升高。在特殊情况下，应当强调少食多餐，如注射胰岛素或口服降糖药血糖波动较大。易于出现低血糖的糖尿病患者，每日应进餐 5～6 次。在总饮食量不变的

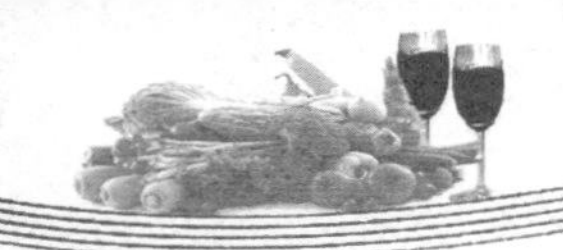

条件下，从3次正餐中匀出30～50克主食，在上午9～10时、下午3～4时及睡前分食，这对于防止在胰岛素作用较强时发生低血糖极为有利。

4. 糖尿病患者如何选择食物

糖尿病患者可选食含胆固醇低的优质蛋白质食物，如奶类、蛋类、豆制品、鱼、瘦肉类等食品，而动物肝及其他内脏应限制食用。

在总热能比不提高的情况下，可任意选食米、面、薯类、粉条等含淀粉高的食物，但忌食白糖、巧克力、蜂蜜、蜜饯、糖浆、水果糖、含糖饮料、甜糕点等食品。烹调及食品加工时可以低热能的糖精、甜菊苷等甜味剂代替糖类。

增加膳食纤维摄入，除粗粮、含纤维高的蔬菜、水果外，还可食入豆胶、果胶、麦麸、藻胶、魔芋等食品。

保证新鲜蔬菜、水果供应，但对含糖量较高的蔬菜及水果应加以限制，如甘蔗、鲜枣、山楂、柿饼、红菜头、鲜黄花菜等。

在糖尿病患者的定量饮食中，可选择米饭、发酵面食、玉米面、玉米麸、麦麸、米糠、燕麦片、牛奶、豆浆、蛋清、瘦肉、鱼、植物油、新鲜蔬菜（尤其是绿叶蔬菜），诸如芹菜、冬瓜、菠菜、番茄、大白菜、黄瓜、苦瓜、豆腐、蘑菇等。烹调方法以蒸、煮、炖、拌为主。应将每餐的食物都按比例定量搭配，这样既可以保证患者所需要的营养摄取，又可以减轻胰岛的负担、缓解临床症状，纠正血糖过高及尿糖现象，从而维持糖尿病患者正常的生活和工作。患者可根据各自的饮食情况，变化搭配出不同的食谱参考使用。如果按分配量还不能吃饱时，可多配些蔬菜，大量的粗纤维不但有降血糖、降胆固醇的作用，而且有饱腹感。另外，一般葱、姜调料均可用。

根据糖尿病患者高血糖和糖尿的特点和糖尿病的形成病因，患者不宜吃下列食物：①蜂蜜、红糖、白糖、含糖高的水果类、各种糖果、甜点心等甜食，因为上述食物含糖（碳水化合物）较高，而且能迅速在肠道被吸收，升血糖作用较迅速，从而加重胰岛的负担，使病情加重。另外，土豆、山药等含淀粉类多的食物也应限制，在规定量外不可加食。但可在每日规定量内可代替部分主食。因土豆、山药主要含有碳水化合物，属当控

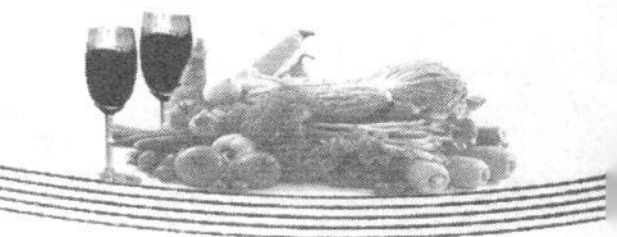

制的饮食之列。②牛、羊、猪油、奶油等富含饱和脂肪酸的动物性脂肪要限制食入，少食用胆固醇含量高的动物内脏、全脂牛奶、蛋黄等，花生、核桃、榛子、松子仁、瓜子等含脂肪量也较高，不宜多食，尤其肥胖患者，应忌食上述食品，忌用油煎炸法。因为以上富含脂肪和胆固醇的食物摄入体内均可加速血管并发症的发生与发展，从而加重患者的病情，造成严重的后果。

糖尿病患者摄入食物应严格限量，在食用规定食物后仍觉饥饿时，可采取以下办法：①煮 3 次菜。食用含糖量在 3%以下的蔬菜，如芹菜、西葫芦、冬瓜、韭菜、油菜等，经炖煮后弃去汤汁，然后加水再煮，重复 3 次，食用后可有饱腹感，但热能很低。②去油肉汤。肉汤或鸡汤冷却后将汤上面凝结的油皮去掉，然后再烧再冷却、去油皮，可供患者充饥。③琼脂冻。可用 1 克琼脂加水 400 毫升煮开，至琼脂全部溶化后，加入少许低热能甜味剂，冷却成冻后用以充饥。

5. 什么是糖尿病患者的食物交换份

食物交换份适用于糖尿病患者家庭营养治疗时使用，方法是将常用食物划分为粮食、肉类、奶类、豆类、蔬菜、水果、油脂七大类，依照患者一日所需总热能将各类食物所需份数确定下来，在每一类食物中可用不同种的食物依一定数量互相代换。该方法简便易学，便于患者采用，能取得满意的营养治疗效果。

粮食交换份：每份大约含碳水化合物 19 克，蛋白质 2 克，热能 353 千焦。相当于稻米 25 克，粳米 25 克，籼米 25 克，小米 25 克，面粉 25 克，馒头 40 克，切面 35 克，土豆 110 克，粉条 20 克。

肉类食物交换份：每份含蛋白质 10 克，按食物脂肪含量可分为 A、B、C 三组。A 组含 10 克蛋白质，2 克脂肪，244 千焦热能，相当于猪肝 50 克，猪心 55 克，鸡肉 45 克，鲤鱼 60 克，对虾 50 克，河虾 55 克，猪血 55 克，海蟹 70 克；B 组含 10 克蛋白质，5 克脂肪，357 千焦热能，相当于牛肉 50 克，鸡蛋 70 克，猪瘦排 40 克，鸭蛋 110 克，带鱼 55 克；C 组含 10 克蛋白质，16 克脂肪，428 千焦热能，相当于猪瘦肉 60 克。

奶类食物交换份：每份含蛋白质 8 克，碳水化合物 12 克，脂肪 10 克，

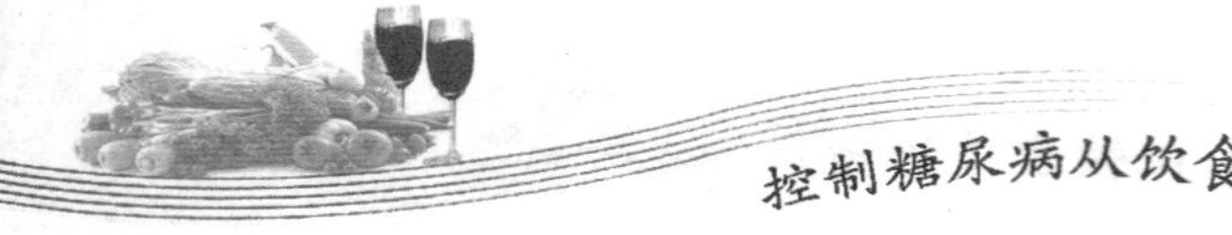

热能 714 千焦。相当于全奶 250 克,酸奶 250 克,奶酪 250 克,全脂奶粉 30 克。

豆类食物交换份:每份含蛋白质 9 克,脂肪 4 克,碳水化合物 6 克,热能 403 千焦。相当于黄豆 25 克,黄豆粉 25 克,南豆腐 200 克,北豆腐 130 克,豆浆 225 克,豆腐脑 450 克,豆腐干 45 克,青豆 25 克,红小豆 40 克,豌豆 35 克,蚕豆 30 克,黄豆芽 70 克,千张 25 克,腐竹 20 克。

蔬菜类食物交换份:每份重量 100 克,按碳水化合物含量不同,可分为 A、B、C 三组。A 组:含碳水化合物 4%以下,含热能 34 千焦左右,包括大白菜、小白菜、菜花、菠菜、韭菜、卷心菜、茄子、西红柿、莴笋、冬瓜、绿豆芽、豆角、西葫芦、黄瓜、芹菜、油菜、苦瓜、雪里蕻等;B 组:含碳水化合物 5 克,蛋白质 2 克,热能 118 千焦左右,包括白扁豆、苋菜、青椒、豇豆角、丝瓜、尖椒、茭白、蒜苗、紫水萝卜等;C 组:含碳水化合物 7 克,蛋白质 2 克,热能 151 千焦左右,包括青萝卜、南瓜、洋葱、黄豆芽、刀豆、胡萝卜、香菜等。

水果类食物交换份:每份含碳水化合物 10 克,热能 168 千焦左右。相当于葡萄干 15 克,红果 45 克,香蕉 70 克,苹果 80 克,广柑 85 克,小红橘 85 克,鲜枣 45 克,柿子 90 克,桃 90 克,杏 90 克,蜜橘 100 克,鸭梨 110 克,李子 110 克,菠萝 110 克,樱桃 125 克,香瓜 170 克,西瓜 250 克。

油脂类食物交换份:每份约含脂肪 5 克,热能 189 千焦。相当于植物油 5 克,芝麻酱 10 克,核桃仁 10 克,葵花子仁 20 克,炒花生仁 15 克。

6. 糖尿病患者每日摄入三大营养素的比例是多少

现在多数人主张,糖尿病患者饮食热能组成中,粮食所占比例为总热能的 50%～60%比较合适。具体地说,每个糖尿病患者主食每日应在 200～400 克较合适。此处的主食是指干重。

脂肪是身体重要的热能来源,但脂肪摄入过多,会对人体产生不利影响。所以,糖尿病患者每日脂肪摄入量,应在总热能的 30%左右比较理想。一般人每日摄入油脂总量不宜超过 35 克,其中植物油不超过 25 克,动物油不超过 10 克。最好少吃煎、炸的食品,多吃煮、蒸和凉拌的食品。

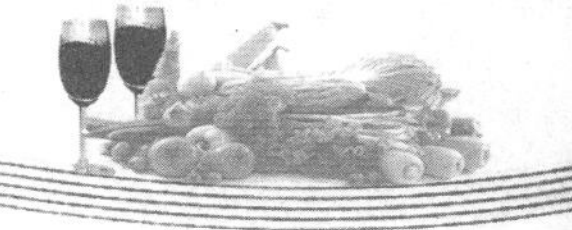

蛋白质摄入量可按总热能的15%或按每日每千克体重(标准体重)摄入1克计算,标准体重=[身高(厘米)-100]×90%。成人每日蛋白质摄入量为50~80克。成人每日进食豆制品100克或豆腐200克左右即可。动物性蛋白是饮食中不可缺少的优质蛋白,成人每日进食各种肉类100克即可。

7. 少量多餐对糖尿病控制有什么好处

少量多餐是糖尿病饮食治疗原则之一,尤其适用于消化功能比较差的患者。一日总食量不变,但增加餐次,减少每餐的食量,这样有利于胃肠道的消化吸收,餐后的血糖也不会太高,可减轻胰岛B细胞的负担。少量多餐还可以让葡萄糖较均衡地吸收,如同服用延缓血糖吸收的药物一样,又可以避免药物作用高峰时出现低血糖。部分患者未调节好生活规律,常不吃早餐,加大中、晚餐的量,这样总食量没有增加,血糖却变得难以控制。上午因早餐未进食出现低血糖,下午、晚上又出现高血糖,且晚餐后间隔较短的时间入睡,活动量小,更不利于血糖控制。有人说少量多餐不方便,总不能一天做四五次饭,这种想法也有一定的道理,实际生活中每日早、中、晚餐可用主食加副食,加餐时可用水果、蛋类等副食来代替,注意不要超量就可以解决问题。

8. 糖尿病患者如何补充蛋白质

糖尿病患者的饮食必须注意多吃低糖、低脂肪、高蛋白、高纤维的食物,不仅能治疗疾病,还可达到营养平衡,增强机体抵抗能力。

蛋白质是一种含氮高分子化合物,基本组成为氨基酸。食物中如瘦肉、鱼、鸡蛋、各种豆类及豆制品等含蛋白质较多,这些食物被人体消化吸收后,以氨基酸形式参与蛋白质的合成,以补偿生理性消耗。正常情况下,每人每日进食50克蛋白质即可。而糖尿病患者的蛋白质代谢紊乱,表现为蛋白质合成受阻,收支不平衡,入不敷出,就会出现负氮平衡,使抗病能力下降,极易并发各种感染性疾病。

一般糖尿病患者每日每千克体重应摄入蛋白质1克,病情控制不好或消瘦者,可增至1.2~1.5克,按60千克体重为例,则每日需60克蛋白

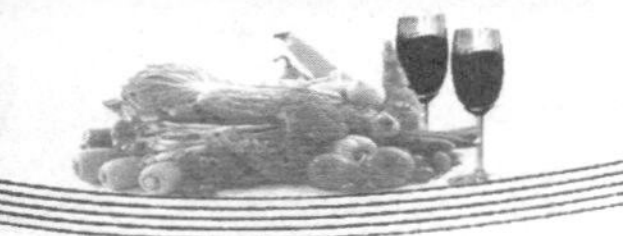

质或70～90克蛋白质，其中1/3最好来自优质蛋白，如乳、蛋、瘦肉、大豆等。蛋白质提供的热能应占总热能的12%～20%，如患者每日需8 368千焦热能，其中1 004～1 674千焦由蛋白质提供，则需蛋白质60～100克。

当糖尿病并发肾病、肾功能尚未衰竭时，可以多进蛋白质，每日量为80～100克，最好食用动物蛋白。如伴有肾功能不全者，对于体重70千克的患者，每日可摄入21克蛋白质。21克蛋白质所产生的7克尿素氮从肾脏排出。若肾功能极差，每日摄入蛋白质不能超过21克，此时应全部选用优质蛋白质，如牛奶、鸡蛋等动物蛋白。糖尿病肾病伴有氮质血症患者，应估计患者每日所能接受的饮食蛋白质含量，要防止发生低蛋白血症，也要注意避免加重氮质血症，必要时可输血浆、白蛋白及氨基酸。

有并发症的糖尿病患者，如并发胃肠消化吸收不良、结核病等，蛋白质的供应量应适当提高。有尿毒症、肝性脑病等并发症者则要限制蛋白的摄取量。有些糖尿病患者每日控制主食很严，而鸡、鱼、肉、蛋、豆制品随便食用，摄入过多的蛋白质食物，结果控制血糖很不理想，原因是蛋白质可异生为葡萄糖。因而日常膳食应荤素混食，粮菜混食，粗细混食，多种食物搭配，可充分利用蛋白质的互补作用。

9. 糖尿病患者每日摄入多少蛋白质为宜

由于胰岛素分泌的相对或者绝对不足，蛋白质的消耗增加，合成减少，糖尿病患者的蛋白质需要量大于正常人，所以每日蛋白质摄入量至少不应低于正常人。可按蛋白质提供总热能的15%或简单地按每日每千克体重摄入蛋白质1克计算。成人每日蛋白质摄入量为50～80克，消瘦者、病情控制不好者或孕妇每日蛋白质摄入量要在此基础上增加15～25克，儿童正处于生长发育阶段，需要的蛋白质更多，为每日每千克体重2～3克。我国目前仍以植物性食品为主食，每100克谷物中含蛋白质7～10克，豆类或豆制品中也含有不少植物蛋白质，成人每日进食豆制品100克或豆腐200克左右即可。动物性蛋白质是饮食中必不可少的优质蛋白质，成人每日摄入各种肉类100克，即可提供足量的动物蛋白质。如患者血脂不高，每日进食1～2个鸡蛋或鸭蛋，对补充动物性蛋白质也很有帮助。

10. 糖尿病患者摄入多少脂肪为宜

脂肪是身体重要的热能来源，对某些脂溶性维生素的吸收来说必不可少，脂肪又是体内许多代谢过程的重要原料，对血糖的直接影响也小于糖类。所以说，糖尿病患者每日摄入适量的脂肪相当重要。但是脂肪摄入过量可对患者产生不利的影响。首先是血脂水平可能升高，血脂的重要来源之一就是饮食中的脂肪，脂肪摄入过多，显然有引起高脂血症的可能。其次是脂肪含热能是各种食物中最高的，一般来说，每克脂肪可提供37.7千焦的热能，而热能摄取过多，势必使人发胖，增加机体对胰岛素的需要量，进而造成血糖升高，所以糖尿病患者必须限制每日脂肪入量。每日使食物中脂肪提供的热能保持在总热能的30%左右比较理想。一般人每日摄入油脂总量不宜超过35克，其中植物油不超过25克，动物油不超过10克就不算多。最好少吃煎、炒及油炸食品，而多吃煮、蒸和凉拌食品，以减少每日脂肪的入量。

11. 什么样的脂肪对糖尿病患者有利

脂肪摄入不只有量的问题，质的问题也很重要。动物脂肪中饱和脂肪酸含量较高，有比较明显的升高血脂、增加体重的作用。不同动物脂肪中饱和脂肪酸的比例有所不同，其中猪、牛、羊油中饱和脂肪酸的含量最高，鸡、鸭脂肪中饱和脂肪酸含量次之，鱼油中饱和脂肪酸含量较少。植物脂肪指植物油，如菜子油、豆油、玉米油和葵瓜子油，还包括富含植物脂肪的坚果类，如花生、瓜子、核桃、腰果等，其中含有大量的不饱和脂肪酸，包括分子中含有两个以上的不饱和键的多不饱和脂肪酸，对身体比较有利。一般认为，食物中饱和脂肪酸、不饱和脂肪酸和多不饱和脂肪酸各占1/3为宜。值得注意的是，不饱和脂肪酸也是脂肪，过多食用也会增加热能。有人以为植物油，包括花生、瓜子等零食可以滥吃无度，这种看法是不正确的。

12. 为什么糖尿病患者不能过多食用脂肪

糖尿病患者因体内脂肪代谢紊乱，其合成受阻，分解加速，游离脂肪酸增多，大量脂肪在肝内不能被完全氧化分解，而产生大量酮体。血中酮体堆积，超过了体内组织需要，就会出现酮血症。糖尿病患者摄入脂肪过多时，会加重脂肪代谢的负担，从而产生酮尿，因此糖尿病患者应避免食用大量脂肪，以免产生不良后果。

糖尿病患者宜低脂饮食，即每日进食的脂肪含量低于50克，每日脂肪量一般占总热能的20%～25%。提倡低脂饮食，不等于不能进食脂肪。有些人片面认为，食入脂肪对人体害多利少，少食或不食，这种观点是不对的。脂肪是组成人体的重要物质，是人体贮能和供能的主要物质，也是某些脂溶性维生素吸收所必不可少的。所以，每日适量摄入脂肪对人体是有益的，也是必须的。当然，脂肪摄入过多是有害的。首先，食入脂肪过多会导致血脂升高，动脉硬化及微血管病变，促进和加重并发症的发生、发展；其次，摄入热能过多，势必使人发胖，增加机体对胰岛素的需要量，使血糖升高。

多价不饱和脂肪酸的热能与饱和脂肪酸的比值愈大，对于降低胆固醇和预防动脉硬化就愈有利。因此，要选择含多价不饱和脂肪酸的脂类食物。脂类食品分动物性脂肪和植物性脂肪，动物性脂肪除鱼油外主要含饱和脂肪酸，鱼油及植物性脂肪富含不饱和脂肪酸。不同的动物性食品所含饱和脂肪酸的比例有所不同，猪油、牛油、羊油中含量高，鱼、虾等水产品含饱和脂肪酸最低，瘦肉、蛋类次之。植物性脂肪如香油、豆油、花生油、玉米油、葵花子油等富含不饱和脂肪酸。生活中，食用含有不饱和脂肪酸的植物性脂肪宜多于含饱和脂肪酸的动物性脂肪。尽管植物性脂肪对身体有利，但也不能多食，因为植物性脂肪也是高热能的物质，过多食用会增加热能摄入。吃饭时注意脂肪的摄入量，吃零食也应注意不多食含脂肪高的食物。

13. 胆固醇对糖尿病患者有什么影响

现代人往往对胆固醇谈虎色变，以为它是有百害无一利的东西，实际上这是一种偏见。胆固醇过高是有促进动脉硬化，增加糖尿病患者心、脑、下肢血管并发症的危险，但它同时也是人体必不可少的营养成分之一。胆固醇是机体细胞膜的重要组成成分，是合成维生素D和有助于消化作用的胆酸的重要来源，也是体内合成肾上腺皮质激素（包括醛固酮、糖皮质激素和性激素）的重要材料。而且，胆固醇只有少部分来自食物，大部分是体内自己合成的，限制胆固醇的入量，仅能部分地降低血胆固醇水平。所以，限制胆固醇是相对的，主要适用于血胆固醇较高的患者，如血胆固醇高于6.6毫摩/升，或者对机体有害的低密度脂蛋白较高而对机体有保护作用的高密度脂蛋白水平较低的患者。一般患者只要少吃含胆固醇太高的食物，如动物内脏（特别是猪脑、牛脑、羊脑）、蛋黄、鱼子，虾和蟹等就可以了。除动物胆固醇外，植物中也含有胆固醇，被称为豆固醇和谷固醇，它们在肠道内吸收不多，有降低血胆固醇的作用，对身体是有利无害的。

14. 糖尿病患者越少吃主食越好吗

主食指的是谷类，如大米、面、玉米、小米等。主食约含有75%的糖类。如每50克米、面约含糖类38克。糖类也称碳水化合物，主要功能是维持人体体温和供给热能。

研究表明，在控制总热能的前提下，糖类适当提高，不仅可以改善糖耐量，降低胆固醇及三酰甘油，还可提高周围组织对胰岛素的敏感性。为此，糖类的供应量已由三四十年前占总热能比值的40%以下，提高到现今的50%～65%。糖尿病患者如果长期糖类供应不足，机体的热能就要靠脂肪和蛋白质维持，而脂肪在体内的分解、代谢又需要足够的糖类，若供应不足，脂肪的氧化燃烧不完全，就会产生酮体，出现酮尿。有人一见血糖高就不敢吃饭了，而当降糖药物产生作用时，就会出现低血糖。而低血糖后的血糖，会反跳至比以前更高的水平，病情就难以控制了。糖尿病患者必须清楚地认识到，糖类不是摄入得越少越好。糖尿病患者每日的主食量，应该在进行测算后，相对恒定才不至于使病情恶化。

为避免血糖骤然升高，糖尿病患者应强调少食多餐。对于病情稳定的轻型糖尿病患者一日至少保证三餐，切不可一日两餐。三餐的主食量

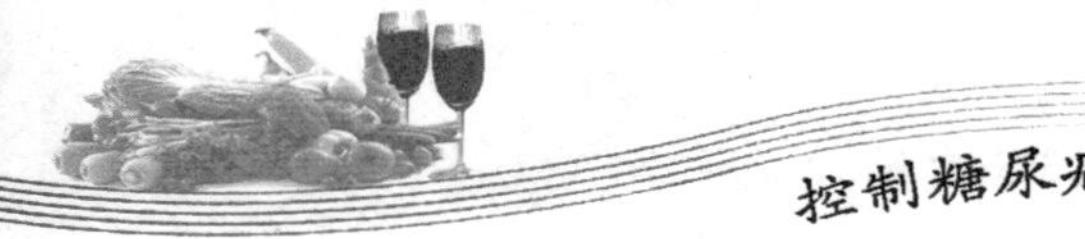

为早餐1/5，午餐2/5，晚餐2/5，或早中晚各1/3。对注射胰岛素或口服降糖药病情不稳定的患者每日须进食5～6餐。加餐的食物一般是从正餐中匀出的25～50克主食。注射胰岛素的患者常常在上午9～10时、下午3～4时及夜晚临睡前需要加餐，特别是上午9时和夜晚临睡前的加餐十分重要。一般认为，对非重体力劳动者，每日主食最好不宜超过100克，余下的主食可作为加餐用。这样对控制血糖和尿糖是十分有利的。

15. 为什么糖尿病患者适宜多吃高纤维素饮食

纤维素是多糖化合物。食物纤维素包括粗纤维、半粗纤维和木质素。纤维素的作用：①有助于肠内大肠埃希菌合成多种维生素。②纤维素比重小，体积大，在胃肠中占据空间较大，使人有饱食感，有利于减肥。③纤维素体积大，进食后可刺激胃肠道，使消化液分泌增多和胃肠道蠕动增强，可防治糖尿病的便秘。④高纤维饮食可通过胃排空延缓、肠转运时间改变、可溶性纤维在肠内形成凝胶等作用而使糖的吸收减慢。亦可通过减少肠激素如抑胃肽或胰升糖素分泌，减少对胰岛B细胞的刺激，减少胰岛素释放与增高周围胰岛素受体敏感性，使葡萄糖代谢加强。⑤近年研究证明，高纤维素饮食使1型糖尿病患者单核细胞上胰岛素受体结合增加，从而节省胰岛素的需要量。由此可见，糖尿病患者进食高纤维素饮食，不但可改善高血糖，减少胰岛素和口服降糖药物的应用剂量，而且有利于减肥，还可防治便秘。

不含纤维素的食物有鸡、鸭、鱼、肉、蛋等；含大量纤维素的食物有粗粮、麸子、蔬菜、豆类等。因此，糖尿病患者要适当多吃豆类和新鲜蔬菜等富含纤维素的食物。

16. 糖尿病患者饮食要限钠盐吗

人人都要吃盐，每日三餐都要吃盐。如没有盐，菜肴就显得淡而无味，人就会出现乏力、厌食、恶心、呕吐、头痛等，重者出现嗜睡，神志模糊。但吃盐过多则会造成钠、水潴留，引起高血压、水肿，甚至心力衰竭，高血压又会加重糖尿病病情，不利于病情控制。糖尿病、高血压均是动脉粥样硬化的独立危险因素，糖尿病并发高血压，极大地增高动脉粥样硬化性心脏病、脑卒中、肾病、下肢动脉硬化症及视网膜病变的危险性及疾病进程，常影响糖尿病患者健康及疾病的预后，所以限盐是一种有效的防治措施。我国人民有吃腌菜的习惯，如四川涪陵榨菜天下闻名，深得人们喜爱，另外有许多含盐较多的调料如酱油、酱等，但这种习惯会导致钠过多的进入体内而引起钠水潴留，出现高血压。糖尿病患者易并发高血压，故从预防的角度来说，限盐可防止高血压的发生。一般每日摄取的食盐总量应低于 6 克，少食或不吃腌菜，吃菜味淡一点为好。

17. 糖尿病患者可以吃糖吗

市售红糖、白糖、冰糖、蜂蜜、含糖糕点、饮料，水果糖等糖类食品，均不适合糖尿病患者食用，但可以备用，待出现低血糖症时用以纠正低血糖症。因糖类食品所含葡萄糖、麦芽糖等进入胃肠道后，会被迅速吸收，从而使血液中葡萄糖迅速增多，加重胰岛 B 细胞负担。但因糖尿病患者的胰岛素分泌绝对不足或相对不足，故导致餐后高血糖。健康人因为胰岛 B 细胞功能正常，吃糖后大量的葡萄糖进入血内，胰岛素的分泌增多，其血糖不会超过正常范围。有人会问水果糖、甘蔗汁等糖类食品所含的蔗糖、麦芽糖，糖尿病患者是不是可以吃呢？对这个问题的回答是否定的，因蔗糖、麦芽糖进入体内后亦转化为葡萄糖，也可以升高血糖。大米、白面及白薯等亦含有糖，吃后有甜味，是不是也不能吃？因大米、白面及白薯所含的是多糖，还含有膳食纤维，进入胃肠道后需经消化后方可以葡萄糖的形式吸收，所以说可以吃，但要适量吃。

18. 糖尿病患者要限制饮水吗

糖尿病患者不应限制饮水，水不含热能，饮水多不会影响血糖控制。有人说饮水多会导致多尿，进而少饮水防止多尿，这种观点是错误的。

糖尿病患者出现多尿是因为血糖升高从肾脏排出过多的糖，从而带走大量的水分形成多尿。多尿导致体内水分丢失，血液浓缩，黏稠度增高，刺激中枢系统出现口渴而多饮，对于人体来说是一种保护性反射。糖尿病患者如限制饮水，会造成血液浓缩，过多的血糖和血液中有毒的废物不能从尿中排出，这样做会危害身体健康，甚至危及生命。喝水足够后尿液会变得淡黄清亮，有利于体内废物的排出。

研究表明，禁饮水比禁食更易导致动物死亡。口渴饮水是自然行为，应鼓励糖尿病患者多饮水，以排出多余的废物和糖。临床所见高渗性非酮症性昏迷患者，可由饮水少引起。老年糖尿病患者渴感中枢不敏感，当他们感到口渴的时候已严重缺水了，所以，多饮水是有益的。对糖尿病并发肾病患者，饮水量宜适中为好，同时应该低盐饮食。如此，既满足了机体的需要，又不至于引起钠、水潴留。

19. 糖尿病患者喝什么饮料好

糖尿病患者不可限制饮水。糖尿病患者喝得多是因为体内血糖过高，所以必须增加尿量，使糖分从尿中排出，而正因为尿得多，身体内的水分丢失过多，所以不得不喝得更多。也就是说，患者喝水多是机体进行自我保护的措施。如果故意少喝水，就会造成血液浓缩，过多的血糖和血液中的含氮废物无法排除，会引起严重的后果。当然，肾脏功能不全并伴有水肿的患者要另当别论。

喝茶不仅可以补充足够的水分，还可以从茶中获得多种营养物质，如茶碱、维生素和微量元素等，而且茶有提神、健脑、利尿、降压、降脂等多种功效。但睡前最好不要喝过多的茶，以免影响睡眠。

糖尿病患者能喝咖啡，也可作为加餐饮用。但咖啡的热能高于茶，如果再同时吃别的东西，往往不利于饮食控制。另外，喝咖啡时只能加甜味剂，不能加糖。

牛奶或豆浆富含各种营养成分，特别是大量蛋白质，对糖尿病患者十分有益。喝牛奶还可补充钙，这对老年糖尿病患者特别是老年女性糖尿病患者十分有益，所以提倡糖尿病患者喝牛奶或者豆浆。除了不能加糖饮用外，血脂高的患者最好喝脱脂奶，肾脏功能下降、血尿素氮升高的患者不宜多喝豆浆。酸奶也是一种乳制品，除了具有牛奶的一般作用外，对调节胃肠功能也有好处，但只能选用不含糖的酸奶。

饮料中多含糖类，糖尿病患者不宜饮用，但无糖饮料可以选择。

鲜果汁及蔬菜汁，富含多种维生素、微量元素和膳食纤维，是糖尿病患者的良好饮品。但有些鲜果汁含糖较多，不宜喝得太多。

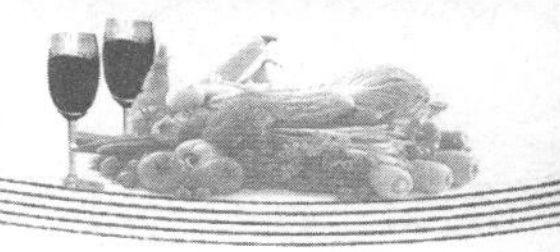

糖尿病患者少量饮酒是可以的，其原则是不饮烈性酒，不喝大量啤酒；每日喝黄酒、干红或者白葡萄酒一般不要超过200克。所谓“干”就是不含糖分的意思，含糖的果酒就不适合糖尿病患者饮用了。

20. 糖尿病患者可以多吃豆类和豆制品吗

豆类及其制品的血糖指数并不高，是糖尿病患者的健康食品。而且，大豆含有丰富的优质蛋白、不饱和脂肪酸、钙及B族维生素，是我国居民膳食中优质蛋白质的重要来源。

不同的豆类含糖量不一样，如大豆的蛋白质含量为35%～40%，除蛋氨酸外，其余必需氨基酸的组成和比例与动物蛋白相似，而且富含谷类蛋白缺乏的赖氨酸，是与谷类蛋白质互补的天然理想食品。大豆中脂肪含量为15%～20%，其中不饱和脂肪酸占85%，亚油酸高达50%，且消化率高，还含有较多磷脂。大豆中碳水化合物含量为25%～30%，有一半是膳食纤维，其中棉子糖和水苏糖在肠道细菌作用下发酵产生气体，可引起腹胀。大豆含有丰富的磷、铁、钙，每100克大豆分别含有磷571毫克，铁11毫克和钙367毫克，明显多于谷类。大豆中维生素B_1、维生素B_2和烟酸等B族维生素含量也比谷类多，并含有一定数量的胡萝卜素和丰富的维生素E。此外，大豆还含有多种有益于健康的成分，如大豆皂苷、大豆异黄酮、植物固醇、大豆低聚糖等。大豆含糖量比较低，而膳食纤维却很高，所以大豆粉和面粉做的混合食品受到很多糖尿病患者的欢迎。

绿豆、红豆、豌豆和四季豆等相对来说含糖量比较高，吃这些豆类时要适当减少主食入量。同样，粉条、粉皮等是用含糖量较多的豆类或者薯类制成的，吃的时候也应适当减少主食进量。

日常所吃的豆制品多种多样：油豆腐、水豆腐、冻豆腐、豆腐丝、豆腐干、豆腐皮、腐竹、豆浆、豆腐脑、素鸡、豆瓣酱等。豆制品只要吃的不过量，可以不计作主食。但是，如果每日吃豆制品在100克以上，或者吃豆腐在200克以上，就要适当减少主食入量了。对健康人群而言，营养来源单一是不可取的，豆制品可以作为蛋白质的来源之一。豆制品是平衡膳食的重要组成部分，但对于糖尿病患者来说，建议少吃油煎炸过的豆制品，如素鸡等。

21. 糖尿病患者能吃薯类食品吗

薯类包括土豆、红薯、山药、芋头，也可以把荸荠、菱角、地瓜等算作薯类。有人很爱吃薯类食品，而且这类食品中含有较多的维生素和微量元素，的确是一种好食品。但薯类食品含有较多的糖，故糖尿病患者应该少吃。

薯类食品含有较多的微量元素和维生素，加工后味道鲜美，如多吃应适当减少主食，否则会导致糖摄入过多而使血糖升高。山药是人们喜爱吃的食品，有许多用山药配制成的食疗单方，补身健体，降血糖。中医学认为山药滋补肺、脾、肾三脏，可用于治疗糖尿病。现代研究也证实山药确实有降糖作用，但是作为药用其剂量小。如只看其有降糖作用，盲目多食用山药，以求药食并用，可能反受其害，造成血糖升高。据报道，曾有患者单用菱角治疗糖尿病，结果日食500克，半个月后血糖反而升得很高。所以，作为药用食疗也要在医师指导下应用。

红薯比较甜，含糖量在20%以上，吃后可能对血糖产生较大的影响，所以糖尿病患者最好不吃。

22. 糖尿病患者怎么吃肉较为适宜

肉类是人体蛋白质的主要来源之一，含有大量的优质蛋白，与植物提供的蛋白质相比，动物蛋白更接近于人体蛋白质，更容易被人体消化、吸收和利用。而且肉食中含维生素和微量元素也比较丰富。另外，肉食含热能较高，有利于主食的控制，人都有这种体会，吃了肉食就不那么容易饿了。因此，适当吃肉对糖尿病患者是有利无害的。当然，从另一个角度来看，肉食含热能及脂肪较多，过量食用对控制血糖、血脂和体重不利。所以说糖尿病患者吃肉要适量，一天有100～150克就可以了。至于吃哪种肉比较合适，应该说糖尿病患者各种肉都能吃，但是从与人类接近的蛋白质结构和富含不饱和脂肪酸的角度来看，鱼肉好于鸡、鸭、鹅肉，后者又好于猪、牛、羊肉，所以有人说，高血压、高血脂及糖尿病患者进食肉类时，“吃四条腿（畜）的不如吃两条腿（禽）的，吃两条腿的不如吃没有腿(鱼)的”,这是有一定道理的。

23. 糖尿病患者每日吃多少蛋类较为适宜

市售蛋类有鸡蛋、鸭蛋、加工后的松花蛋等,价格便宜,食用方便,是一种营养丰富的食品。蛋类含有丰富的、容易吸收的蛋白质,大量的微量元素,这些对糖尿病患者是有益的。但是蛋类含热能高,其蛋黄含热能及胆固醇也很高,这又不利于糖尿病患者。故糖尿病患者食用蛋类要适量。

一般来说,一个糖尿病患者每日吃一个蛋为宜,如果吃 2 个或者 2 个以上的蛋,最好只吃一个蛋黄,以免对体重及胆固醇水平产生影响。松花蛋味道鲜美,但其含铅及胆固醇,对身体有害,不宜多食;鸡蛋白主要含蛋白质,而胆固醇及脂肪含量极少,可适当多吃;鸭蛋所含热能及脂肪量多于鸡蛋,可根据蛋类所含营养成分不同,予以适当选择。

24. 糖尿病患者能不能吃海产品

海产品包括海鱼、虾蟹、贝类和海藻等品种。海产品味道鲜美,营养丰富,能提供大量的优质蛋白、脂肪和丰富的膳食纤维,又含有大量人体所必需的微量元素,特别是碘等元素,所以说糖尿病患者吃一些海产品是有利无害的。

不同的海产品所含脂肪和热能不同,因此糖尿病患者要了解所要吃的海产品的脂肪和热能有多少。有些海产品如虾皮、水浸鲜贝、海蟹、对虾、蚌肉含有较高的脂肪和热能,糖尿病患者要少食。海带含碘较多,食用后可补充碘,但糖尿病患者多食可致碘摄入过多也是有害的。海鱼、贝类内含有致病微生物,如未加工生食是有害的,所以提倡糖尿病患者不吃生鱼片,要吃熟海鲜。

25. 糖尿病患者可以吃水果吗

水果色、香、味俱佳,口感好,含有大量的维生素,果胶和矿物质,是一种很好的食品。现在普遍认为,糖尿病患者可以有选择地适当吃些水果,但要注意不能吃得太多,食用量也应计算热能。因为不同的水果所含糖、脂肪不同，所产生的热能不同。例如，少食25克大米或面粉，可换150克苹果、鸭梨、橘子、桃，80克鲜枣，100克山楂、柿子，300克西瓜等。

一般水果含葡萄糖类比较高，为6%～20%，吃进后对血糖影响大，故进食水果前，要了解自身病情控制情况，还要了解水果含葡萄糖量的多少。在血糖较高时，一般不宜进食水果或可少量食用含糖量低的水果。在血糖控制较好的时候，每日可适量吃水果，但要计算热能，酌减主食。

桂圆、干枣中含糖量高，干核桃内含脂肪量多，均不宜食用。另外，以水果代替主食、代替蔬菜是不可取的，因单纯进食水果，人体获得的营养不均衡，尤其是蛋白质摄入不足。

关于吃水果的时间和方法，有两种观点。一种是主张作为加餐，在午睡后或晚睡前食用，因中、晚餐之间，晚餐与第二日早餐之间相距时间长，少量加餐可以使碳水化合物较均衡摄入，减轻胰岛负担，有利于血糖控制，避免餐后高血糖。另一种观点是主张餐前进食，这样自然地减少主食量，避免进食过多，还可以预防餐前低血糖，这种想法也有一定道理。

吃水果有利也有弊，关键是要知道病情控制情况，进食水果后血糖情况，如果有条件可作监测，知道自己能不能吃，可吃多少。

26. 糖尿病患者是否能随意吃花生及瓜子

花生和瓜子味道鲜美，其含糖少，不少糖尿病患者认为多食无害，这种观点是不对的。

花生和瓜子含有较多的不饱和脂肪酸，属于高热能食品，每100克花生含2 465千焦热能，每100克瓜子（包括葵瓜子、西瓜子、南瓜子）所含热能大于2 385千焦，均比同等重量的猪肉、羊肉、鸡鸭肉所含热能多。不加限制的食用花生和瓜子会增加热能摄入，使血脂升高，不利于血糖和血压的控制。所以，不宜多食用花生和瓜子，尤其不可食用加糖葵瓜子和南瓜子。南瓜子虽含有较少的糖及膳食纤维，但含有较高的脂肪及蛋白，每100克南瓜子含46克脂肪，如果过多食用也不利于控制糖尿病的病情。

27. 糖尿病患者在饮食控制中感到饥饿时怎么办

有些糖尿病患者出于对高血糖的恐惧，往往过分控制饮食，以致进食热能不足，复查血糖虽然在下降，但患者感到神疲乏力、头晕、心慌、饥饿，这往往会影响糖尿病患者继续治疗的信心。这就需要向专科医师咨询，讲明一天所食的食物总量，计算一日摄入的总热能。如果摄入不足，那就需要增加饮食量。有的患者尽管摄入的总热能合理，三大营养素比例合理，但是食用易消化的食品多了，会很快感到饥饿。如果是这种原因，可食用比较耐饿的食品，如多选用蔬菜类，可多食用白菜、菠菜、冬瓜、黄瓜、韭菜、青椒、绿豆芽、海带等含糖量少的蔬菜。

血糖升高时，尿糖增多，大量的葡萄糖从尿中丢失，也会感到饥饿欲食。可自己监测尿糖，或到医院查血糖，在糖尿病专科医师的指导下调整用药，当血糖降到合理水平后，饥饿感就会消失。

饮食治疗方案合理，仍然感到饥饿，这种情况需要患者坚持下去，身体会渐渐地适应。总之，控制饮食时感到易于饥饿，要查明原因后再处理。

28. 糖尿病患者怎么吃粗粮

玉米、高粱、燕麦、莜麦、荞麦、苦荞麦等粗粮对糖尿病的控制十分有利。

粗粮中含有较多的纤维素，能改善糖耐量，降低胆固醇，促进肠蠕动，防止便秘。粗粮中还含有较丰富的微量元素和维生素，多食粗粮有利于糖尿病的预防、治疗和康复。随着生活水平的提高，人们的主食已变成以精米、白面为主，玉米、高粱、燕麦等粗粮在主食中的比例很小。因人们少食粗粮，喜食大米、白面及鸡、鸭、鱼、肉等含热能高的食品，结果造成肥胖者增多，高血压病、糖尿病的发病率增高。

粗粮中以玉米面、燕麦、荞麦为好，如果单独食用粗粮制成的食品，由于其味道差，不少人难以接受，不能坚持下去。现在有人用粗粮同细粮混合，制成的食品味道较好，又有利于糖尿病病情控制。也有糖尿病患者将粗粮与大米、白面交替食用，或混合食用，即每餐一半粗粮一半细粮，这种方法也比较好。

29. 食疗对糖尿病患者有什么必要性

糖尿病的饮食治疗是治疗糖尿病的“四驾马车”（即教育、饮食、运动与药物）之一，也是所有糖尿病患者的基础治疗。不论是哪一型糖尿病、病情是轻是重、有无并发症、有否应用药物治疗、应用口服药还是胰岛素，均应长期坚持饮食治疗。

正常人在进食后，血糖很快就开始升高，但由于胰岛功能正常，这时胰岛受到升高的葡萄糖等因素的刺激，能及时释放足量的胰岛素，使葡萄糖被利用或转化成糖原或脂肪等，所以血糖总是维持在一定的范围内，不会升得过高。而发生糖尿病时，进食后胰岛不能分泌足够的胰岛素，或者人体组织对胰岛素不敏感，饭后血糖就会明显升高，进食越多，血糖越高，尿中排出的尿糖也随之增加，所以会出现越吃越多，越吃越瘦，越瘦越吃的恶性循环。

饮食不仅影响糖尿病的病情，同时也影响其治疗和预后。糖尿病患者在应用药物治疗时，过多的饮食必然要抵消药物的部分作用，进食越多所需降糖药物必然随之增加。例如，注射胰岛素的患者，若不控制饮食，吃得多，血糖会升高，为控制血糖就要增加胰岛素用量，而增加胰岛素会引起肥胖，肥胖又对胰岛素不敏感，血糖又升高，从而形成一种恶性循环。要打破这种恶性循环只能加强饮食治疗。如果是使用口服降糖药的患者，过量进食使药量增加，最终可导致药物失效。

30. 老年糖尿病患者的饮食安排有什么特点

老年糖尿病患者有其特殊的生理、病理特点，其饮食控制不同于中年人。饮食治疗目的仍然是为了降低血糖、血脂、血压和维持正常体重，但其安排方法有所不同。

老年人对低血糖的耐受性差，极易发生低血糖反应，故对饮食控制不宜过于严格。对于胃肠消化功能差的患者，应鼓励他们进食，可采用少量多餐。老年糖尿病患者多并发有心、脑，肝、肾损害，饮食宜清淡，少食肥甘厚味，宜低脂、低盐、戒酒等。由于肾损害，蛋白质丢失较中年人明显增多，且因消化功能差，微量元素的吸收不足，故多见老年患者骨质疏松、肌肉萎缩、抵抗力差，往往易并发感染、骨折等，所以需增加蛋白质，特别是优质蛋白质的补充。

老年患者肥胖者较少，饮食控制减轻体重不宜过于严格，其目标是基本接近标准体重，不能一味减肥造成营养不良，从而出现疲乏无力、头晕、心慌等症状，影响患者坚持饮食治疗的信心。

31. 糖尿病孕妇的饮食安排有什么特点

糖尿病孕妇由于生理上特殊变化，可加重高血糖，饮食安排较为困难，一方面宜将血糖控制在正常范围内，尽量通过饮食控制达到目的；另一方面，为满足母体和胎儿的营养需求，保证胎儿的正常生长、发育，对饮食的热能又不宜过分控制。

怀孕前 3 个月，母体和胎儿对营养的需求增加不多，糖尿病孕妇的饮食控制原则上同普通糖尿病患者一样，前 3 个月体重增加不应超过 1～2 千克。怀孕 3 个月后由于胎儿生长速度快，孕妇对热能的需求增多，每日的主食为 300～400 克；蛋白质的需求大增，每日每千克体重可达到 1.5～2.0 克；脂肪的供给量约为 50 克。提倡少量多餐，每日可分为 5～6 餐。同时补充维生素和微量元素（如钙、铁、锌、碘等），多吃一些蛋类、瘦肉、鱼、乳类和新鲜蔬菜。

怀孕 3 个月后每周体重以增加 350 克为好，糖尿病孕妇后期不宜吃得太多太好，过分增加营养，会导致体重增长过快，不利于血糖控制，而哺乳期血糖的控制也较为困难。所以，糖尿病孕妇在注意增加食物量的同时，也要每周称体重，以防摄入过多的热能。

32. 糖尿病儿童的饮食安排有什么特点

儿童处于生长发育期，尤其在青春发育期，身体快速增长，热能需要多，安排糖尿病患儿的饮食，应保证每日总热能在 4 184～4 368 千焦。计算糖尿病儿童每日所需的总热能时，不能用成人一样按标准体重计算，要考虑到患儿的年龄、胖瘦程度、活动量大小及其饮食习惯。

每日热能的需要量（千焦）＝1 000＋年龄×（293～418）（千焦），3 岁以内相对需要量大，每岁418千焦，4～6岁每岁356～377千焦，7～10岁每岁335～356千焦，10岁以上每岁293～335千焦。身体胖，活动少的患儿，青春期女孩用偏低热能；身体瘦，食量大，活动多的患儿用偏高热能。患儿如果有较大的运动量，可将日需要量增加10%～20%。

儿童有喜食零食的习惯，可改吃零食为加餐。在总热能范围内，采用少量多餐，安排携带食用方便的食品加餐用。热能分配时，儿童对蛋白质的需要量大，蛋白质的含量应占20%，坚持低脂、粗制碳水化合物食品，蔬菜宜用含糖量少的菠菜、白菜、萝卜、黄瓜等；适当增加含膳食纤维多的食品，如玉米、豆皮、高粱。烹调方法宜多样化，这样可提高患儿进食的兴趣。

33. 糖尿病肾病患者的饮食安排有什么特点

糖尿病肾病是糖尿病的一种常见的慢性并发症。患了糖尿病，肾脏损害也就开始了。肾脏损害的程度与病情控制好坏有关，病情控制较差，肾脏损害也就发展较快。反之，病情控制较好，肾损害也就较轻。因此，糖尿病肾病患者的饮食控制要严格，摄入的热能以满足人体生命活动及工作学习需要为度，不可过多，否则血糖会升高，加重肾脏损害。

研究表明，盐摄入过多，可致钠、水潴留而引起血压升高，高血压也会加重肾损害。少食盐有利于防止高血压的发生、发展，有益于糖尿病肾病患者。低磷饮食可减轻肾脏负担，每日每千克体重应少于3毫克。有人认为低蛋白、低磷饮食有利于防治糖尿病肾病，还可以增加胰岛素的敏感性。但比较严重的糖尿病肾病患者的蛋白从尿中丢失，导致血白蛋白降低，不能满足机体需要，会导致水肿和营养不良。高蛋白饮食使肾小球滤过率增加，又会加重肾脏负担，加重肾功能损害。

一般认为，糖尿病肾病患者宜食优质蛋白，即动物性蛋白，当血肌酐水平高于356微摩/升时，需限制蛋白的摄入；当血肌酐水平低于356微摩/升时，可不限制蛋白的摄入。

34. 消瘦的糖尿病患者可以不控制饮食吗

实际体重低于标准体重10%为体重不足，低于20%为消瘦。

对于消瘦或体重不足的糖尿病患者应适当放宽热能限制，即比根据标准体重计算出的热能增加 20%～30%，各种营养素的供给也相应增加。但这并不意味着体形偏瘦的患者就可以随心所欲地进食，摄入食物的总热能过多，必然会导致血糖的波动，不利于病情的控制及预后。

消瘦的糖尿病患者如果不控制饮食，就会导致高血糖、高血脂，形体发胖，易并发高血压等慢性并发症，不利于病情控制。只有在控制血糖、血脂、血压的基础上，适当增加饮食，特别是增加优质蛋白的摄入量，才能既增重又不使形体肥胖，使体重控制在标准体重范围内。一旦达到标准体重范围后，则不宜继续增加热能的摄入。所以说，消瘦的糖尿病患者不能随意增加饮食，想吃什么就吃什么，而是要有选择地增加蛋白质的摄入量，同时将血糖、血脂、血压控制在理想的水平上，让患者能健康地生活。

35. 莜麦面对糖尿病患者有什么好处

莜麦，也叫油麦，亦称“裸燕麦”，为禾本科一年生草本植物，花绿色，成熟时籽粒与稃分离，籽实供食用，经加工磨制而成莜麦面。就营养价值讲，它在谷类作物中占有较高地位。莜麦主要产地为我国北方，如内蒙古西部地区及山西、河北等地，以河北张家口出品者为优。莜麦面营养丰富，含蛋白质 12.2%，脂肪 7.2%，碳水化合物 67.8%，且为高钾食品，K 因子(即钾/钠之值)≥145，每 100 克含镁高达 146 毫克，含锌 2.21 毫克。经现代医学研究证实，莜麦面具有降血糖、降血压功效，最适合糖尿病(或并发高血压病)患者食用。有报道，糖尿病患者在应用苯乙双胍(降糖灵)、胰岛素的同时，吃重量相等的莜麦面，要比吃标准粉、稻米时空腹血糖、尿糖均有明显下降。特别是在原用药停药和减量的情况下，空腹血糖、尿糖仍有不同程度的下降，尤其是四次尿糖可下降＋～＋＋＋。如果每日能吃 1 次莜麦面，不但血糖、尿糖可降低，而且自觉症状明显减轻，对轻症糖尿病患者最为适宜。如单纯控制饮食，主食配比一定的莜麦面，能使尿糖降至阴性，血糖恢复正常，自觉症状减轻或消失。

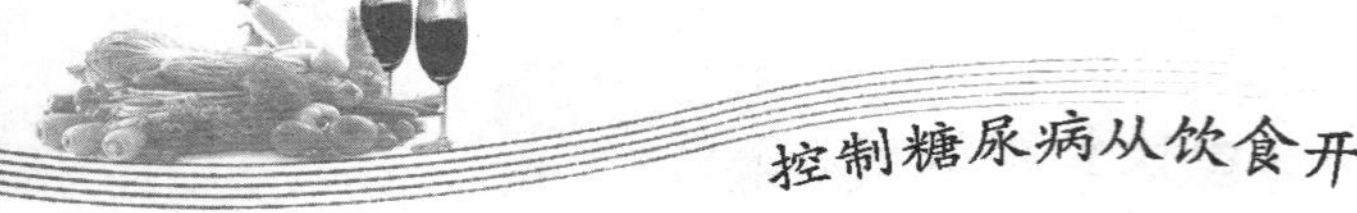

36. 玉米须对糖尿病患者有什么好处

玉米须，俗称玉麦须、棒子毛等，为禾本科一年生草本植物玉蜀黍的花柱。中医学认为玉米须可入药，其味甘、淡，性平，有清热解毒，利水消肿，平肝利胆，祛风降压诸功效。玉米须含脂肪油 2.5%，挥发油 0.12%，树胶样物质 3.8%，树脂 2.7%，苦味糖苷 1.15%，皂苷 3.18%，以及谷甾醇、豆甾醇、苹果酸、柠檬酸、酒石酸、草酸、尿囊素，还有维生素 C、维生素 K、泛酸、肌醇、生物碱等多种活性成分。现代医学研究结果表明，玉米须有降血糖作用。动物药理研究实验证实，玉米须不仅可降低血液黏稠度，还可增加血中凝血酶原，加速血液凝固，而且玉米须的发酵制剂对家兔有显著的降低血糖作用，这为玉米须防治糖尿病提供了科学依据和佐证。

37. 番薯叶对糖尿病患者有什么好处

番薯叶，又称山芋叶，为旋花科多年生草本植物番薯的茎叶。我国南北各地都有栽培，蔓、叶可作饲料，也可药用。番薯（茎）叶，中医学认为可入药，其味甘、性平，入脾、肾二经，有生津润燥，补中和血，益气宽肠，通便等功效。番薯茎叶含维生素 A 很丰富，并含有维生素 B_2、维生素 C，以及钙、磷、铁等微量元素，还含有黏液蛋白等成分。据临床报道，有人用番薯鲜叶和鲜冬瓜水煎，或用番薯干藤加干冬瓜皮，加水煎服，用于糖尿病的治疗。中老年 2 型糖尿病患者在夏、秋二季经常食用番薯茎叶配伍成的食疗汤羹、菜肴，将会大有裨益。

营养学研究表明，番薯茎叶的显著特征是富含膳食纤维素及叶绿素成分。膳食纤维是人类膳食中必不可少的成分之一，被世界医学界誉为“第七种营养素”。现代研究表明，人体补充足量的膳食纤维，不仅有助于防治糖尿病，而且可避免动脉粥样硬化症、冠心病、痔疮、便秘、肠过敏综合征等常见的“纤维缺乏性”疾病。

38. 豆品饮料对糖尿病患者有什么好处

豆品饮料，是指黄豆、黑大豆及其豆腐渣制成的饮料，包括豆浆、豆腐脑等豆类饮品。我国历代医家都极重视大豆的药用保健价值。《神农本草经》就将其收编入药，认为大豆味甘，性平，入脾、肾二经，有活血利水，祛风解毒，健脾宽中，润燥消渴诸功效。最近国外有学者研究证实，豆品饮料具有降血糖作用。研究结果指出，糖尿病患者每日饮用大豆制成的饮料可以减少人工胰岛素的使用剂量，有 1/3 患者可以不再接受胰岛素治疗。这位医学家对 600 名糖尿病患者做的临床观察结果表明，在饭后饮用豆品饮料，可以降低血糖含量。美国医学家也认为，大豆对治疗糖尿病确有明显疗效。它可以使糖尿病患者减少对胰岛素的使用量。国内四川某医院曾做过临床观察，报道资料表明，每日让糖尿病患者食用 120 克煮熟黄豆，每日 3 次，每次 40 克，连用 1 个月，其尿糖、血糖可恢复至基本正常水平。

39. 魔芋对糖尿病患者有什么好处

魔芋，亦称蛇六谷，为天南星科多年生草本植物魔芋的块茎。魔芋用途广泛，它可用于食品、医药和其他工业等方面。现代医学研究表明，魔芋含葡萄糖甘露聚糖(简称葡甘聚糖)达 50%，蛋白质 30%，还含有纤维素、维生素、铁、钙及 17 种氨基酸和多种不饱和脂肪酸。魔芋所含葡甘聚糖，是一种半纤维素，它吸水性极强，吸溶液膨胀后可使体积增长 50～80 倍，形成体积很大的凝胶纤维状结构，提高了食物的黏度，延缓了胃排空和食物在肠道内的消化和吸收，可有效降低餐后血糖，并有降血脂作用。此外，由于其吸水后体积膨胀增大，在胃内停留时间延长，本身含热量又极低，因此它既能控制糖尿病患者的热能摄入，降低体重，又能增加饱腹感，减轻糖尿病患者饥饿的痛苦，还能增加肠内容物的体积，改善大便干结症状。研究观察中还发现，早餐为高纤维素膳食，对午餐餐后血糖也有降低作用，这是高纤维素膳食存有的残余效应。据报道，魔芋已制成精粉，并加工制成魔芋挂面、魔芋豆腐等各种食品，魔芋食品可望成为理想的高纤维素食品。

魔芋由于具有奇特的保健和医疗功效，被人们称为“魔力食品”。但必须注意的是，魔芋有毒性，食用时须经加工，内服必须先煎煮 2 小时，取汁服，勿食芋渣，以防中毒。魔芋中毒主要表现为舌及咽喉部灼热、痒痛、肿大，可用白醋或黑醋30～60毫升，加姜汁少许，内服或口含、漱口。

40. 赤小豆对糖尿病患者有什么好处

赤小豆，俗称赤豆，味甘，性微寒，归心、脾、小肠经，有利水除湿，消肿解毒等功效。元代王好古在《汤液本草》中说得好："治水者唯知治水，而不知补胃……赤小豆消水通气而健脾胃，乃其药也。"南北朝陶弘景在《名医别录》中就指出，赤小豆"主寒热，热中，消渴，止泻，利小便，吐逆，卒澼，下胀满"；《日华子本草》也说，"赤豆粉，治烦，解热毒"；《本草再新》记载，赤小豆"清热和血，利水通经，宽肠理气"。现代营养学研究表明，赤小豆含热能偏低，含膳食纤维较高，且富含维生素E及钾、镁、磷、锌、硒等活性成分，其K因子高于390，是典型的高钾食物，具有降血糖、降血压、降血脂作用。赤小豆是糖尿病患者的理想降血糖食物，经常适量食用赤小豆类食品不仅可降低血糖，而且对肥胖症、高脂血症、高血压病亦有防治作用。

41. 白扁豆对糖尿病患者有什么好处

白扁豆，俗称沿篱豆，亦称扁豆，为豆科一年生缠绕草本植物扁豆的白色种子。主产于江苏、河南、安徽、浙江等地。九月间果实成熟时采收晒干。生用或炒用，亦有除去种皮后晒干入药。中医学认为，白扁豆味甘、性平，归脾、胃经，有健脾暖胃，化湿祛暑功效。南北朝陶弘景在《名医别录》中记载说，扁豆"和中，下气"；明代李时珍在《本草纲目》中记载，扁豆"止泄痢，消暑，暖脾胃，除湿热，止消渴"。现代营养学研究表明，白扁豆含热能偏低，且含有很高的钾元素，其K因子高于1 070，这在所有食物（食品）中是名列前茅的，是上好的高钾食品，而且还富含镁、磷、钙等常量元素，若经常食用可有助于胰岛素分泌功能免受损害，并可防止引发糖尿病慢性血管神经并发症等，对糖尿病尤其是中老年患者并发高血压病有明显的治疗效果。

42. 苦瓜对糖尿病患者有什么好处

苦瓜，俗称"癞葡萄"，为葫芦科一年生攀援状草本植物苦瓜的果实。

苦瓜果实呈纺锤形或长圆筒形，果面有瘤状突起，成熟时黄赤色，果肉鲜红色，有苦味，瓤鲜红色，味甜。苦瓜原产东南亚地区，大约在宋元时期传入我国，现已普遍栽培。我国历代医家很重视苦瓜的药用保健价值，认为苦瓜味苦，性寒，入心、肝、肺三经，功专消暑涤热，解毒，明目。《泉州本草》中记载，苦瓜“主治烦热消渴引饮，风热赤眼，中暑下痢”；《滇南本草》记载，苦瓜“泻六经实火，清暑，益气，止渴”。现代医学研究表明，苦瓜含有蛋白质、脂肪、碳水化合物、粗纤维，以及钙、磷、铁、镁、锌等矿物质，并含多种维生素。苦瓜果实中含有苦瓜苷及多种氨基酸和果胶等活性成分。现代药理研究发现并证实，苦瓜具有降低血糖作用。正常的及患四氧嘧啶性糖尿病的家兔灌服苦瓜浆汁后，可使血糖明显降低。给家兔口服苦瓜苷可降低血糖，作用方式与甲苯磺丁脲相似而较强。据印度的凯赫娜博士报告，从苦瓜中提取出的一种胰岛素样“多肽-P”药物，经数年比较研究证实，该物质与胰岛素同样有效，并预言将来可能取代胰岛素。

43. 冬瓜对糖尿病患者有什么好处

冬瓜，俗称枕瓜，有“减肥瓜”的美称，为葫芦科一年生蔓生草本植物冬瓜的成熟果实。冬瓜果实多呈扁圆形，大者可达数十千克，似枕，故有其名。原产我国南部及印度，我国普遍栽培，夏末秋初果实成熟时采收，可储存越冬，是人们十分喜食的蔬菜。我国历代医家十分看重冬瓜，认为冬瓜味甘、淡，性凉，归肺、大小肠、膀胱四经，有利水消痰，清热解毒等诸多功效。南北朝陶弘景在《名医别录》中记载，冬瓜“主治小腹水胀，利小便，止渴”，他还说：冬瓜“解毒，消渴，止烦闷，直捣绞汁服之”。明代李士材在《本草图经》中说，冬瓜“主三消渴疾，解积热，利大、小肠”。《本草再新》中有记载，冬瓜“清心火，泻脾火，利湿去风，消肿止渴，解暑化热”。唐代《食疗本草》作者孟诜认为，冬瓜果实“益气耐老”，并明确指出“欲得体瘦轻健者，则可长食之”。现代营养学研究表明，冬瓜是低热能、低脂肪，含糖量极低的高钾食品（K 因子高于 43），且含有多种维生素、多种矿物质成分，以及含有胡芦巴碱、丙醇二酸、甘露醇等活性成分。这对中老年 2 型糖尿病患者中的肥胖者来说，是十分有益的食物。现代药理研究

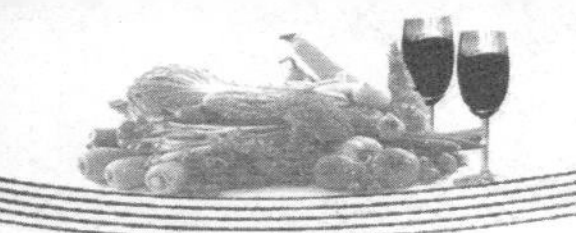

也证实，冬瓜确实含有减肥物质——胡芦巴碱和丙醇二酸。胡芦巴碱对人体新陈代谢有独特作用，丙醇二酸在体内可有效地阻止糖类转化为脂肪，而取得减肥效果。冬瓜这类高钾低钠食物对糖尿病尤其是中老年患者并发高血压病、高脂血症及肾脏病等症亦有较好的辅助治疗作用。

44. 丝瓜对糖尿病患者有什么好处

丝瓜，为葫芦科一年生攀援草本植物丝瓜或粤丝瓜的鲜嫩果实。本品老则筋丝罗织，像人之经络，故名丝瓜。丝瓜原产于印度尼西亚，约在宋朝时期传入我国，目前全国各地均有栽培。丝瓜果实嫩时皮色青绿，味道鲜美，历来被当作夏令奇佳蔬菜，深受人们的青睐。中医学认为，丝瓜味甘，性凉，归肝、胃经，有清热化痰，凉血解毒诸功效。《陆川本草》记载说，丝瓜“生津止渴，解暑除烦。治热病口渴，身热烦燥”。明代李时珍在《本草纲目》中说，丝瓜“煮食除热利肠”。《医学入门》记载，丝瓜“治男妇一切恶疮，小儿痘疹余毒，并乳疽，疔疮”。现代营养学研究表明，丝瓜不但是低热能、低脂肪、含糖量低的高钾食品（K 因子高于 44），而且是含钙、镁、磷量高的妙蔬；丝瓜的果实含皂苷、丝瓜苦味质、多量黏液与瓜氨酸等。丝瓜的汁液含皂苷、黏液、木聚糖及蛋白质、脂肪、维生素 B_1、维生素 B_2、维生素 C、维生素 E 和类胡萝卜素等活性成分。中医学认为，经常适量食用丝瓜对燥热伤肺、胃燥津伤型糖尿病患者尤为适宜，而且兼有防治中老年糖尿病患者并发高血压病、皮肤病症的作用。由于丝瓜性寒滑，过食能滑肠致泻，故脾胃阳虚、大肠不固者慎用。

45. 黄瓜对糖尿病患者有什么好处

中医学认为，黄瓜味甘，性寒，无毒，归脾、胃、大肠三经。有除热，利水，解毒诸功效。我国历代医家对黄瓜评价甚高，明代李时珍在《本草纲目》中说：“黄瓜清热止渴，利小便”；《日用本草》也说：“黄瓜性凉，除热润燥，消胸中烦躁，解渴，生津，止腹泻。”现代营养学研究表明，黄瓜是低热能、低脂肪、含糖很低的优质食物，黄瓜含钾量高，其 K 因子高于 20，为高钾食品，且含钙、镁、磷均较高，黄瓜还含有胡芦巴碱及具有重要作用的丙醇二酸等活性成分。现代医学研究证实，新鲜黄瓜中含有的丙醇二

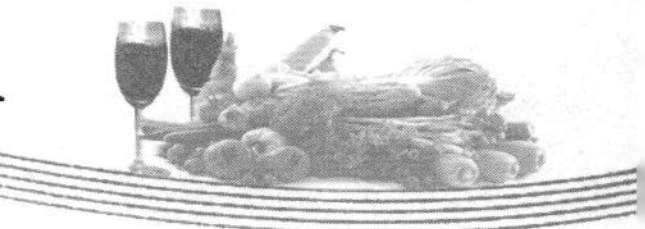

酸,能有效地抑制糖类物质在体内转变为脂肪,而脂肪在体内聚集、堆积过多便会形成肥胖症,这对防治糖尿病及其发生发展均具有重要意义。中医学认为,黄瓜性凉,清热止渴润燥,对燥热伤肺、胃燥津伤型糖尿病尤为适宜。中老年糖尿病患者经常适量服食黄瓜及其制品,不仅可改善临床症状,还有助于防治高血压病、肥胖症等并发症。

46. 大蒜对糖尿病患者有什么好处

大蒜,古时称胡蒜,为百合科多年生草本植物大蒜的鳞茎。大蒜原产于亚洲西部,汉朝引入我国,现各地均有栽培,为我国人民十分喜食的佳蔬。中医学认为,大蒜味辛,性温,无毒,入脾、胃、肺三经,功专温中健胃,消食理气,化肉消谷,解毒除湿。《日华子本草》记载,大蒜"健脾,治肾气";《滇南本草》认为,大蒜可"解水毒"。现代医学研究发现,大蒜除含有蛋白质、脂肪、碳水化合物、多种维生素、胡萝卜素,以及钙、磷、铁、锌、铜、锗、硒等重要生命元素外,还含有大蒜辣素、硫醚、芳樟醇、蒜素等重要成分。大蒜中含有蒜酶、过氧化酶、水解酶、果胶脂酶及胰蛋白酶等多种酶。从大蒜分离出含硫氨基酸蒜氨酸,经蒜酶等作用,很容易转变为大蒜辣素。据药理研究报告,大蒜辣素具有降血糖作用。用25克大蒜汁喂饲家兔做葡萄糖耐量实验,测得大蒜组的最大血糖下降百分率为12.4%±1.2%,蒸馏水对照组则为1.8%±0.5%,提示大蒜对控制血糖有明显效果。在动物药理实验中,给四氧嘧啶所致糖尿病大鼠口服大蒜提取物,也显示降血糖作用,服药后2小时,血糖浓度降低17.9%～26.2%。据国外权威杂志报道,大蒜的汁液可以降低糖尿病患者的血糖。药理研究中发现,大蒜辣素的溶液遇热时很快失去作用,遇碱亦失效,但不受稀酸影响。因此,应用大蒜降血糖宜捣绞取汁服用或口嚼嚼食大蒜瓣。大蒜还有辅助降血脂、降血压作用。中医学认为,大蒜味辛且浓重,不宜久食、多食。在严重腹泻期间,最好不食或少食大蒜。

47. 山药对糖尿病患者有什么好处

山药,为薯蓣科多年生蔓生草本植物薯蓣的块根。中医学入药,以产于河南新乡(古时的"怀庆")地区者为佳,称"怀山药"。中医学认为,

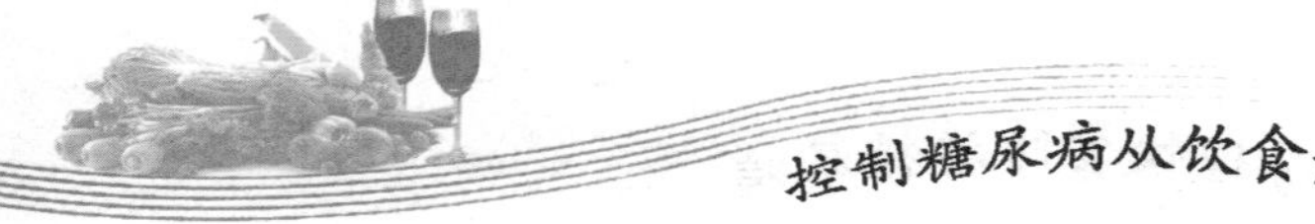

山药味甘，性平，有健脾补肺，固肾益精等功效。主治脾虚泄泻，虚劳咳嗽，消渴，小便频数，遗精，带下等。我国清代名医张锡纯最擅应用山药，他在《医学衷中参西录》中有两首治疗消渴病的效方，即“玉液汤”与“滋膵饮”，均以大剂量山药配伍黄芪。据有关报道，糖尿病患者长期食用山药，有很好的治疗效果。现代研究表明，山药的块茎含有薯蓣皂苷、黏液质、胆碱、糖蛋白及游离氨基酸等成分；山药黏液中含有甘露聚糖和植酸。中药现代药理研究证实，山药具有降血糖作用。动物实验结果表明，山药水煎剂给小鼠灌胃，连续10天，可以降低正常小鼠的血糖，对四氧嘧啶引起的小鼠糖尿病有预防及治疗作用，并可对抗由肾上腺素或葡萄糖引起的小鼠血糖升高。在防治糖尿病食疗中，以山药代粳米，减少相应主食（如粳米类）的用量，这一点亦应予以重视。

48. 洋葱对糖尿病患者有什么好处

洋葱原产于亚洲西部，传入我国后，各地都有种植。由于人们特别爱吃，干脆甩掉了“洋”字，称其为葱头。洋葱在欧美国家被誉之为“菜中皇后”，一位美食家说：“没有葱头，就不会有烹调艺术。”洋葱的保健药用价值很高，现代营养学研究表明，葱头中含有丰富的钙、铁、镁、磷等矿物质和多种维生素，且为高钾食物（其K因子高于33）；洋葱还含有硫醇、二甲二硫化物、二烯丙基二硫化物与二烯丙基硫醚、三硫化物、硫代亚磺酸盐等活性成分。现代药理研究结果指出，洋葱具有较好的降血糖作用。洋葱中含有类似降糖药物“甲磺丁脲”类物质，能选择性地作用于胰岛B细胞，促进胰岛素分泌，恢复其代偿功能。据美国《医学世界新闻》报道，洋葱的提取物可使四氧嘧啶诱发糖尿病兔的血糖值显著降低。应用乙醇提取物使空腹血糖下降最多，并认为洋葱的作用是帮助细胞更好地利用葡萄糖。洋葱对肾上腺素性高血糖具有抗糖尿病作用。对中老年2型糖尿病患者来说，洋葱还有防治糖尿病并发高血压病、高脂血症的作用。

49. 芹菜对糖尿病患者有什么好处

芹菜，俗称旱芹，为伞形科一年生或二年生草本植物旱芹的全草。自古以来，芹菜便以其独特的清香而赢得人们的青睐，唐朝孟诜说：“置酒酱中香美。"中医学认为,旱芹味甘、苦,性凉,归胃、肝经,功专平肝清热,祛风利湿。清代王士雄在《随息居饮食谱》中说:"芹菜,甘凉清胃,涤热祛风,补口齿、咽喉,明目。"《本草推陈》记载,旱芹"治肝阳头昏,面红耳赤,头重脚轻,步行飘摇等症"。现代营养学研究表明,芹菜含有大量的粗纤维,并含有丰富的钙、磷、铁等矿物质元素,还含有多种维生素及芫荽苷、甘露醇、挥发油等活性成分。经大量的医学研究,芹菜的降压药理作用已被发现和证实。据报道,芹菜还有加速脂肪分解作用。意大利米兰大学研究人员的研究结果表明,他们利用芹菜中含有一种能促使脂肪加速分解、消失的化学物质,使受试者吃芹菜后其体重在1周内减轻3.6～4.9千克。这对中老年2型糖尿病肥胖患者来说,无疑是一个福音。经常食用旱芹及其食品,不仅有助于降低血糖,也有防治糖尿产现并发症(如高血压病、肥胖症)的积极作用。

50. 胡萝卜对糖尿病患者有什么好处

胡萝卜,又称黄萝卜,既是上好佳蔬,又可充任主粮,是日常生活中非常受人喜爱的大众食物之一,由于其形态颇似人参,对人类保健有着特殊重要的功效,被誉为"平民人参"。新鲜的胡萝卜,清润益气,生津解渴,堪与梨桃瓜果媲美。早在400多年前,李时珍对胡萝卜就有深刻的评价,认为常食胡萝卜,"有益无损"。中医学认为,胡萝卜味微苦辛,性微寒,有健脾和胃,补肾养血等功效。现代营养学研究结果证实,胡萝卜含钙、磷、镁、钾等矿物质元素和铁、铜、锰、钴、碘、氟等人体必需的微量元素。特别值得一提的是,胡萝卜含有多种维生素,世界上目前已发现的维生素共有20多种,在胡萝卜的根体内竟占了一半以上,而且每100克胡萝卜食部含胡萝卜素高达4 010微克以上,折合视黄醇当量668微克以上。这在所有蔬菜及根茎类食物中,是很少见的。经现代医学科学研究发现,胡萝卜提取物中有一种能降低血糖的成分,由此证明了胡萝卜有降血糖作用。而且还发现,胡萝卜含有的琥珀酸钾盐,有降低血压作用。现代药理研究证实,胡萝卜富含的β-胡萝卜素,在人体内可转化为维生素A,对维护脑及中枢神经系统的正常功能状态、减轻并缓解紧张情绪、保护和营养眼睛(包括视网膜组织细胞等)诸方面,都具有重要作

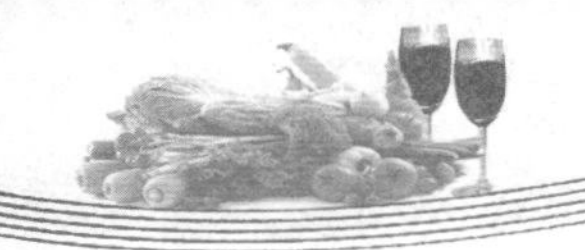

用。由此可见，经常适量服食胡萝卜不仅有助于降低血糖，而且对糖尿病并发高血压病、神经组织损伤、视网膜损伤等病症也有较好的防治效果，常食胡萝卜对糖尿病的防治是非常有益的。

51. 萝卜对糖尿病患者有什么好处

萝卜，俗称白萝卜，为我国主要蔬菜之一，且兼有多种药用保健功效。中医学认为，萝卜味甘、辛，性凉，归肺、胃经，功专消食降气，除燥生津，解毒散瘀，利尿止渴，化痰宽胸等。历代医家极为重视萝卜的消渴药用保健价值，《唐本草》记载，莱菔“生捣汁服主消渴”；《日用本草》也说，萝卜“宽胸膈利大小便，生啖之，止渴宽中”。对于消渴口干，《食医心镜》指出，“萝卜绞汁饮之”。《本草经疏》记载，莱菔根“止消渴，制面毒，行风气，去邪热气……生食之用也”；《新修本草》还指出，萝卜“生捣汁服，主消渴，试大有验”。现代医学研究表明，萝卜含甲硫醇、香豆酸、咖啡酸、阿魏酸、苯丙酮酸、龙胆酸、羟基苯甲酸和多种氨基酸，还含莱菔苷及维生素C、维生素B_1、维生素B_2、胡萝卜素和钙、磷、镁、锰等多种矿物质元素。实验研究中发现，萝卜不含草酸，因其含钙量较高，是机体补钙的好来源，补钙有助于改善糖尿病患者的骨质疏松症，并纠正细胞内缺钙和对抗糖尿病肾病的发展。有报道，萝卜所含香豆酸等活性成分具有降血糖作用。研究中还发现，萝卜中有促进脂肪代谢的物质，可避免脂肪在皮下堆积，有明显的减肥作用。此外，萝卜还有降低血胆固醇，预防高血压病、冠心病的作用。萝卜在古代就有“土人参”的美誉，对于中老年2型糖尿病患者来说，经常服食萝卜汁及萝卜配伍制作的食疗、药膳与可口食品，是大有裨益的。

52. 芦笋对糖尿病患者有什么好处

芦笋，俗称龙须菜，为百合科多年生草本植物石刁柏的嫩茎。芦笋原产于欧洲和亚洲西部，因为它萌发的嫩茎形状很像芦苇，可作蔬菜食用，我国人民称它为芦笋，也有称它为“长命菜”的，但它并非是芦苇和芦竹的嫩芽。在我国，野生芦笋见于新疆西北部，其他地区均为人工栽培。现代营养学研究表明，芦笋所含各种维生素居一般蔬菜之冠，为一般蔬

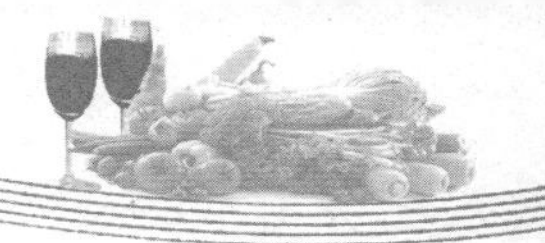

菜的 2～5 倍。在 100 克鲜芦笋中，含胡萝卜素 220 微克；所含氨基酸达 17 种之多，这在蔬菜中是少见的。芦笋的含钾量很高，且 K 因子高于 68，是优质高钾食品。芦笋还含有多种特殊的营养成分，如石刁柏皂苷、香豆素、天冬酰胺、天冬氨酸、芦丁、甘露聚糖、多种甾体皂苷、芸香苷、谷胱甘肽、叶酸等活性成分。现代医学研究表明，芦笋所含香豆素等成分有降低血糖的作用，在实验研究运用中，其消除糖尿病症状明显。现代药理研究结果还证明，芦笋具有抗癌作用，能增强人体免疫功能。对中老年 2 型糖尿病患者来说，经常服食芦笋制剂或食品，不仅可改善糖尿病症状，而且对糖尿病并发高血压病、视网膜损害及肥胖症等病症也有较好的防治作用。

53. 韭菜对糖尿病患者有什么好处

韭菜，又名起阳草，为百合科多年生宿根草本植物韭菜的茎叶。韭菜原产于亚洲东部，我国南北各地普遍栽培作蔬菜，俗话说“虾皮炒韭菜，无人不喜爱”。我国历代医家特别重视韭菜的药用保健价值，认为韭菜性温，味辛、甘，归肝、胃、肾三经，有温中行气，健胃提神，散瘟解毒，调和脏腑，散血止泄等诸多功效。南北朝陶弘景在《名医别录》中说，“安五藏，除胃中热”；唐代孟诜在《食疗本草》中记载，韭菜“利胸膈”；明代李时珍在《本草纲目》中说，韭菜“煮汁饮，止消渴，盗汗”。现代营养学研究表明，韭菜含有粗纤维较多，并含维生素 B_1、维生素 B_2、维生素 C、维生素 E、胡萝卜素等多种维生素，其中每 100 克韭菜食部含胡萝卜素高达 1410 微克，折合视黄醇当量 235 微克；并含丰富的钙、磷、镁、铁、锌、硒、锰等矿物质元素。而且，韭菜是优质高钾食物(K 因子高于 30)，对高血压病具有较好的防治作用。现代医学研究提示，韭菜中所含的挥发油和含硫化合物，以及钙、磷、镁、锌等元素具有促进血液循环及降血脂、降血糖作用，对糖尿病及其并发高血压病、冠心病、高脂血症等病症均有较好的防治作用。

54. 黑芝麻对糖尿病患者有什么好处

黑芝麻，古称胡麻，为脂麻科一年生草本植物脂麻的成熟种子。芝

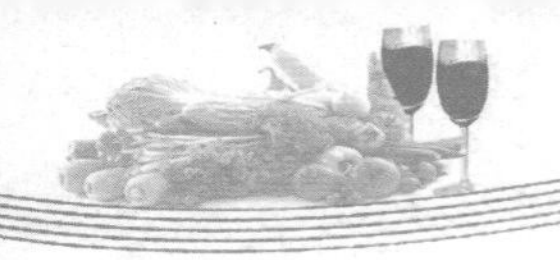

麻原产地在中国，是中国最早农作物黍、稷、麦、粱、稻、麻、菽、小豆八谷中的一种，全国各地均有栽培，产量相当丰富。秋季果实成熟时采割植株，打下种子，除去杂质晒干后，生用或炒用。中医学认为，芝麻能入药，“主伤中虚羸，补五内，益气力，长肌肉，填髓脑。久服，轻身不老”。黑芝麻味甘，性平，入肝、肾经。功专补益肝肾，润养五脏。《玉楸药解》载，黑芝麻“补益精液，润肝脏，养血舒筋”。《医林纂要》说，芝麻“黑色者能滋阴，补胃，利大小肠，缓肝，明目，凉血，解热毒”。现代营养学研究表明，芝麻含脂肪油可达 61.7%左右，且多为不饱和脂肪酸，其中有亚油酸、棕榈酸、花生酸、二十四酸、二十二酸等的甘油酯，还含芝麻素、芝麻林素、芝麻酚、卵磷脂、多缩戊糖及钙、磷、铁和维生素 E、维生素 A、维生素 D、维生素 B_2、叶酸等成分。现代研究表明，黑芝麻含的维生素 E 有清除生物膜内产生的自由基的功能，从而可阻止生物膜被氧化，给予大剂量维生素 E 口服，可保护胰岛细胞，并有助于缓解神经系统症状。临床研究观察中发现，黑芝麻对肠燥津虚、血虚的便秘有润肠通便的作用，并对糖尿病患者自主神经功能失调引起的便秘亦很有效。现代药理研究和临床应用结果表明，黑芝麻可增加肝脏及肌肉中糖原含量，并证实黑芝麻有降低血糖作用。

55. 银耳对糖尿病患者有什么好处

银耳，又名白木耳，为银耳科植物银耳的子实体。银耳是我国特有的珍贵食用菌，以干燥、白色、朵大、嫩、体轻、有光泽，胶质厚者为上品，朵小色黄者次之。中医学认为，银耳味甘淡，性平，归肺、胃、肾三经，功能滋阴润肺，生津止渴，益气补肾，养心安神。在《本草问答》中介绍，银耳“滋阴养胃，润肺生津，和血益颜”；《陆川本草》记载，银耳“润肺滋阴，益气和血”。现代营养学研究表明，银耳蛋白质的质量很高，含有 17 种以上的氨基酸，其中有 7 种是人体必需氨基酸；银耳还含有葡萄糖醛酸、银耳多糖、多缩戊糖，以及辅酶 Q_{10}，维生素 B_1、维生素 B_2、维生素 C 和钙、磷、镁、钾、钠、铁等多种矿物质元素。值得一提的是，每 100 克银耳（干品）食部含膳食纤维高达 30.4 克，而且含钾量高（K 因子高于 19），是高钾食品。临床流行病学研究发现，糖尿病、高脂血症、动脉粥样硬化性疾病及高血压病的发生，均与膳食纤维的摄入不足有关，银耳含膳食纤维量很高，且富含胶质。经初步研究表明，按照大约 1.3 克/0.42 千焦的剂量补充胶类，不论在代谢研究室和门诊的随诊中都显示有降血糖的作用。有的患者随诊 6 个月，胰岛素的用量平均减少 26%；根据每日查 4 次尿糖浓度，共查 1 周的平均数字计算，尿糖减少约 40%；胰岛素依赖型（1 型）糖尿病患者亦可出现类似效果。由此可见，对中老年非胰岛素依赖型（2 型）糖尿病患者来说，经常食用银耳或服食银耳配制的药膳，将有助于降血糖和有效地控制病情，并对糖尿病并发高血压病、高脂血症等病症也有较好的防治效果。

56. 柚子对糖尿病患者有什么好处

柚子，又名文旦，为芸香科常绿乔木植物柚的成熟果实。柚子成熟时呈淡黄色或橙色，果皮厚，有大油腺，不易剥离。果肉为白色或红色，果味甜酸适口，秋末采摘，耐贮藏，是深受人们喜爱的果品之一。中医学认为，柚子味甘、酸，性凉，功能理气开胃，生津止渴，化痰止咳，润肠通便。现代营养学研究表明，柚子富含维生素 C，还含柚皮苷、枳属苷、新橙皮苷及含挥发油柠檬醛、牦牛儿醇、芳樟醇和邻位氨基苯甲酸甲酯等活性成分。经测定分析，福建华安所产的柚子含钾量很高，其 K 因子高于 39，是优质高钾食品。现代研究表明，新鲜柚子果汁中含有拟胰岛素样成分，有降血糖功效。对于中老年糖尿病患者来说，经常适量服食柚子果汁，不仅有助于降低血糖、尿糖，还可以防治高血压病。柚子是糖尿病患者的好食品，以食用新鲜者尤佳。需要注意的是，由于柚子有滑肠致泻作用，凡有便溏泄泻、少腹虚寒者不宜食用或慎食之。

57. 罗汉果对糖尿病患者有什么好处

罗汉果，亦称“长寿果”，为葫芦科多年生攀援藤本植物罗汉果的成熟果实。罗汉果果实为圆形或长圆形，表面有黄色及黑色柔毛，因形似罗汉的肚子而得名。罗汉果产于我国广西、广东、江西、贵州等地，是广西的名贵特产，这种稀有水果，既可食用，又可用来治病。中医学认为罗汉果味甘，性凉，入肺、脾二经，功专清肺止渴，润肠通便。现代营养学研究表明，每100克罗汉果（干品）含膳食纤维高达38.6克，并含多种维生素（如维生素B_1、维生素B_2、维生素C、烟酸），以及钾、钙、镁、铁、锰、锌、铜、磷、硒等多种矿物质元素。罗汉果的K因子高于12，属高钾食品。现代医学实验证明，罗汉果中的甜味素占1%，它的甜味是蔗糖的300倍，故耐冲泡，可作为糖尿病、高血压病患者的食疗饮料。近年来，有报道表明，罗汉果中的甜味素是非糖成分，为三萜类化合物，具有一定的抗癌作用。据有关医学研究报道，罗汉果所含膳食纤维（属可溶性食物纤维）能改善糖代谢，有利于糖尿病患者的血糖控制。临床应用研究观察中发现，膳食中增加食物纤维的病例，可逐步减少胰岛素用量甚至完全停用。罗汉果具有特殊的清肺止咳功效，对中老年燥热伤肺、胃燥津伤型轻症糖尿病患者，经常适量地冲服罗汉果饮料，是有一定防治效果的。

58. 海带对糖尿病患者有什么好处

海带，有海草等异名，为海带科二年生水生植物大叶藻、海带及翅藻科植物鹅掌菜等的叶状体。植株生活在海水中，柔韧而长，有的如带子，所以有许多名称。主产于山东、辽宁、浙江沿海等地近海。每年夏、秋两季从海中捞出，晒干。若再加工，则应拣出杂质，用水漂洗，捞出稍晾，切成宽丝，阴干，收贮备用。海带是一种大型食用藻类，不仅可作食用，而且有很高的药用价值。海带味咸，性寒，归肝、肾经，功专消痰软坚，利水消肿，其药用历史在我国已有2000多年。中医药典籍中早有记载，晋代葛洪在其《肘后方》中，就有伍用海带入药治疗瘿病的“海带酒方”。明代李时珍《本草纲目》一书中，也有用海带治疗大脖子病的记载。现代营养学研究表明，海带所含碘、钙、铁极高，还含磷、钴、氟、钾、锌等矿物质元素，并含有大量粗纤维和多糖类成分，如藻胶酸、昆布素、甘露醇及岩藻甾醇、黑麦草内酯、戊聚糖、半乳糖、半乳糖醛酸、阿拉伯糖、木糖、O-甲基木糖、洋芫荽糖等。现代医学研究发现，每100克海带食部（干品）含碘量高达24毫克，而一般成人每日有0.15毫克左右即可满足需要，海带含碘量之高在食品中独占鳌头，人们称其为“含碘冠军”。近年来，医学研究报道提示，有机碘有类激素样作用，能提高人体内生物活性物质的功能，可促进胰岛素及肾上腺皮质激素的分泌，提高脂蛋白酯酶的活性，促进葡萄糖和脂肪酸在肝脏、脂肪、肌肉组织的代谢和利用，从而发挥其降血糖、降血脂作用，并有降血压、抗动脉硬化作用。而且，每 100 克海带含人体可利用的结合钙达 348 毫克，医学研究报告指出，钙元素与糖尿病并发症关系密切。国外专家曾详细报道了糖尿病并发骨质疏松症，并收集到了糖尿病可引起体内矿物质代谢紊乱、骨骼中无机盐成分减少的证据，在患糖尿病 2～3 年后，骨中钙的减少变得明显，病程短于 5 年的糖尿病患者的骨质疏松症可以和长期糖尿病患者一样严重。因此，专家们呼吁，在治疗糖尿病时，应及时补充钙及适量的维生素 D。如按照成人每日需要 0.6～0.8 克钙计算，则应大力提倡从饮食中补充，对各类糖尿病患者来说，经常服用海带配伍的食品、药膳，以及食用海带制剂或食品，是大有裨益的。但有一点要注意，中医学认为，海带这类海产物皆性寒而滑，脾胃虚寒而便溏不实者不宜服用。

59. 猪胰对糖尿病患者有什么好处

猪胰为猪科动物猪的胰脏。猪胰和猪心一样，对于其食药兼用的保健价值，历来就受到我国医家的重视，早在唐代以前就收载入药。中医学认为，猪胰味甘，性平，功能益肺，补脾，润燥。唐代名医陈藏器在《本草拾遗》中说，猪胰“和枣肉浸酒服之，亦能主痃癖羸瘦”；宋代苏颂所编著的《本草图经》也说，猪胰“主肺气干胀喘急，润五脏，去皴、疱、寻寸，并肪膏”。其中所指，与近代糖尿病并发皮肤疮、疖、疱、痈及色素异常沉积等病症很相似。清代温病学家王士雄十分推崇猪胰，他在《随息居饮食谱》中说，猪胰“润燥，涤垢化痰，运食清胎，泽颜止嗽”。中医学认为，人体某脏器虚损可用相对应的动物脏器补之，故上述病证所致“羸瘦”当食猪胰，符合“以脏治脏”的原理。现代医学研究表明，猪胰含有与人胰相似或相近的化学成分。临床治疗应用观察中发现，或单味猪胰，或用猪胰伍用山药、黄芪、黄精、薏苡仁等治疗糖尿病，亦有较好的疗效。

60. 鱼类对糖尿病患者有什么好处

鱼在我国古代就被奉为食养珍品，因其色、香、味、形均有独特之处，与熊掌等齐名。现代营养学研究表明，鱼类含有许多营养成分，鱼肉蛋

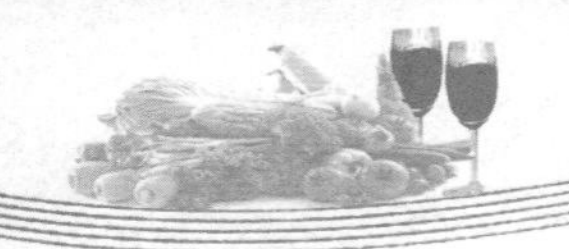

白质的质量，优于禽肉，更优于畜肉，其所含的人体必需氨基酸比较全面，并含有多种维生素，以及钙、磷、铁、镁、锌、碘、钾、锰、铜等多种矿物质元素。有报道，吃鱼对改善不依赖胰岛素治疗的糖尿病患者的症状具有重要作用，鱼的这种保护性能主要归功于ω-3脂肪酸。鱼油的补充可以增强胰岛素的分泌作用及葡萄糖的耐受性，从而使不依赖胰岛素治疗的糖尿病症状得到改善。医学专家们认为，塘鱼、河鱼、湖鱼、海鱼均有食疗价值，间隔地吃些海鱼更好。对各类型糖尿病患者来说，应让鱼类与日常膳食密切挂钩，成为疗病保健的好伙伴。

61. 泥鳅对糖尿病患者有什么好处

泥鳅，亦称鳅，为鳅科动物泥鳅的肉或全体。我国除青藏高原外，各地淡水中均产，泥鳅是我国人民非常喜爱食用的小型鱼类，肉质细嫩，营养价值很高。在日本，泥鳅备受青睐，人们认为它是高蛋白、低脂肪的营养滋补品，被誉为“水中人参”。我国历代医家尤为重视其药用保健价值，中医学认为，泥鳅味甘，性平，归肝、脾二经，有补中气，祛湿邪，治消渴等功效，对皮肤疥癣、瘙痒等有明显治疗效果。李时珍在《本草纲目》中记载说，泥鳅“暖中益气，醒酒，解消渴”；《医学入门》中也认为，泥鳅“补中，止泄”；《滇南本草》说，泥鳅“煮食治疮癣，通血脉而大补阴分”；王士雄在《随息居饮食谱》中说，泥鳅“杀虫”。近代的《四川中药志》认为，泥鳅“利小便。治皮肤瘙痒，疥疮发痒”。现代营养学研究表明，泥鳅含钙、磷、锌、硒等均很高，每100克泥鳅食部含钙达299毫克，含磷达302毫克，含锌高达2.76毫克，含硒达35.30微克。现代医学研究结果指出，泥鳅所含丰富的钙、磷、锌、硒等成分，不仅有助于降血糖，在得到钙、磷不断补充的治疗中，可有效地遏制或阻断糖尿病酮症酸中毒和非酮症高渗性综合征的发生、发展。值得一提的是，泥鳅所含脂肪中有类似二十碳五烯酸（即EPA）的不饱和脂肪酸，其抗氧化能力强，对胰岛B细胞具有较强的保护作用。中医临床观察认为，泥鳅对肾阳气虚所致的消渴多饮，皮肤痒疹等证有较好的疗效。泥鳅补而能清，诸病不忌。

62. 海参对糖尿病患者有什么好处

海参，又名海黄瓜、刺参等，为刺参科动物刺参或其他海参的全体。自古以来，山有人参，海有海参，两参几乎齐名。中医学认为，海参味咸，性温，归心、肾二经，功专补肾益精，养血润燥。《本草从新》记载，海参"补肾益精，壮阳疗痿"；《食物宜忌》中也说，海参"补肾经，益精髓，消痰涎，摄小便，壮阳疗痿，杀疮虫"；《本草求原》认为，海参"润五脏，滋精利水"。现代营养学研究表明，海参有很强的补益作用，每100克海参食部含蛋白质高达50.2克，含灰分21.6克，并含丰富的镁、铁、锌、钾、磷、硒等矿物质元素，其中含镁高达1 047毫克，这在水产品鱼类、软体动物类是名列前茅的，而且含硒量高达150微克。现代医学研究结果证明，糖尿病患者的镁缺乏最可能是由于长期糖尿继发而出现，尿镁排出过多。而镁缺乏可能是构成胰岛素分泌受损、胰岛素抵抗及与之相关的高血压病的基础。同时，缺镁时肌醇向细胞内转运速率下降，导致细胞内肌醇缺乏，从而引起糖尿病慢性血管神经并发症的发生。临床实验研究已证实，在1型和2型糖尿病中存在着低镁血症。因此，对糖尿病患者来说，经常且定量食用海参或海参伍用的食疗、药膳，是大有裨益的。需注意的是，中医学认为，"泻痢遗滑人忌之，宜配涩味而用"。

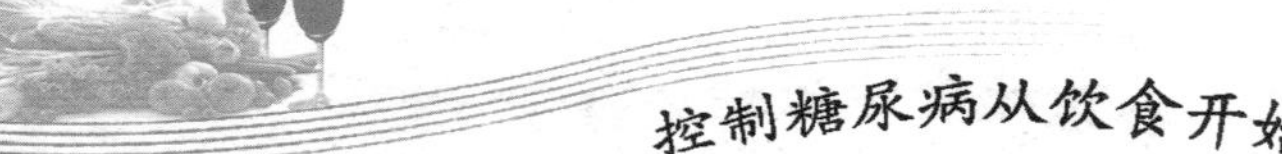

三、饮食治疗糖尿病

（一）糖尿病患者的食疗原则

糖尿病是老年人常见的一种内分泌代谢性疾病，由于胰岛素相对或绝对不足，引起机体碳水化合物、脂肪、蛋白质代谢紊乱，以及继发引起维生素、水、电解质代谢紊乱。糖尿病按病因可分为原发性和继发性两大类。原发性糖尿病占绝大多数，病因尚未完全清楚。继发性糖尿病占极少数，可继发于胰腺炎、胰切除术后、肢端肥大症、皮质醇增多症、嗜铬细胞瘤等疾病。由于糖尿病尚缺乏有效的防治措施，因此膳食控制和营养治疗是各种类型糖尿病患者的基本治疗方法，它对于纠正患者代谢紊乱、消除症状、预防并发症发生，以及减少病死率、延长寿命，有非常积极的作用。

正常体重的糖尿病患者一般可按每千克体重105～126千焦给予热能，并可依据劳动强度不同做适当调整。对于肥胖患者应逐渐控制热能，使其体重下降至正常体重。在控制总热能的前提下，碳水化合物的热能比可保持在65%左右，即热能比可不过多限制。重要的是要严格限制单糖类的摄入，如蔗糖、麦芽糖、葡萄糖、果糖等，以及含这些糖类较多的食品，而对米、面等主食及含淀粉类多糖较多的食品则不必过分限制，这样做可改善糖耐量，降低血胆固醇及三酰甘油，提高周围组织对胰岛素的敏感性，并能防止体内脂肪过度动员，导致酮症酸中毒。

供给充足的蛋白质，可把蛋白质的热能比提高到15%～20%，但并发肝性脑病、肾功能障碍的患者应另当别论。

脂肪摄入量可占总热能的20%～25%，要限制动物性脂肪及含饱和

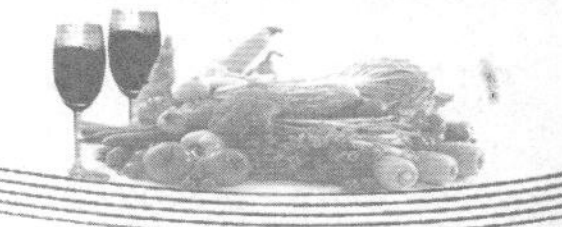

脂肪酸高的脂肪摄入，胆固醇应限制在每日300毫克以下。

保证从膳食中提供丰富的维生素B_1、维生素B_2、烟酸等B族维生素，以促进碳水化合物代谢。注意提供含钙、磷、锌、铬、铜、碘等丰富的食物。

保证足够数量的膳食纤维，具有降血糖及改善糖耐量的作用。糖尿病患者食用豆胶、果胶有显著疗效。

1型糖尿病患者病情稳定者，早、午、晚餐及睡前加餐，按2/7、2/7、2/7及1/7比例分配热能。而病情不稳定者，早餐、加餐、午餐、加餐、晚餐、睡前加餐，按2/10、1/10、2/10、1/10、3/10、1/10比例分配热能。2型糖尿病患者可按早、午、晚餐2/7、2/7、3/7或1/5、2/5、2/5或1/3、1/3、1/3的比例分配热能。

糖尿病患者的饮食原则是：

(1)避免肥胖，维持理想且合适的体重。

(2)定时定量，每餐饮食按照计划份量进食，不可任意增减。

(3)少吃油煎、炸、油酥及猪皮、鸡皮、鸭皮等含油脂高的食物。

(4)烹调多采用清蒸、水煮、凉拌、涮、烤、烧、炖、卤等方式。饮食不可太咸，食盐每日摄入量6克以下为宜。

(5)少吃胆固醇含量高的食物，如腰花、肝、肾等动物内脏类食物。

(6)烹调宜用植物性油脂。

(7)配合长期且适当的运动、药物、饮食的控制。

(8)经常选用含纤维素高的食物，如未加工的蔬果等。

(9)含淀粉高的食物及中西式点心均应按计划的分量食用，不可随意吃，以免过量吸取。

(10)少吃精制糖类的食物，如炼乳、蜜饯。

(11)多食用苦瓜或苦瓜茶，苦瓜降糖更安全且无不良反应，对糖尿病的预防和控制要比治疗简单得多。

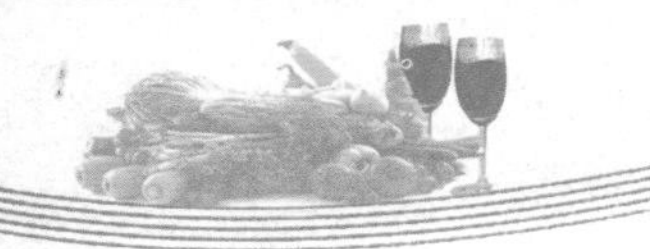

(二)茶饮方

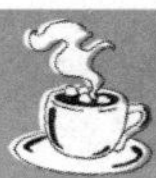

白果薏苡仁饮

【组　成】　白果仁8～12粒，薏苡仁100克，白糖或冰糖适量。

【制　法】　将白果仁及薏苡仁同入锅加清水煮，待熟时加入冰糖或白糖少许调味即可。

【用　法】　每日1次，可作为糖尿病患者早餐食用。

【功　用】　降糖降脂，清热利湿，补气养心，益肾滋阴。适用于糖尿病。

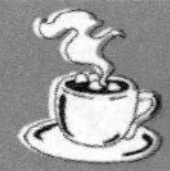

白萝卜豆奶茶

【组　成】　新鲜白萝卜250克，豆奶250毫升。

【制　法】　将新鲜白萝卜用清水反复洗净，用温开水冲一下，连皮(包括根在内)切碎，放入绞汁机中，快速绞取浆汁，用洁净纱布过滤，所取滤汁与豆奶充分混合，放入砂锅，用小火或微火煮沸即可。

【用　法】　每日早、晚分饮。

【功　用】　补虚除燥，生津止渴，解毒降糖。适用于糖尿病、慢性气管炎、慢性咽喉炎。

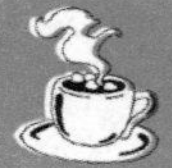

百药煎茶

【组　成】　百药煎60克。

【制　法】　水煎。

【用　法】　代茶频饮。

【功　用】　清头目，除烦渴、利尿、解毒。适用于糖尿病烦躁口渴较轻者。

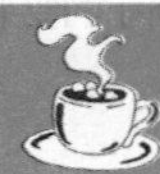

扁豆花粉消渴茶

【组　成】 白扁豆(晒干的粒,下同)30 克,天花粉、黄芪各 20 克。

【制　法】 将天花粉、黄芪分别洗净,晒干或烘干。将白扁豆放入锅中,微火炒至焦黄,砸碎后,与天花粉、黄芪共研成细末,一分为二,装入绵纸袋中,挂线封口。

【用　法】 冲茶饮,每次 1 袋,放入杯中,用沸水冲泡,加盖闷 15 分钟后,即可频频饮用。一般每袋可连续冲泡 3～5 次。

【功　用】 健脾和胃,消暑化湿,降血糖。适用于糖尿病、慢性肾炎、慢性肠炎等。

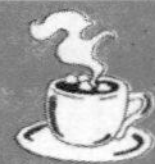

陈皮茴香饮

【组　成】 陈皮 30 克,炒小茴香 9 克。

【制　法】 水煎服。

【用　法】 代茶饮,每日 1 剂。

【功　用】 理气解郁,健脾和胃。适用于糖尿病。

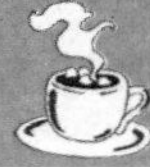

陈粟米健脾茶

【组　成】 陈粟米 500 克,松仁、冬瓜仁、枣肉各 100 克,芝麻、粳米、黄豆、赤小豆、绿豆、粗茶、核桃仁各 250 克,莜麦面 1 500 克,干姜、花椒、小茴香各适量。

【制　法】 将陈粟米、粳米、黄豆、赤小豆、绿豆炒熟,与拣净的粗茶、芝麻混合均匀,并研为细粉。将莜麦面炒熟,加干姜、花椒、小茴香共研成细粉末,与上述细粉混匀,入罐存放,备用。将松仁、冬瓜仁、枣肉、核桃仁分别切碎,捣成泥糊状为仁糊,备用。

【用　法】 每日早、晚分食。食用时每次取 3 匙炒粉、1 匙仁糊,同放入杯中,用沸水冲泡,加盖闷 15 分钟,频频饮用。

【功　用】 滋补肝肾，健脾和血，润燥降糖。适用于糖尿病、慢性胃炎、慢性肝炎等。

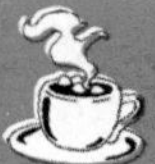 赤小豆冬瓜茶 

【组　成】 赤小豆 60 克，冬瓜 500 克。

【制　法】 将冬瓜去皮瓤，洗净，与淘洗干净的赤小豆一同入锅，加适量水，用大火煮开后转用小火熬煮成汤，可加少许食盐调味。

【用　法】 代茶饮。

【功　用】 利小便，消水肿，解热毒，止消渴。适用于糖尿病等。

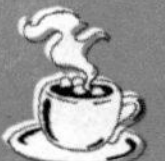 赤小豆洋参消渴茶 

【组　成】 赤小豆 50 克，西洋参 2 克。

【制　法】 将西洋参洗净，晒干或烘干，研为细末，一分为二，装入绵纸袋中，挂线封口，备用。将赤小豆去杂，淘洗干净后，放入砂锅，加足量水，先用大火煮沸，用改用小火煨煮 1 小时，至赤小豆酥烂、汤呈浓稠状，晾凉后，一分为二。

【用　法】 将西洋参细末袋放入杯中，以煮沸的赤小豆浓稠汤汁冲泡，加盖闷 15 分钟，即可频频饮用，每日 2 袋。

【功　用】 清热和血，益气降糖。适用于糖尿病等。

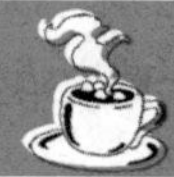 蛋醋口服液 

【组　成】 鲜鸡蛋 5 个，醋 500 毫升。

【制　法】 将鲜鸡蛋打碎置碗中，加醋 150 毫升，调和后放两天，再加剩余的醋搅匀即可。

【用　法】 每日早晚各服 15～20 毫升。

【功　用】 生津止渴，健脾益胃。适用于糖尿病。

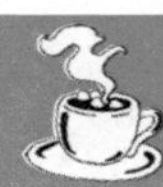 二皮瓜蒌袋泡茶 

【组　成】 西瓜皮、冬瓜皮各 30 克，瓜蒌 10 克。

【制　法】 将西瓜皮、冬瓜皮、瓜蒌分别洗净，晒干或烘干，共研成细末，一分为二，装入绵纸袋中，挂线封口，备用。

【用　法】 纸袋放入杯中，用沸水冲泡，加盖闷 15 分钟后频频饮用，一般每袋可连续冲泡 3～5 次。

【功　用】 清热解毒，生津止渴，降血糖。适用于糖尿病、咽峡炎等。

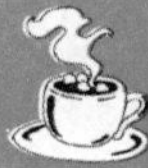 瓜蒌根饮 

【组　成】 天花粉、麦冬、芦根、白茅根各 30 克，生姜 6 克。

【制　法】 将上药 5 味同入砂锅，加水煎汤取汁，去渣。

【用　法】 代茶饮。

【功　用】 清热生津，润燥止渴。适用于糖尿病。

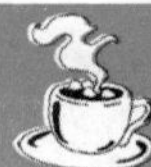 瓜皮枸杞乌梅饮 

【组　成】 西瓜皮 60 克，枸杞子 15 克，瓜蒌 12 克，乌梅 10 克。

【制　法】 将西瓜皮、枸杞子、瓜蒌、乌梅分别洗净，一同放入砂锅中，加适量水，煎煮取汁。

【用　法】 代茶饮，每日 2～3 次。

【功　用】 清热止渴。适用于糖尿病。

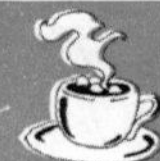 瓜皮荷叶茶 

【组　成】 新鲜西瓜皮 250 克(或干西瓜皮 100 克)，鲜荷叶 30 克。

【制　法】 将西瓜皮、荷叶洗净，放入砂锅中，加水煎汤取汁。

【用　法】 代茶饮，当天饮完。

【功　用】 清热生津止渴。适用于糖尿病。

瓜皮花粉饮

【组　成】 西瓜皮 15 克，冬瓜皮 15 克，天花粉 12 克。

【制　法】 以上 3 味加水煎汤取汁。

【用　法】 代茶饮。

【功　用】 消暑解热，生津止渴，降火润燥。适用于糖尿病。

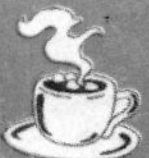

核桃仁山楂菊花饮

【组　成】 核桃仁 60 克，山楂 30 克，菊花 15 克。

【制　法】 以上药水煎或沸水冲泡。

【用　法】 代茶饮。脾虚便溏者不宜服用。

【功　用】 滋补肝肾，润肠通便，通利血脉。适用于糖尿病。

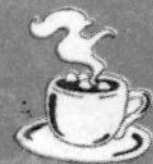

黑芝麻茶

【组　成】 黑芝麻 30 克，绿茶 6 克。

【制　法】 将黑芝麻用微火炒熟，研碎，与茶叶混合均匀，分成 2 包。

【用　法】 每次 1 包，用沸水冲泡，加盖闷 10 分钟即可，代茶频频饮用，饮用时须搅和均匀。

【功　用】 滋补肝肾，养血降压。适用于高血压病、糖尿病等。

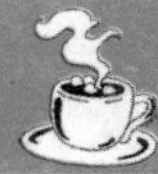

胡萝卜枸杞子茶

【组　成】 新鲜胡萝卜 150 克，枸杞子 30 克。

【制　法】 将新鲜胡萝卜用清水反复洗净外表皮，放入沸水中焯一下，捞出，切碎，放入绞汁机中，加适量凉开水绞榨取汁，用洁净纱布过滤，盛入杯中备用。将枸杞子去杂，洗净后放入砂锅，加足量水，大火煮沸后，改用小火煨煮30分钟，调入胡萝卜汁液，再煮至沸即可。

【用　法】　每日早晚分饮。

【功　用】　补肾明目，润燥降糖。适用于糖尿病、夜盲症。

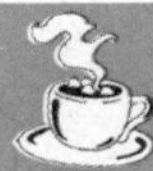

韭菜双冬消渴茶

【组　成】　新鲜韭菜500克，麦冬、天冬各15克。

【制　法】　将新鲜韭菜择洗干净，放入温开水中浸泡30分钟，捞出，切碎如细末，立即放入绞汁机中，快速绞榨取汁，用洁净纱布过滤，盛入碗中，备用。将麦冬、天冬去杂，洗净，晒干或烘干，研成极细末，一分为二，放入绵纸袋中，挂线封口，待用。

【功　用】　温中补虚，生津止渴，降血糖。适用于糖尿病。

【用　法】　冲茶饮，每日2次，每次取药袋1个，放入杯中，用沸水冲泡，加盖闷15分钟，倒入适量韭菜汁，混匀，频频饮用。一般每袋可连续冲泡3～5次，当日饮完。

枸杞子红茶

【组　成】　红熟枸杞子60克，红茶30克。

【制　法】　将上2味放入杯中用沸水冲泡即成。

【用　法】　每日1剂，分多次频频饮用。

【功　用】　补肝明目，滋肾润肺。适用于糖尿病，阳痿。

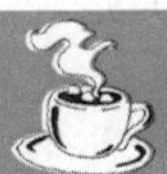

菊槐茶

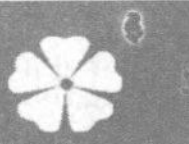

【组　成】　菊花、槐花、绿茶各3克。

【制　法】　菊花、槐花洗净，沥干水，与茶叶同放入杯中，用开水沏泡片刻即成。

【用　法】　每日1剂，分早、中、晚饮用。

【功　用】 清肝疏风，降火明目，止渴除烦。适用于糖尿病、高血压病。

苦瓜绿茶

【组　成】 苦瓜1个(约200克)，绿茶3克。

【制　法】 将苦瓜上端切开，挖去瓜瓤，装入绿茶，挂在通风处阴干，用时取下洗净，连同茶叶切碎，混匀，装瓶保存。每次取10克，沸水冲泡，加盖约闷20分钟即可。

【用　法】 代茶，频频饮用，可连续冲泡3～5次。

【功　用】 平肝降压，降糖降脂。适用于高血压病、糖尿病、高脂血症。

苦菊饮

【组　成】 鲜芹菜250克，鲜苦瓜、菊花10克。

【制　法】 上3味加水煎约20分钟。

【用　法】 每日1剂，代茶频饮。

【功　用】 清热降糖，降压消脂。适用于糖尿病、高血压及肝阳上亢型患者。

瓜蒌根饮

【组　成】 天花粉30克，麦冬30克，芦根30克，生姜60克。

【制　法】 将上4味药同入砂锅，加水煎取汁。

【用　法】 不拘时代茶饮。

【功　用】 清热生津，除烦止呕。适用于糖尿病。

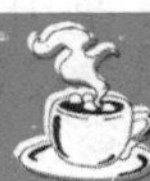

李蜜饮

【组　成】 李子5个，蜂蜜25克，牛奶100毫升。

【制　法】 李子洗净，对半切开，去核，再加蜂蜜、牛奶同入锅，煮沸后饮用。

【用　法】 不拘时代茶饮。

【功　用】 清肝益胃，生津润燥。适用于糖尿病。

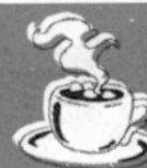

麦冬茶

【组　成】 麦冬15～30克。

【制　法】 将麦冬放入茶杯中，用沸水冲泡，加盖稍闷即可。

【用　法】 代茶频饮。

【功　用】 养阴润肺，清心除烦，益胃生津。适用于糖尿病等。

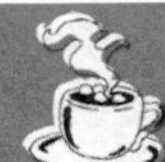

杞枣豆汁饮

【组　成】 枸杞子15克，大枣50克，鲜豆浆500毫升。

【制　法】 将枸杞子、大枣洗净，放进砂锅加水300毫升，用小火煎煮15分钟，再倒进豆浆煮沸取汁即可饮用。

【用　法】 代茶饮。忌食生冷之物。

【功　用】 调节血糖代谢。适用于糖尿病低血糖症出现的头晕、心慌、出虚汗等。

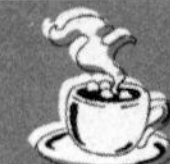

芹菜葛根消渴茶

【组　成】 芹菜200克，葛根15克，天花粉10克，麦冬10克。

【制　法】 将葛根、天花粉、麦冬分别洗净，晒干或烘干，共研成粗末，一分为二，装入绵纸袋中，挂线封口，备用。将芹菜择洗干净，连根、茎、叶一起切碎,或切成粗末,放入砂锅,加清水足量(约 2 500 毫升),大火煮沸后,改用小火煨煮 30 分钟,用洁净纱布过滤,收取汁液,一分为二,装入瓶中,收贮待用。

【用　法】 冲茶饮,每日 2 次,每次取 1 袋药茶末放入杯中,另取 1 瓶芹菜煎汁,入锅煮沸后立即冲泡药茶,加盖闷 15 分钟即可频频饮用。当日饮完。

【功　用】 清热除烦,生津止渴,降血糖。适用于糖尿病。

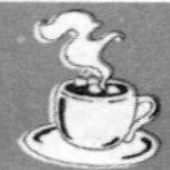

人参五味子茶

【组　成】 白参 20 克,知母 10 克,天花粉 10 克,五味子 5 克。

【制　法】 将知母、天花粉、五味子、白参分别洗净,晒干或烘干,共研成粗末,分装入绵纸袋中(每袋 20 克),挂线封口。每次 1 袋,放入茶杯中,用沸水冲泡,加盖闷 15 分钟后饮服。

【用　法】 代茶,频频饮用。

【功　用】 滋阴降火,补气安神。适用于糖尿病。

三冬消渴茶

【组　成】 冬瓜 500 克,麦冬、天冬各 15 克。

【制　法】 将麦冬、天冬分别洗净,切成片,备用。将冬瓜洗净,分别将冬瓜肉、冬瓜皮、冬瓜瓤子盛入碗中。将冬瓜肉与其瓤放入榨汁机中,快速榨成匀浆汁,备用。将冬瓜皮切成细丝,与冬瓜子同入砂锅,加水适量,大火煮沸后,加麦冬、天冬片,改用小火煨煮 40 分钟,过滤取汁,去渣后,回入砂锅加水适量,煮沸,调入冬瓜匀浆汁,小火煨煮至沸即可。

【用　法】 每日早晚分饮。

【功　用】 清热除烦,生津止渴,降血糖。适用于糖尿病等。

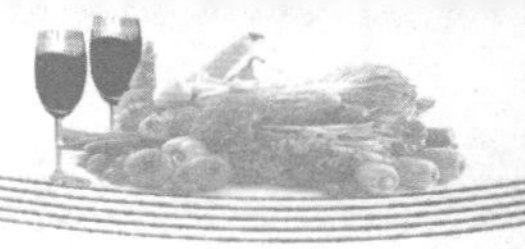

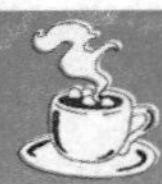

山药黄连饮

【组　成】 山药15克，黄连15克。

【制　法】 上2味药加水同煎，去渣取汁。

【用　法】 每日1剂，分两次饮服。

【功　用】 补益气阴，清热解毒。适用于肺胃燥热、肺肾阴虚之糖尿病。

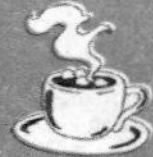

山药黄芪饮

【组　成】 鲜山药250克，黄芪30克。

【制　法】 将黄芪洗净，晒干或烘干，研成极细末，备用。将鲜山药去杂，去根须（保留外表皮），洗净，切碎，捣烂，放入砂锅，放足量清水，大火煮沸后，调入黄芪细末，改用小火煨煮30分钟，过滤取汁。将滤渣回入砂锅，加水再煨煮30分钟，过滤取汁，合并2次滤汁，小火煮沸即可。

【用　法】 代茶上、下午分饮。

【功　用】 补气生津，降血糖。适用于糖尿病、慢性肠炎。

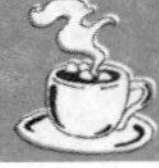

山药天花粉茶

【组　成】 怀山药（生用品）100克，天花粉100克。

【制　法】 将怀山药、天花粉分别洗净，晒干或烘干，研成极细末，混合均匀，瓶装密封，储存备用。每日取30克，放入砂锅，加足量清水，中火煎煮20分钟，取汁饮用。

【用　法】 每日早晚分饮。

【功　用】 补气健脾，清热生津，降血糖。适用于糖尿病。

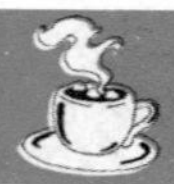

生地石膏茶

【组　成】 生地黄30克，石膏60克。

【制　法】 将石膏打碎先煎，沸后小火煎10分钟，入生地黄再煎20分钟即可。

【用　法】 代茶饮。每日1剂。

【功　用】 清热止渴，养阴生津。适用于糖尿病肺胃热盛，口渴多饮症。

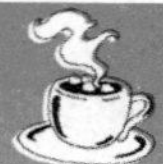

生津茶

【组　成】 青果5个，金石斛6克，甘菊6克，竹茹6克，麦冬9克，桑叶9克，鲜藕片10片，黄梨2个，荸荠5个，鲜芦根2支。

【制　法】 水煎取汁。

【用　法】 任意饮之。

【功　用】 清热生津，除烦止渴，降血糖。适用于糖尿病口渴烦躁之症。

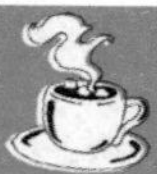

石斛茶

【组　成】 鲜石斛30克。

【制　法】 将鲜石斛切片，以沸水冲泡。

【用　法】 每日代茶饮。

【功　用】 生津益胃，清热养阴。适用于糖尿病并发阳痿者。

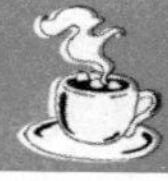

桃树胶饮

【组　成】 桃树胶20克，玉米须50克。

【制　法】 将上2味水煎取汁。

【用　法】代茶饮用。

【功　用】利尿降糖。适用于糖尿病阴虚口渴烦热之症。

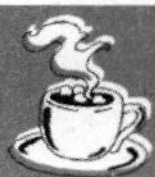

西瓜速溶饮

【组　成】西瓜适量。

【制　法】西瓜瓤去子，以洁净纱布绞取汁液，先以大火煮沸，再以小火煎煮西瓜汁成膏状，停火，待冷却后，加白糖粉将汁膏吸干，混匀，晒干，再压碎，装瓶备用。

【用　法】每次15克以沸水冲化饮用，每日3次。

【功　用】清润肺胃，生津止渴。适用于糖尿病等。

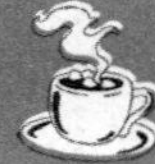

鲜姜绿茶饮

【组　成】鲜生姜2片，绿茶6克，食盐4克。

【制　法】将上3味煎汤500毫升待用。

【用　法】分次饮服。

【功　用】清头目，除烦渴，化痰利水。适用于糖尿病口渴多饮，烦躁，尿多之症。

番石榴叶消渴茶

【组　成】鲜嫩番石榴叶500克。

【制　法】将鲜嫩番石榴叶洗净，切碎，每日取60克，水煎取汁。

【用　法】代茶饮用。

【功　用】降糖止渴。适用于轻型糖尿病。

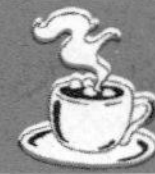

消渴茶

【组　成】麦冬15克，玉竹15克，黄芪100克，通草100克，茯苓50

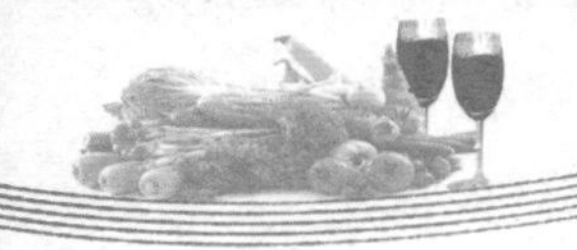

克，葛根 50 克，桑白皮 50 克，牛蒡根 150 克，干地黄 30 克，枸杞根 30 克，银花藤 30 克，薏苡仁 30 克，菝葜 24 克。

【制　法】 上药除共研细末，搅和匀，将黄白楮根白皮切细，煮取浓汁，和入药粉，捻成饼子，每个 15 克，中心穿孔，暴晒干，挂之通风处。每次取 1 个，放炭火上炙令香熟，勿令焦，捣成碎末。

【用　法】 每次取 15 克，煎汁代茶饮用。

【功　用】 清热凉血，生津止渴，通利湿热。适用于胃热盛的口渴多饮之糖尿病。

一甲煎

【组　成】 生牡蛎 60 克。

【制　法】 将生牡蛎碾细，用清水 600 毫升，煮取约 200 毫升即可。

【用　法】 分次温服。

【功　用】 敛阴潜阳止汗。适用于糖尿病肝肾两虚，两目干涩、头晕、小便数多等。

玉米须茶

【组　成】 玉米须 30 克。

【制　法】 将鲜玉米须洗净，晒干备用。

【用　法】 需要时，以沸水冲泡，代茶不定时饮。

【功　用】 降糖降压，泄热平肝利胆。适用于糖尿病，对体有内热、口渴多饮者有效。

玉竹乌梅茶

【组　成】 玉竹 9 克，北沙参 9 克，石斛 9 克，麦冬 9 克，大乌梅 5 枚。

【制　法】 将上 5 味药共碾成粗末，加水适量，煎汤。

【用　法】 代茶饮。

【功　用】 养阴润燥，除烦止渴，清肺益胃。适用于糖尿病口渴多饮食之症状。

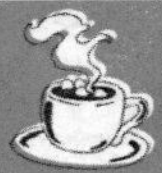 止消渴速溶饮 

【组　成】 鲜冬瓜皮 100 克，西瓜皮 100 克，瓜蒌根 250 克，白糖 500 克。

【制　法】 鲜冬瓜皮、西瓜皮削去外层硬皮，切成薄片；瓜蒌根捣碎，先以冷水泡透，再与西瓜片同放入锅内，加适量水煎煮 1 小时。再以小火继续加热煎煮浓缩较稠黏将要干锅时停火，待温时，加入干燥的白糖粉，把煎液吸净，拌匀，晒干压碎，装瓶备用。

【用　法】 每次 10 克，以沸水冲化，频频代茶，每日数次。

【功　用】 解暑清热，清肺化痰，利气宽胸，生津止渴。适用于糖尿病肺胃热甚，烦渴多饮之症。

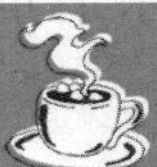 猪胆煎 

【组　成】 雄猪胆 5 枚，淀粉 30 克，酒适量。

【制　法】 先以酒煮胆，候皮烂，即入淀粉同煎成膏，丸如梧桐子大。

【用　法】 每次服 2 丸，含化咽津。

【功　用】 清热润燥解毒。适用于糖尿病热盛伤阴之症。

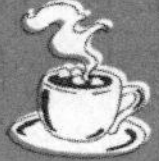 猪胰玉米须煎 

【组　成】 猪胰 1 只，玉米须 50 克。

【制　法】 猪胰洗干净，切片，与玉米须同以水煎汤。

【用　法】 每日 1 剂，10 日为 1 个疗程，食肉喝汤。

【功　用】 降血糖，降血压。适用于糖尿病口渴多饮、血糖高之症。

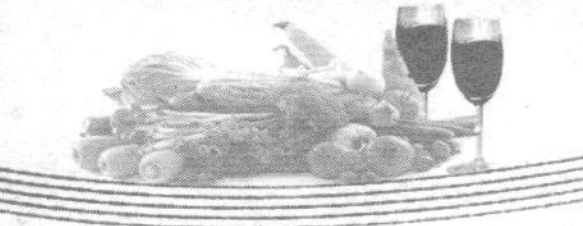

(三)米粥方

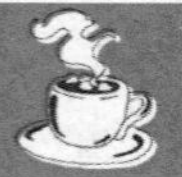

荸荠粥

【组　成】 荸荠50克,粳米50克。

【制　法】 将荸荠削去外层紫褐色表皮,切片后与淘洗干净的粳米一同入锅,加水500毫升,先用大火煮开,再转小火熬煮成稀粥。

【用　法】 每日2次,温热食用。

【功　用】 清热,化痰,消积。适用于糖尿病等。

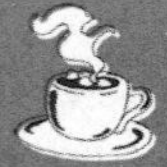

扁豆大枣粟米粥

【组　成】 白扁豆粒50克,大枣15枚,粟米150克,红糖适量。

【制　法】 将扁豆粒、大枣、粟米分别洗净,一同入锅,加水适量,用大火煮开后转小火熬煮成稀粥,加入红糖稍煮即可。

【用　法】 每日早晚分食。

【功　用】 健脾养血,清暑利湿。适用于糖尿病等。

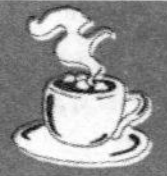

扁豆粟米粥

【组　成】 白扁豆粒30克,粟米100克。

【制　法】 将白扁豆粒去杂,洗净后,研成粗末,备用。将粟米淘洗干净,放入砂锅,加清水适量,大火煮沸,调入白扁豆粗末,改用小火煨煮1小时,待粟米酥烂,粥稠黏即成。

【用　法】 每日早晚分食。

【功　用】 清热解毒,利湿止渴。适用于糖尿病等。

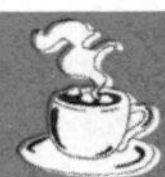 扁豆玉米粥 

【组　成】 熟白扁豆粒25克，玉米粉50克，大枣10枚。

【制　法】 将玉米用石磨碾成粉末，或直接购买市售玉米粉。将熟扁豆粒、玉米粉糊、熟大枣一起放入锅中，放入适量清水，用小火熬煮至熟透为度。

【用　法】 每日早晚分食。

【功　用】 健脾利水。适用于糖尿病等。

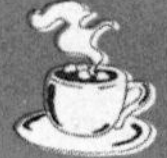 扁豆粥 

【组　成】 白扁豆粒50克，粳米100克，生姜适量。

【制　法】 将扁豆粒、粳米、生姜洗净，入锅，加水适量，同煮2小时即可。

【用　法】 每日早晚分食。

【功　用】 补虚健脾，益气养阴。适用于糖尿病等。

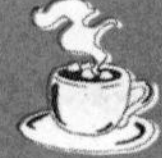 菠菜根内金粥 

【组　成】 鲜菠菜根250克，鸡内金10克，粳米100克。

【制　法】 将菠菜根洗净，切碎，与鸡内金一同入锅，加适量水煎煮30分钟后去渣，取汁与淘洗干净的粳米一同熬煮成稀粥。

【用　法】 早晚分食。

【功　用】 利五脏，止渴润肠。适用于糖尿病。

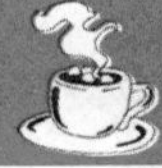 蚕蛹粥 

【组　成】 带蚕蛹茧10个，粳米适量。

【制　法】 用带蚕蛹茧煎水，取汁去茧，然后加入粳米煮成粥。

【用　法】 佐餐食用。

【功　用】 补精益肾。适用于糖尿病等。

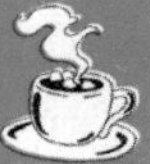

赤豆茅根粥

【组　成】 赤小豆50克，鲜茅根100克（或干茅根50克），粳米100克。

【制　法】 将鲜茅根（或干茅根）洗净，加水适量，煎煮半小时，滤去药渣，加淘净的赤小豆，煮八成熟时再加粳米，继续煮呈粥成。

【用　法】 每日1剂，分顿食用。

【功　用】 清热利湿，凉血止血。适用于糖尿病等。

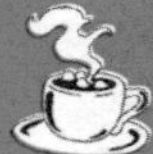

赤豆山药粥

【组　成】 赤小豆、山药各50克。

【制　法】 将赤小豆加水先煮至半熟，再放入山药煮成粥。

【用　法】 每日早晚分食。

【功　用】 健脾利水，益肺固精。适用于糖尿病等。

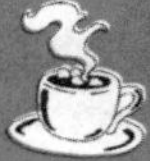

赤豆燕麦粥

【组　成】 燕麦片60克，赤小豆50克。

【制　法】 将赤小豆去杂，洗净，放锅内，加水适量，煮至赤小豆熟烂开花，下入燕麦片搅匀即可。

【用　法】 每日早晚分食。

【功　用】 健脾利水，降糖减肥。适用于糖尿病等。

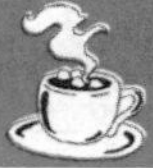

赤小豆甘草粥

【组　成】 赤小豆100克，甘草3克。

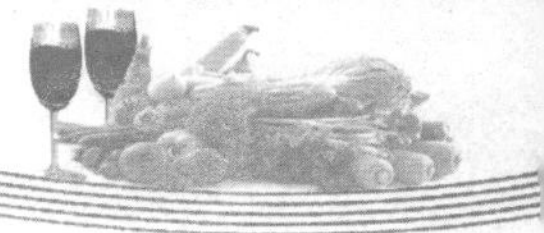

【制　法】　将甘草去杂，洗净后切成薄片，与淘洗干净的赤小豆同入砂锅，加足量水，大火煮沸后，改用小火煨煮1小时，待赤小豆酥烂即可。

【用　法】　每日早晚分食。

【功　用】　清热和血，生津止渴，降血糖。适用于糖尿病等。

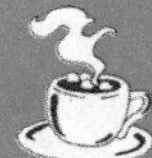

赤小豆粟米粥

【组　成】　赤小豆蓉200克，粟米100克，红糖适量。

【制　法】　将粟米淘洗干净，放入锅内，加入适量清水，用小火煮至半熟时，加入赤小豆蓉、红糖，继续熬至粟米软烂、黏稠时即可。

【用　法】　每日早、晚分食。

【功　用】　补虚清热，健脾利湿。适用于糖尿病等。

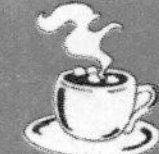

地黄花粥

【组　成】　地黄花9克，粳米50克。

【制　法】　将地黄花阴干，捣碎为末。粳米净淘煮粥，入地黄花末，再煮令沸即可。

【用　法】　任意食用。

【功　用】　清热养阴生津，健脾益胃气。适用于糖尿病患者腰痛口渴多饮之证。

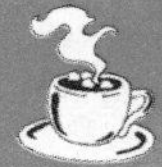

地　黄　粥

【组　成】　生地黄汁500克，粳米100克，山药、芡实各30克，酥油适量。

【制　法】　将生地黄汁加白蜜同熬成清膏；粳米放入砂锅，加入山药、芡实末适量，放入清水熬至粥熟，入地黄膏2匙，酥油少许。

【用　法】　早、晚餐服食。

【功　用】 清热润燥、滋阴固肾。适用于糖尿病患者肾阴亏虚、尿频量多，或混浊如脂膏，口干舌燥，形体消瘦，腰酸耳鸣，舌红少苔，脉细数。

冬瓜栗子赤豆粥

【组　成】 净冬瓜500克，栗子肉、赤小豆各50克。

【制　法】 将冬瓜、栗子肉、赤小豆分别洗净，一同入锅内，加水适量，煮粥。

【用　法】 每日1剂，分2次食用。

【功　用】 清热凉血，解毒消渴。适用于糖尿病等。

豆浆粟米粥

【组　成】 豆浆150克，粟米50克。

【制　法】 将粟米淘洗干净，放入砂锅，加水适量，大火煮沸后，改用小火煨煮成稠粥，粥将成时，调入豆浆，搅拌均匀，再煨煮至无豆腥味即可。

【用　法】 每日清晨空腹食用。

【功　用】 补虚益气，润燥降糖。适用于糖尿病等。

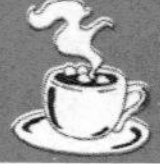

二冬粥

【组　成】 天冬10克，麦冬10克，粳米100克。

【制　法】 先将天冬、麦冬煎取汁，后与粳米煮成粥待用。

【用　法】 每日早晚分食。

【功　用】 养阴润肺，清心除烦。适用于糖尿病等。

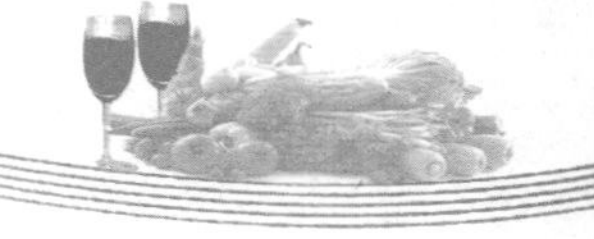

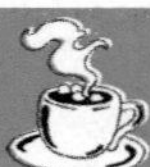

葛根粉粥

【组　成】 葛根粉30克，粟米60克。

【制　法】 以水浸粟米一宿，次日滤出水，把粟米与葛根粉拌匀，煮粥服用。

【用　法】 不拘时食用。

【功　用】 健脾益气，止消渴。适用于糖尿病等。

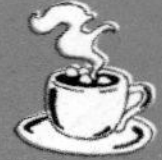

枸杞麦冬粥

【组　成】 枸杞子30克，麦冬10克，花生仁30克，粳米50克。

【制　法】 将枸杞子、麦冬加清水煎并取汁去渣，然后放入洗净的花生仁、粳米煮粥，粥熟后即可。

【用　法】 供早晚餐服，7～10日为1个疗程，隔3～5日再服。脾虚痰湿盛者忌用。

【功　用】 滋补肝肾。适用于糖尿病等。

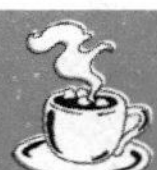

枸杞叶粥

【组　成】 鲜枸杞叶500克，粳米60克。

【制　法】 将鲜枸杞叶入锅先煎，煮沸后小火再煎30分钟，去枸杞叶取煎液，入粳米，煮至粥熟即可。

【用　法】 不拘时服。

【功　用】 降血糖，降血压。适用于糖尿病等。

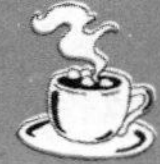

枸杞子叶粥

【组　成】 枸杞叶30克，枸杞子30克，粳米50克。

【制　法】 将枸杞叶洗净后略泡，枸杞子去杂质泡发。先以粳米和枸杞叶加水常法煮粥，半熟时再加入枸杞子，熟后加少许白糖调匀即可。

【用　法】 早晚服食。

【功　用】 补肾益精，养肝明目，健脾养肝。适用于糖尿病等。

枸杞子粥

【组　成】 金樱子 30 克，粳米 50 克，食盐 2 克。

【制　法】 先煮金樱子约 30 分钟，去药渣，留取药汁。以药汁煮粳米为粥，临熟时加食盐即可。

【用　法】 每晚临睡前佐餐食之。

【功　用】 固精涩肠，缩尿止泻，健脾益气。适用于糖尿病等。

瓜蒌粥

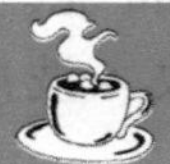

【组　成】 瓜蒌 30 克，粳米 100 克。

【制　法】 将瓜蒌加水煎汤，去渣后与淘洗干净的粳米一同入锅，共煮成粥。

【用　法】 早晚分食，每日服 1 剂。大便泄泻者不宜服用。

【功　用】 清热润肺，生津止渴。适用于糖尿病。

桂黄浆粥。

【组　成】 肉桂 3～5 克，熟地黄 3～5 克，韭菜汁适量（或鲜韭菜 30 克），粳米 100 克。

【制　法】 先将肉桂、熟地黄煎取浓汁，分 2 份与粳米煮粥，待粥沸后，加入韭菜汁或鲜韭菜，加少许食盐，煮成稀粥。

【用　法】 每日服 1～2 次。

【功　用】 温肾阳，补肾阴。适用于阴阳两虚，小便频数量多、混浊如膏脂之糖尿病。

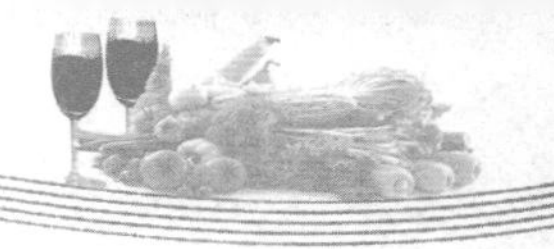

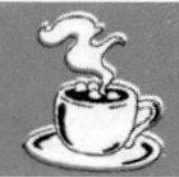

海参粥

【组　成】 海参2个，粳米100克。

【制　法】 先将海参浸透发好，剖洗干净，切丝。粳米淘净，加水适量与海参丝同煮为粥，待熟时加少许调味品。

【用　法】 任意食之。

【功　用】 补肾益精，养血润燥。适用于糖尿病并发阳痿、小便频数、肠燥便艰涩之症。

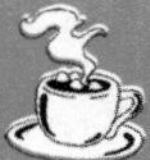

黑芝麻粥

【组　成】 黑芝麻25克，粳米100克。

【制　法】 将黑芝麻捣碎，粳米淘净，加水适量，将2味共煮成粥。

【用　法】 早晚餐食用。

【功　用】 补肝益肾。适用于肝肾不足的糖尿病。

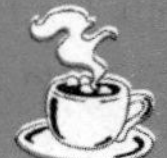

胡萝卜鲍鱼粥

【组　成】 胡萝卜150克，鲍鱼肉60克，陈粟米100克，黄酒、葱花、生姜末、食盐、味精各适量。

【制　法】 将胡萝卜洗净，切成黄豆大的小粒，备用。将鲍鱼肉洗净，切碎，剁成鲍鱼糜糊，盛入碗中，加黄酒、葱花、生姜末拌和均匀，待用。将陈粟米淘洗干净，放入砂锅，加水适量，先用大火煮沸，再改用小火煨煮30分钟，调入鲍鱼糜糊，并加入胡萝卜小粒，搅拌均匀，继续用小火煨煮30分钟，待粟米酥烂，鲍鱼熟烂，加食盐、味精调味即可。

【用　法】 每日早晚分食。

【功　用】 滋阴补肾，降血糖。适用于糖尿病、糖尿病并发视网膜病变。

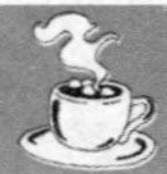

花生菠菜粟米粥

【组　成】 花生仁 100 克，菠菜 250 克，粟米 150 克，食盐、味精各适量。

【制　法】 将菠菜洗净，切碎备用。将花生仁用温水泡约 1 小时备用。将粟米淘洗净，与花生仁一同放入锅内，置大火上煮沸后，改小火继续煮至米开花、花生仁熟透时，调入菠菜末，拌匀，继续用小火煮沸，放入食盐、味精调味即可。

【用　法】 每日早晚分食。

【功　用】 养血止血，润肠通便。适用于糖尿病等。

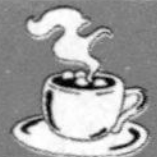

花生葛根粉粥

【组　成】 葛根粉（将葛根切片，水磨，澄清，取淀粉）30 克，花生仁、粟米各 50 克。

【制　法】 将葛根粉置入碗内，倒入适量清水，调成糊。将花生仁、粟米浸泡 1 夜，洗净，同入锅中，加水适量，大火煮开后，改用小火煮至花生仁、粟米熟烂粥稠，调入葛根粉糊，煮开即可。

【用　法】 随量温热食用。

【功　用】 降血压，降血脂。适用于糖尿病等。

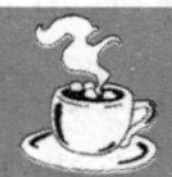

花生芹菜粥

【组　成】 花生仁、粟米各 50 克，新鲜芹菜 100 克。

【制　法】 将芹菜洗净，切碎，与洗净的花生仁、粟米同入锅内，加水适量，煮为菜粥。

【用　法】 每日 1 剂，早、晚餐温热食用。

【功　用】 固肾利尿，清热平肝。适用于高血压病、糖尿病等。

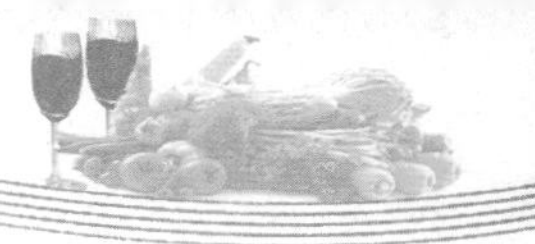

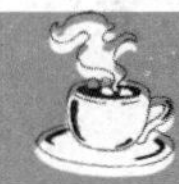

黄雌鸡粥

【组　成】 黄雌鸡1只，淡豆豉5克，粟米100克。

【制　法】 将鸡杀死，煺毛，净膛洗净，加水清煮至熟。以鸡汤下入粟米，豆豉同煮作粥。

【用　法】 鸡肉可作佐餐副食，粥可做早餐食用。

【功　用】 清热除烦，益气养阴。适用于糖尿病内热烦渴之症。

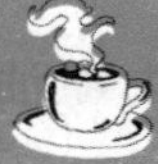

黄豆粥

【组　成】 黄豆50克，粟米100克。

【制　法】 将黄豆去杂，洗净，放入清水中浸泡过夜，次日淘洗干净，备用。将粟米淘洗干净，与黄豆同入砂锅，加足量清水，大火煮沸后，用小火煨煮至黄豆酥烂，粟米熟烂即可。

【用　法】 每日早晚分食。

【功　用】 益气健脾，活血通脉，降血脂，降血糖。适用于糖尿病、高脂血症等。

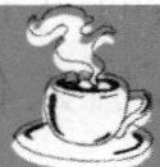

黄瓜粟米粥

【组　成】 黄瓜50克，粟米100克。

【制　法】 将黄瓜洗净，切片。粳米淘洗干净，放入锅中，加水按常法煮粥，待粥快熟时加入黄瓜片，稍煮即可。

【用　法】 每日早晚分食。

【功　用】 清热解毒，降血糖，降血脂。适用于糖尿病。

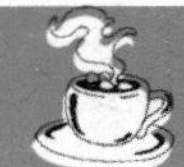

黄芪山药粥

【组　成】 黄芪30克，山药60克。

【制　法】 将黄芪、山药研成粉备用。先将黄芪加水适量，煮汁300毫升，去渣取汁，加入山药粉搅拌成粥即可。

【用　法】 每日1～2次。

【功　用】 补中益气，健脾补肺，固肾益精，降血糖。适用于糖尿病气阴两虚而见乏力、短气、食少消瘦等。

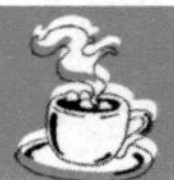

鸡汁粥

【组　成】 母鸡1只，粟米50克。

【制　法】 将母鸡杀死，去毛，净膛洗净，加水煮烂。撇去浮油，取鸡汤备用。粳米淘净，加水煮粥，临熟加入鸡汤调匀即可。

【用　法】 每日早晚分食。

【功　用】 补益养血。适用于糖尿病阴虚烦渴、体弱消瘦者。

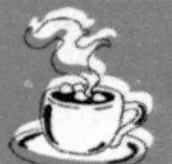

脊肉粥

【组　成】 猪脊肉100克，粟米100克，茴香、食盐、川椒粉各适量，香油10克。

【制　法】 将猪脊肉洗净，切成薄片；将油锅烧至八成熟时入肉片炒几下即可。粳米淘净，加水煮粥，水开后放入肉片同煮至熟，加入作料煮沸即可。

【用　法】 随量食用。

【功　用】 滋阴润燥，健脾益气。适用于热病伤津、消渴羸瘦的糖尿病患者。

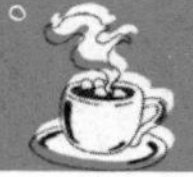

鲫鱼粟米粥

【组　成】 鲫鱼1条(重约250克)，粟米100克，葱白、生姜末、食盐、黄酒、香醋、味精、香油各适量。

【制　法】 将粟米去杂，用清水浸泡发涨，再反复淘洗干净，待用。

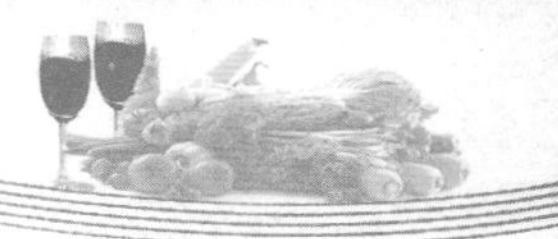

把鲫鱼用清水洗一遍，去鳞、鳃及内脏，再清洗干净，待用。将煮锅刷洗净，放入鲫鱼，加清水、黄酒、葱白、生姜末、香醋、食盐，用大火煮沸后改用小火将鱼肉煮烂，用汤筛过滤，去渣留汁，加入粟米煮成稀粥，加入味精，滴入香油即可。

【用　法】 每日早晚分食。

【功　用】 清热解毒，益气健脾，利尿消肿。适用于糖尿病等。

豇豆粥

【组　成】 豇豆30克，粳米50克。

【制　法】 将豇豆及粳米淘洗干净，加水煮粥，煮至极烂即可。

【用　法】 可随意佐餐食之。

【功　用】 补中益气，健脾补肾。适用于糖尿病等。

金樱子粥

【组　成】 金樱子30克，粳米50克，食盐2克。

【制　法】 先煮金樱子30分钟，去渣取汁，以药汁煮粳米为粥，熟时加食盐盛盆待用。

【用　法】 每晚临睡前服少许。

【功　用】 酸涩缩尿止泻。适用于糖尿病肾阴亏损，口渴多尿，腰酸乏力之症。

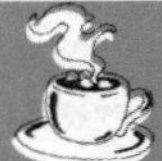

菊芋猪肉粥

【组　成】 菊芋50克，猪肉末50克，食盐5克，味精2克，香油25克，粟米100克。

【制　法】 将菊芋洗净，切成细丝；香油下锅烧热，下猪肉末、菊芋丝炒散，加入食盐、味精，炒拌入味，装入碗内。将淘洗干净的粳米入锅，加1 000毫升水，用大火烧开后转用小火熬煮成稀粥，倒入菊芋等备料，稍煮片刻即可。

【用　法】 每日服1剂，分数次食用。

【功　用】 和中益胃，利尿消肿，清热解毒。适用于糖尿病。

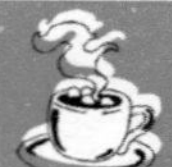

腊八粥

【组　成】 糯米、粳米、粟米、秫米、赤豆、菱角、栗子、莲子、大枣各25克，花生仁、核桃仁、葡萄干各10克。

【制　法】 莲子泡发；大枣洗净，去核，切成小丁块；菱角、栗子切小口，温水浸泡，去壳及皮，切成小块。将糯米、粳米、粟米、秫米、赤豆、莲子洗净，去杂质，与大枣、栗子肉、菱角肉、花生仁、核桃仁、葡萄干一同放入大锅里，加清水，大火煮沸后改小火煮粥，不停搅拌，以免煳底，待粥成时即可。

【用　法】 随量食用。

【功　用】 补中益气，健脾暖胃，益肾滋阳，清热消食。适用于糖尿病等。

莲藕粥

【组　成】 老藕250克，粟米100克，食盐1克。

【制　法】 将老藕洗净，切薄片，同粳米共入锅中加水煮粥，待熟调入食盐即可。

【用　法】 每日早晚分食。

【功　用】 健脾开胃，止泻止渴。适用于糖尿病等。

高粱米粥

【组　成】 高粱米100克。

【制　法】 将高粱米淘净，加水适量煮成粥即可。

【用　法】 可随意食之。

【功　用】 补中益气，健脾和胃，除烦止渴。适用于糖尿病等。

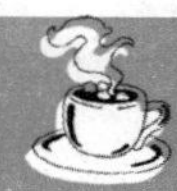

绿豆葛根粥

【组　成】 绿豆100克，葛根粉50克，粟米50克。

【制　法】 将淘洗干净的粳米、绿豆一同入锅，加水适量，用大火煮开后转用小火熬煮，待粥熟烂时，将葛根粉用冷水调成糊状，加入粥中，再稍煮即可。

【用　法】 每日早晚分食。

【功　用】 清热除烦止泻。适用于糖尿病等。

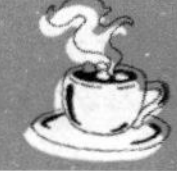

绿 豆 粥

【组　成】 绿豆30克，白米15克。

【制　法】 将绿豆洗净，加水适量，大火煮开，改用小火煮至开花，下入淘净的白米，煮至米烂熟为止。

【用　法】 每日早晚分食。

【功　用】 清暑祛热，除烦止渴。适用于虚热烦渴的糖尿病。

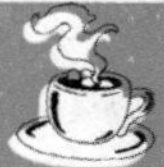

绿合玉花粥

【组　成】 绿豆30克，百合15克，玉竹12克，款冬花10克(鲜品15克)，粟米100克。

【制　法】 将粳米、绿豆、百合、玉竹、款冬花洗净，将绿豆、粳米、百合放进煮锅(或电饭煲)，加水800克置火上慢慢熬煮。另将玉竹、款冬花入锅加300毫升水煎煮取汁(约150毫升)，待米、豆煮熟后加进药煎液，将绿豆等熬熟烂即可。

【用　法】 每日早晚分食。少食辛辣之物。

【功　用】 清肺化痰止咳。适用于糖尿病并发肺部感染引起的炎症等。

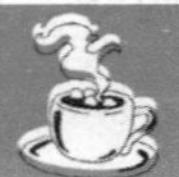

萝卜粥

【组　成】 新鲜萝卜250克,粟米100克。

【制　法】 将新鲜萝卜洗净,切碎,与淘洗干净的粳米一同入锅煮粥。

【用　法】 每日早晚温热服用。

【功　用】 化痰止咳,消食利膈,止消渴。适用于糖尿病。

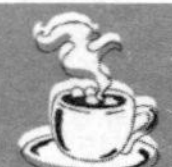

萝玉虾米粥

【组　成】 白萝卜、玉米面各50克,百合粉10克,虾米20克,葱2克,食盐1克,香油0.5克。

【制　法】 将白萝卜、虾米洗净,葱切末待用;萝卜切细丝与虾米一并放进煮锅,加500毫升水,置大火煮沸后改小火,待虾米熟后,将两种面粉合并放进汤碗中,加水调和成糊倒进锅中搅匀成粥。另将葱、食盐、香油放在汤碗中稍腌渍,倒入粥中待开沸即可。

【用　法】 早晚分食。

【功　用】 降气消积,降血压,降血糖。适用于糖尿病并发肺病者。

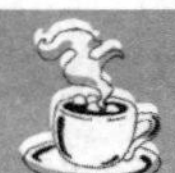

麦麸茶粥

【组　成】 麦麸30克,绿茶20克,粟米100克。

【制　法】 将绿茶拣杂,放入纱布袋中,扎口备用。将麦麸拣杂,晒干或烘干,研成细末待用。将粟米淘洗干净,放入砂锅,加水适量,放入绿茶袋,大火煮沸,改用小火煨煮30分钟,取出绿茶袋,滤尽茶汁,调入麦麸细末,继续用小火煨煮至粟米酥烂,粥稠即可。

【用　法】 早晚餐分食。

【功　用】 祛脂减肥,利肠通便。适用于高脂血症、习惯性便秘、糖尿病等。

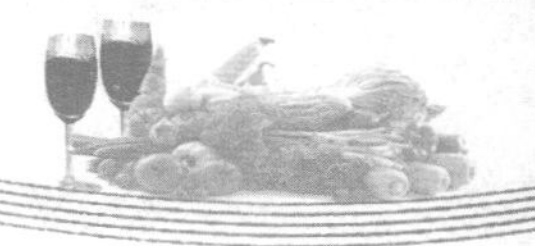

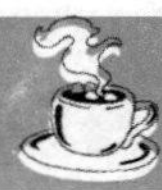

麦麸南瓜粥

【组　成】　青嫩南瓜 250 克，麦麸、粟米各 50 克。

【制　法】　将青嫩南瓜洗净，切成小方块，入锅，加水煮至六成熟时，调入洗净的粟米，煮沸后，加麦麸，充分拌和均匀，煮至粟米熟烂即可。

【用　法】　每日早晚分食。

【功　用】　滋阴补肾，健脾止渴，降血糖。适用于糖尿病、冠心病、高血压病、高脂血症等。

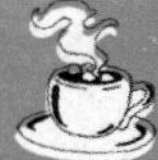

南瓜燕麦粥

【组　成】　南瓜 200 克，燕麦片 100 克。

【制　法】　将南瓜洗净，剖开去子，切成 1 厘米见方的小块，入锅，加水煮至半熟，撒入燕麦片，搅拌均匀，以小火再煮至沸，继续煨煮 10 分钟即可。

【用　法】　每日早晚分食。

【功　用】　补虚健脾，降糖止渴，降血脂。适用于糖尿病高脂血症、高血压病、冠心病等。

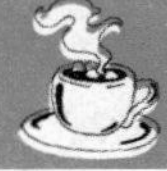

鲇鱼粥

【组　成】　鲇鱼 250 克，香菜末 15 克，香油 15 克，食盐 3 克，味精 2 克，胡椒粉 2 克，粟米 100 克。

【制　法】　将鲇鱼从鳃部撕开，去内脏，洗净；砂锅内放水煮开，下鲇鱼煮开煮熟，捞起鱼，去鱼刺。鱼汤与淘洗干净的粳米一同煮粥，最后加入食盐、味精、鲇鱼肉、香油、香菜末、胡椒粉，稍煮即可。

【用　法】　每日服 1 剂，分数次食用。

【功　用】　滋阴开胃，利尿消肿。适用于糖尿病。

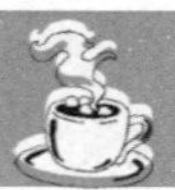

牛肉粳米粥

【组　成】 牛肉100克，粳米100克，五香粉及食盐少许。

【制　法】 将牛肉洗干净并切成薄片。粟米淘净，与牛肉片一起入锅，加水适量共煮至熟，加入五香粉和食盐，拌匀即可。

【用　法】 每日早晚分食。

【功　用】 补脾胃，益气血，强筋骨。适用于糖尿病。

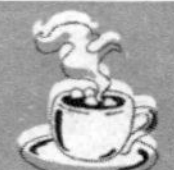

糯米香芋粥

【组　成】 糯米50克，粟米30克，黑米、玉米（碎）、芡实米（碎）各20克，枸杞子10克，鲜米兰花5克，毛芋头100克，桂花适量。

【制　法】 将芋头洗净，削去皮，切小丁块，并将其他原料均淘洗干净，一齐放进电饭煲或煮饭锅，加清水1 000毫升，用慢火熬煮，待芋头熟烂或米熬成粥状时加入桂花，花出香味即能食用。

【用　法】 早晚餐食用。

【功　用】 和胃健脾，定志宁心，生津增液，降糖止渴。适用于糖尿病。

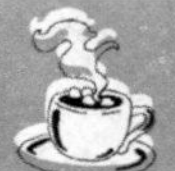

荞麦绿豆粥

【组　成】 荞麦、绿豆各20克，粟米50克，小茴香、食盐、味精各适量。

【制　法】 荞麦、绿豆、粳米、小茴香分别去杂，洗净，晒干或烘干，研成细末。将全部用料一齐放入砂锅内，加清水适量，用大火煮沸后，改小火煮成粥，加入食盐、味精拌匀，再稍煮片刻即可。

【用　法】 每日早晚分食。

【功　用】 清热消暑，健脾除湿。适用于糖尿病等。

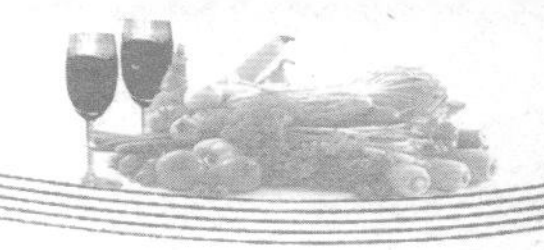

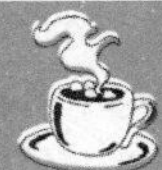

芹菜粥

【组　成】　鲜芹菜 60 克，粟米 100 克。

【制　法】　将芹菜洗净，切碎，与淘洗干净的粳米一同入锅，加 800 毫升水，用大火煮开后转小火熬煮成稀粥。

【用　法】　早晚分食。

【功　用】　固肾利尿，清热平肝。适用于糖尿病。

鳅鱼粥

【组　成】　鳅鱼 250 克，火腿末 25 克，葱花 15 克，生姜末 10 克，黄酒 10 克，食盐 5 克，胡椒粉、味精各适量，粟米 50 克。

【制　法】　将鳅鱼用开水烫死，去内脏，洗净入碗中，加入葱、生姜、黄酒、食盐、火腿等，上笼蒸至烂熟，去鱼刺、鱼头。另将粳米淘洗干净，入锅加 1 000 毫升水，用大火煮开，再转小火熬煮成稀粥，加入鱼肉及味精、胡椒粉等，稍煮即可。

【用　法】　早晚分食。

【功　用】　生津止渴，暖中益气。适用于糖尿病等。

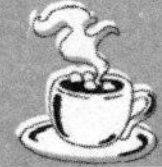

瑞香马蹄粥

【组　成】　鲜瑞香花 30 克，鲜荸荠 100 克，绿豆面、薏苡仁粉各 10 克，面粉 30 克。

【制　法】　将瑞香花、荸荠洗净，荸荠削去外皮，切片放进煮锅，加入瑞香花，并加水 500 毫升置火上煮沸。另取汤碗放进绿豆面、薏苡仁粉、面粉，并加适量水调和成糊，倒入开沸的锅中，搅匀熬开即成。

【用　法】　早晚餐食用。

【功　用】　降血糖，降血脂。适用于糖尿病并发酮症酸中毒及有高血尿酸、尿酮者。

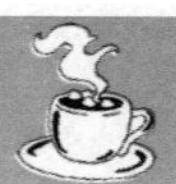 山药萸肉粥 

【组　成】 淮山药 60 克，山茱萸 20 克，粟米 50 克。

【制　法】 先将淮山药、山茱萸煎取浓汁，去渣，再与粳米煮成稀粥。

【用　法】 早晚餐食用。

【功　用】 滋阴固肾。适用于肾亏阴虚之糖尿病。

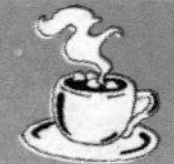 山 楂 粥 

【组　成】 山楂 15 克，粟米 50 克。

【制　法】 将山楂炒成棕黄色，加温水泡片刻，煎取浓汁约 150 毫升，再加水约 400 毫升，入粳米煮至粥熟即可。

【用　法】 早晚餐食用。

【功　用】 健胃宽膈，散瘀止痛，降血糖，降血脂。适用于糖尿病并发高脂血症者。

生芦根粥 

【组　成】 生芦根 30 克，粟米 50 克。

【制　法】 生芦根洗净，以水煎煮约 30 分钟，去渣留汁，以药汁煮米为粥。

【用　法】 早晚餐食用。

【功　用】 清热除烦，止呕止渴。适用于糖尿病患者肺胃热盛、呕吐、口渴多饮、心烦燥热。

 石膏麦冬粥 

【组　成】 生石膏 30～60 克，麦冬 10 克，粟米 50 克。

【制　法】 将石膏、麦冬煎汁去渣，与粳米同煮成稀粥。

【用　法】 早晚餐食用。

【功　用】 清热除烦，健脾益胃，生津止渴。适用于糖尿病初期烦躁渴饮者。

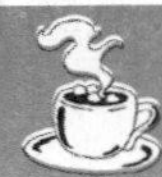

石斛粥

【组　成】 鲜石斛 30 克（干者 15 克），粟米 50 克。

【制　法】 将鲜石斛洗净，切成 0.5 厘米厚的片，放入砂锅内，加水适量，用小火煎煮 40 分钟，去渣取汁留用。粳米淘洗干净，放入砂锅内，放入药汁（药汁不足时可补充水），用小火煮至粥稠粳米熟烂即可。

【用　法】 早晚餐食用。

【功　用】 养胃生津。适用于胃阴亏虚之糖尿病等。

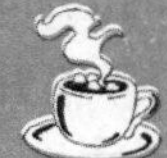

首乌粥

【组　成】 制何首乌 25 克，大枣 2 枚，粳米 50 克。

【制　法】 将粳米、大枣加水如常法煮粥，粥半熟时加入何首乌，边煮边搅匀，煮熟即可。

【用　法】 早晚餐食用。

【功　用】 滋补肝肾，润肠通便。适用于肝肾阴虚之糖尿病。

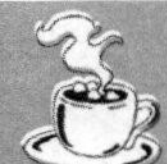

双根紫米粥

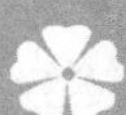

【组　成】 芦根、白茅根各 20 克，紫米 50 克。

【制　法】 将紫米洗净，用温水浸泡 8 小时，另将芦根、白茅根洗净，煎煮取汁约 100 毫升，并将药煎液倒进煮锅，放入紫米，再加适量水熬成米粥即可。

【用　法】 早晚餐食用。

【功　用】 降糖补液。适用于糖尿病酮症酸中毒者。

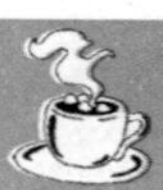

双皮麦冬粥

【组　成】 地骨皮30克，桑白皮15克，麦冬15克，玉米粉100克。

【制　法】 将前3味药加水煎汤，去渣取汁，与玉米粉共煮为稀粥即可。

【用　法】 日服1剂，早晚分食。

【功　用】 清肺，生津，止渴。适用于糖尿病。

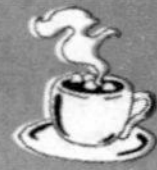

粟米鲜牡蛎粥

【组　成】 鲜牡蛎100克，粟米60克，粳米100克，生姜丝、熟猪油、酱油、食盐、味精各适量。

【制　法】 将粟米、粳米拣去杂质，淘洗干净，放入砂锅内，加清水适量，煮粥。把牡蛎放入盐水中浸泡20分钟，清水洗净。待粥锅煮开后，加入牡蛎、熟猪油、酱油、生姜丝、食盐、味精，拌匀，改用小火煮至牡蛎熟烂即可。

【用　法】 每日早晚分食。

【功　用】 滋阴补肾，养心安神。适用于糖尿病等。

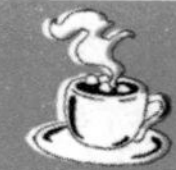

粟米粥

【组　成】 粟米50克。

【制　法】 将粟米淘洗干净，入锅，加水适量，大火煮沸后改小火煮至粥稠即可。

【用　法】 每日早晚分食。

【功　用】 益脾和胃，利湿减肥。适用于糖尿病。

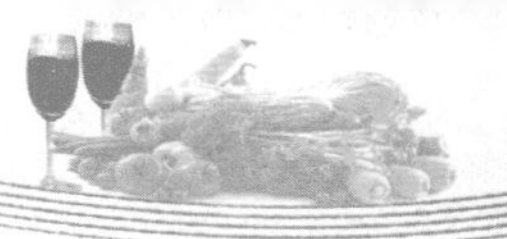

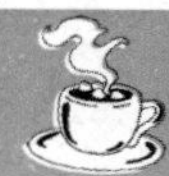

天花粉粥

【组　成】 瓜蒌根15克(鲜者30克),天花粉10克,粳米60克。

【制　法】 将瓜蒌根煎汁去渣,同粳米煮粥,待煮熟时加入天花粉,再煮待沸即可。

【用　法】 每日早晚分食。

【功　用】 健脾益胃,清热生津止渴。适用于糖尿病胃热口渴、多饮之证。

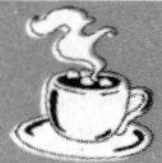

甜浆粥

【组　成】 鲜豆浆500毫升,粟米50克。

【制　法】 新鲜的豆浆与淘净的白米同煮粥。

【用　法】 每日早晚分食。

【功　用】 清热补脾,润燥化痰。适用于糖尿病患者体虚消瘦、口干多饮者。

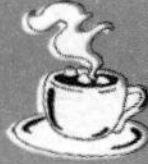

西洋参粥

【组　成】 西洋参3克,麦冬10克,淡竹叶6克,粟米30克。

【制　法】 先将麦冬、淡竹叶煎煮30分钟,取煎汁入粳米煮粥,待粥将熟时,放入西洋参片同煮即可。

【用　法】 每日早晚分食。

【功　用】 补气益阴,清热除烦,生津止渴。适用于气阴两虚之糖尿病。

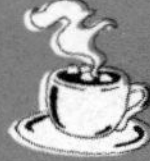

小麦大枣粥

【组　成】 小麦100克,大枣3枚,玉竹20克,糯米30克。

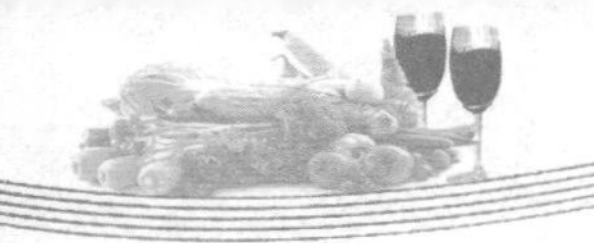

【制　法】 将小麦淘洗干净，加热水浸涨，倒入锅中，加水煮熟，取汁水，加入淘洗干净的糯米、洗净去核的大枣和洗净的玉竹，用大火煮开后转用小火煮成稀粥即可。

【用　法】 每日早晚分食。

【功　用】 清热除烦，利尿止渴。适用于糖尿病等。

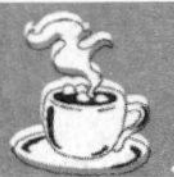

燕麦糯米粥

【组　成】 燕麦片 100 克，糯米 50 克。

【制　法】 将糯米去杂，洗净，放入锅内，加水适量，煮至糯米熟烂，加入燕麦片，搅匀即可。

【用　法】 每日早晚分食。

【功　用】 益肝和脾，宽肠利湿。适用于高脂血症、脂肪肝、糖尿病。

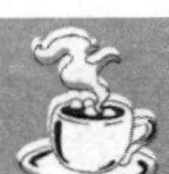

羊脊骨粥

【组　成】 羊脊骨 1 具，青小米 100 克，食盐 5 克。

【制　法】 先将羊脊骨洗净，剁成小块，加水煮汤，煮熟捞去羊骨，将洗净的米加入煮粥，待熟时加入食盐即可。

【用　法】 早晚餐食用。

【功　用】 补骨强筋，明目。适用于肾阳虚之糖尿病。

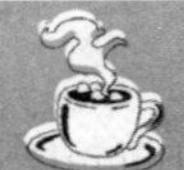

羊乳粥

【组　成】 羊奶 500 毫升，粟米 100 克。

【制　法】 将粟米洗净，加水煮粥，临熟时加入羊奶调匀，煮开即可。

【用　法】 早晚餐食用。

【功　用】 健脾益气，生津止渴。适用于糖尿病。

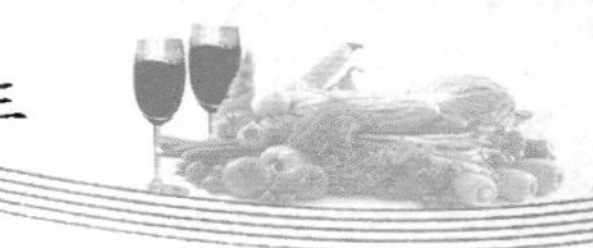

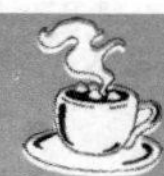

杨梅绿豆粥

【组　成】 糯米 100 克，绿豆 50 克，杨梅 30 克。

【制　法】 将绿豆淘洗干净，用清水浸泡 4 小时；杨梅洗净备用。糯米淘洗干净后与泡好的绿豆一并放入锅内，加入适量清水，用大火煮开，转小火熬至米开花、豆烂时，加入杨梅搅匀即可。

【用　法】 每日早晚分食。

【功　用】 健脾消食，生津解渴。适用于糖尿病等。

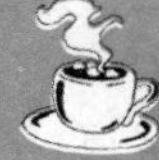

洋葱花粉粥

【组　成】 洋葱 150 克，天花粉 10 克，粟米 100 克。

【制　法】 将洋葱剥去外皮，切去根、头，洗净后用温开水冲一下，切成细丝，放入碗中，用少许食盐腌渍 15 分钟，备用；将天花粉洗净后，晒干或烘干，研成极细末，待用。将粟米淘洗干净，放入砂锅，加水适量，大火煮沸后改小火煨煮 30 分钟，调入天花粉细末，继续煨煮 20 分钟，待粟米酥烂，加入洋葱丝，大火煨煮 5 分钟即可。

【用　法】 每日早晚分食。

【功　用】 清热解毒，生津止渴，降血糖，降血脂。适用于糖尿病、高脂血症。

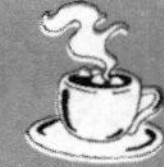

洋葱粥

【组　成】 洋葱 300 克，粟米 500 克，食盐适量。

【制　法】 将洋葱去老皮，洗净，切碎，与粟米共入砂锅中煮粥，待粥熟时，酌加食盐等调味品即可。

【用　法】 每日早晚分食。

【功　用】 降血压，降血脂，止泻止痢。适用于糖尿病。

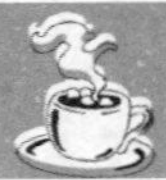

薏苡仁山药粥

【组　成】　薏苡仁、山药各30克，莲子15克，大枣5枚，粟米60克。

【制　法】　将山药、薏苡仁、莲子、大枣、粟米分别洗净，入锅加水共煮粥，粥熟即可。

【用　法】　每日早晚分食。

【功　用】　补中益气，健脾止泻。适用于糖尿病等。

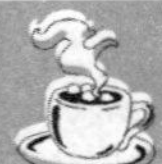

玉米须山药粥

【组　成】　玉米须50克，鲜山药、粟米各100克，调味品适量。

【制　法】　将玉米须洗净，晒干或烘干，研成极细末，备用。将山药洗净，连皮切成黄豆粒小丁，与淘净的粟米同入砂锅，加水浸泡片刻，大火煮沸后，改用小火煨煮成稀粥，粥将成时，调入玉米须末，拌和均匀，继续以小火煨煮10分钟，加入调味品，搅匀即可。

【用　法】　每日早晚分食。

【功　用】　清热解毒，滋阴降糖。适用于糖尿病等。

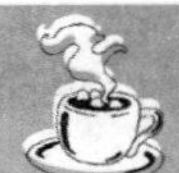

泽泻粥

【组　成】　泽泻粉10克，粟米50克。

【制　法】　将粟米入锅加清水适量，先用大火煮至米开花，再调入泽泻粉，改小火稍煮数沸即可。

【用　法】　每日2次，趁温服下。

【功　用】　降血糖，降血脂。适用于糖尿病并发高脂血症。

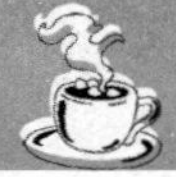

栀子仁竹叶粥

【组　成】　竹叶片、粟米各50～100克，栀子仁10克。

【制　法】 竹叶洗净后加水煎汁去渣，与淘净的粟米同煮成粥，粥熟后放入栀子仁稍煮即可服食。

【用　法】 每日服2次，3日为1个疗程。

【功　用】 清热除烦，健脾益气。适用于肺胃有热，心烦之糖尿病。

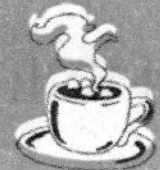

猪肚粥

【组　成】 雄猪肚100克，粳米100克，豆豉5克，姜、葱、胡椒粉、食盐各适量。

【制　法】 将猪肚洗净，切块，加水煮汤煮至肚熟捞出，取浓汤下粳米煮粥，待煮沸后加入猪肚及调料，煮至熟烂即可。

【用　法】 喝粥吃猪肚。

【功　用】 补虚损，健脾胃。适用于虚劳羸弱，口渴多饮，小便频数之糖尿病。

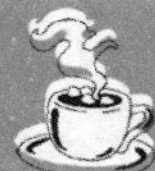

猪胰乌鸡膏粥

【组　成】 猪胰1具，乌鸡膏30克，粟米60克，葱、生姜、食盐各适量。

【制　法】 先将猪胰洗净，切片，再将粟米加水煮粥，粥熟后加入猪胰片，乌鸡膏（油），葱、生姜、食盐，稍煮2～3沸即可。

【用　法】 早晚餐食用。

【功　用】 养阴退热补中。适用于阴虚之糖尿病。

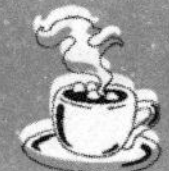

竹笋米粥

【组　成】 鲜竹笋1个，粟米100克。

【制　法】 将鲜竹笋去皮，洗净，切成薄片；粟米淘净，与笋片一同加水煮成粥即可。

【用　法】 早晚餐食用。

【功　用】　清肺祛热，利湿止渴。适用于糖尿病口渴多饮之症。

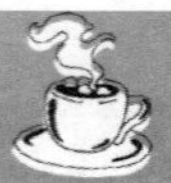

紫皮大蒜粥

【组　成】　紫皮大蒜50克，粟米60克。

【制　法】　将紫皮大蒜去皮，放入沸水中，用大火煮1分钟捞出。将洗净的粳米放入煮蒜的水中，煮成粥，再将蒜头重新放入粥中，煮一二沸即可。

【用　法】　每日早晚分食。

【功　用】　解毒除浊，降血脂，降血糖。适用于高脂血症、糖尿病等。

（四）汤羹方

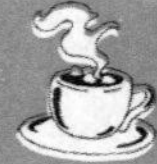

鹌鹑枸杞杜仲汤

【组　成】　鹌鹑1只，枸杞子30克，杜仲10克。

【制　法】　将鹌鹑宰杀煺毛，去内脏，清洗干净，与枸杞子、杜仲一同入砂锅，加水煎煮至熟，去药渣，留汤和肉。

【用　法】　佐餐食用。

【功　用】　降血压，降血糖。适用于糖尿病等。

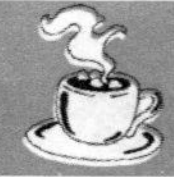

百合枇杷藕羹

【组　成】　鲜百合30克，枇杷30克，鲜藕30克，桂花1克。

【制　法】　将鲜百合、枇杷、鲜藕洗干净，将藕切成片，枇杷去核，加水合煮，将熟时调入淀粉，煮沸成羹。食用时调入桂花。

【用　法】　作为早餐不拘时食用之。

【功　用】　化痰散瘀，生津止渴。适用于糖尿病并发肺部感染，咳

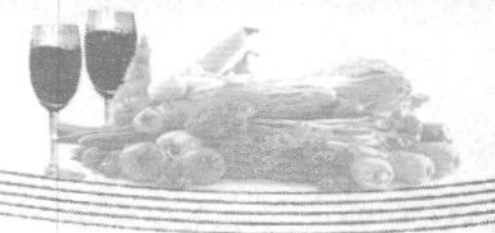

嗽有痰之症。

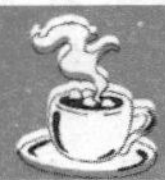

蚌肉苦瓜汤

【组　成】 苦瓜 250 克，蚌肉 100 克。

【制　法】 将活蚌用清水养 2 日，去泥味后，取肉与苦瓜同入锅，加水共煮汤，熟后加入调味品即可。

【用　法】 喝汤，食苦瓜、蚌肉。

【功　用】 清热解毒，除烦止渴，降血糖。适用于阴虚热盛、烦渴引饮之糖尿病。

扁豆花粉山药羹

【组　成】 白扁豆粒（炒）30 克，天花粉 10 克，鲜山药 150 克。

【制　法】 将白扁豆粒、天花粉（去杂洗净后晒干或烘干）共研成粗末，备用。将鲜山药洗净，除去须根，刨去薄层外表皮，剖条，再切成 0.5 厘米见方的小丁块，放入砂锅，加清水适量，调入白扁豆粉、天花粉粗末，用大火煮沸，中火继续煨煮 30 分钟至稠黏糊即可。

【用　法】 每日早晚分食。

【功　用】 清热解毒，生津止渴，补虚降糖。适用于糖尿病等。

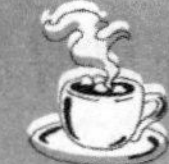

甲鱼滋肾汤

【组　成】 鳖鱼 1 只，枸杞子 30 克，熟地黄 15 克。

【制　法】 将甲鱼放沸水锅中烫死，去头爪甲，掏去内脏，洗净，切块后加水，后入枸杞子、熟地黄，先用大火煮开后改用小火煨炖至肉熟透即可。

【用　法】 既可佐餐食用，也可单食。

【功　用】 益气补虚，滋养阴血。适用于肝肾阴虚之糖尿病。

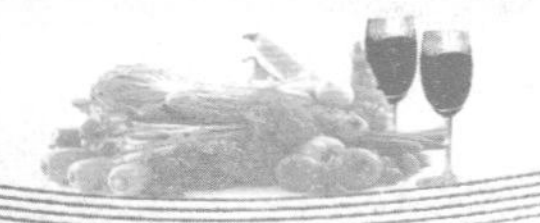

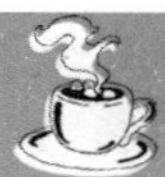

参枣老鸽汤

【组　成】 党参 12 克，枸杞子 9 克，大枣 2 枚，老鸽子 1 只，猪瘦肉 120 克，调味品适量。

【制　法】 鸽子宰杀，去除内脏，洗净；其他用料分别洗净；猪瘦肉原块使用。取锅加清水 2 500 毫升，原料一起放入，煮约 4 小时，调味即可。

【用　法】 佐餐食用，吃肉喝汤，每日 1～2 次。

【功　用】 滋阴养胃，益智宁神。适用于肾阴不足，心血亏虚之糖尿病等。

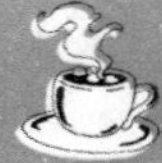

赤小豆鲫鱼羹

【组　成】 赤小豆 60 克，鲫鱼 1 条(约 250 克)，葱、酱油、食盐、味精、酒、醋各适量。

【制　法】 将赤小豆洗净，浸泡后捣烂；葱切片；鲫鱼去鳞、内脏、鳃，洗净，沥干水，用酒少许搽匀，蒸熟放凉后拆骨取肉。锅中加清水适量煮沸，放鲫鱼肉，煮开后放赤小豆泥，并不断搅拌，放葱花，煮成稀糊状，调味即可。

【用　法】 佐餐食用。

【功　用】 健脾利水，除湿消肿。适用于糖尿病肾病水肿属肾虚湿盛者。

赤银蒸羹

【组　成】 鲜紫空心菜 100 克，水发银耳 50 克，冻粉(琼脂)5 克，菊糖 0.2 克，香油 3 克。

【制　法】 将冻粉洗净，用 80℃的水约 100 毫升烊化待用。再将空心菜和银耳洗净，银耳剁成碎末，空心菜榨汁。另取 1 汤碗倒进菜汁，并放入溶化的冻粉，加进银耳末、菊糖和香油搅匀，放进蒸锅蒸熟。

【用　法】 佐餐食用。

【功　用】 降血糖。适用于糖尿病。

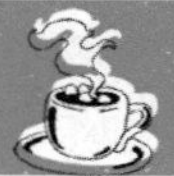

冬瓜淡菜汤

【组　成】 冬瓜（连皮）250 克，冬瓜子（鲜）60 克，淡菜（干品）60 克，香菇 15 克，酱油、食盐各适量。

【制　法】 先将淡菜洗净，水泡半小时；冬瓜切块。把全部用料一齐放入锅内，加水大火煮沸后，小火再煮 2 小时，调味即可。

【用　法】 随量饮用。

【功　用】 清肺热，润肺燥，化痰，止渴除烦。适用于糖尿病并发呼吸道感染者。

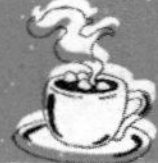

冬瓜连锅汤

【组　成】 带皮猪肉 200 克，冬瓜 1 500 克，生姜 2 克，花椒 10 粒，葱、蒜泥、酱油、香油、味精、食盐、豆瓣酱各适量。

【制　法】 将猪肉切成薄片；冬瓜去皮、瓤，切成长 5 厘米、宽 2.5 厘米、厚 0.6 厘米的片。将猪肉片放入冷水锅中煮开，撇去浮沫，放生姜、花椒、葱，将肉片煮熟。然后将冬瓜放入汤中，用小火将冬瓜煮至绵软即可。为了保持冬瓜清香味，可不放食盐，吃时根据个人喜好，可取调料蘸食。调料可用蒜泥、酱油、香油、味精，也可用豆瓣辣酱加小葱，还可用涮羊肉的调料蘸食冬瓜。

【用　法】 佐餐食用。

【功　用】 滋阴清热，祛湿除烦。适用于糖尿病等。

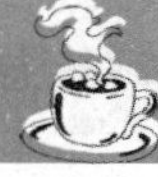

豆腐菱面汤

【组　成】 豆腐 100 克，菱角粉、面粉各 30 克。

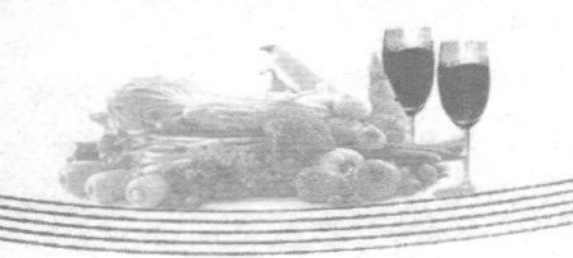

【制　法】 将豆腐洗净，切成小丁块，放进煮锅，加水600毫升置于中火上煮沸；另取汤碗放入菱角粉与面粉，加适量水和成稀面糊，并将面糊慢慢倒入沸水中，用勺迅速搅均匀，形成稀稠适中的汤粥，煮沸即可停火，盛碗。

【用　法】 佐餐食用。

【功　用】 降糖止渴。适用于糖尿病。

【禁　忌】 豆腐含嘌呤较多，痛风和嘌呤代谢紊乱及血、尿酸较高者不宜多食。

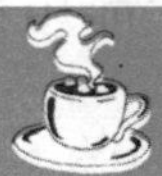

豆浆鸡蛋羹

【组　成】 豆浆250毫升，鸡蛋1个，香油1克。

【制　法】 将豆浆煮沸，趁热将鸡蛋冲调入豆浆中，滴入香油即可。

【用　法】 佐餐食用。

【功　用】 补脾清肺，润燥化痰，补气养血，滋阴润燥。适用于糖尿病等。

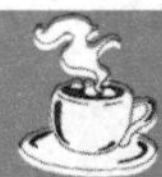

豆浆合面汤

【组　成】 豆浆1 000毫升，百合粉、莲子粉各15克。

【制　法】 将豆浆放进煮锅，用中火煮沸，再将百合粉、莲子粉放进汤碗，加适量水和成稀糊，倒入锅中搅匀再煮沸停火即可。

【用　法】 佐餐食用。

【功　用】 养心益肾，补脾涩肠。适用于糖尿病。

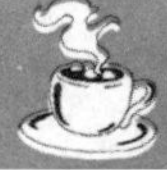

番茄豆腐鱼丸汤

【组　成】 番茄250克，豆腐250克，鱼肉250克，发菜25克，葱、生姜、食盐、味精、香油各适量。

【制　法】 将番茄洗净，切块；豆腐切块；发菜洗净，沥干水，切成碎小段；葱洗净，切成葱花。鱼肉洗净，沥干水分，剁烂调味，加入发菜及适量清水，搅至起胶，放入葱花搅匀，做成鱼丸子。将豆腐块放入锅中，加适量清水，大火煮沸后放入番茄，再煮至沸，放入鱼丸子煮熟，加生姜末、食盐、味精，淋入香油即可。

【用　法】 佐餐食用。

【功　用】 健脾消食，养阴润燥，生津止渴，去脂降压。适用于高血压病、高脂血症、糖尿病。

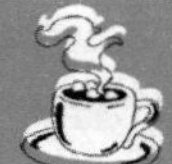

枸杞雏鸽汤

【组　成】 雏鸽 3 只，枸杞子 30 克，鸡汤 1 250 毫升，食盐、糖、黄酒、葱、姜、胡椒粉各适量。

【制　法】 将雏鸽去毛，开膛洗净，每只剁为 4 块，然后入开水焯透捞出，洗去血沫备用。将鸽块盛放在盘子里，放入葱段、生姜片，加入鸡汤和枸杞子，盖严后上屉蒸 1.5 小时左右，取出拣去葱、生姜，加入调料，调好味，盛入汤碗即可。

【用　法】 佐餐食用。

【功　用】 滋肾益气。适用于糖尿病。

枸杞叶蚌肉汤

【组　成】 鲜枸杞叶 60 克，胡萝卜 60 克，鲜蚌肉 90 克，黄酒、食盐、酱油各适量。

【制　法】 将胡萝卜洗净，切片，与蚌肉一齐入瓦锅，加水小火煮 1 小时，放入鲜枸杞叶，煮沸调味即可。

【用　法】 佐餐食用。

【功　用】 滋阴清热，健脾化滞。适用于糖尿病。

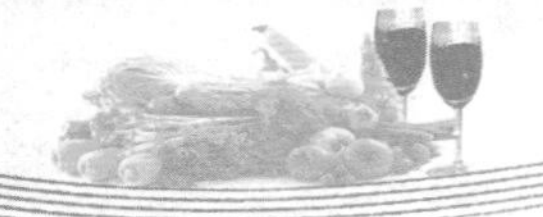

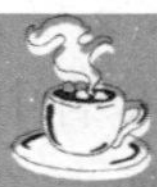

枸杞子乌鸡汤

【组　成】 枸杞子30克，淮山药30克，乌鸡肉60克，大枣（去核）15克，生姜、酱油、食盐各适量。

【制　法】 将上料一同入砂锅内，加水煮汤。

【用　法】 佐餐食用。

【功　用】 补养肝肾之阴。适用于肝肾亏损之糖尿病。

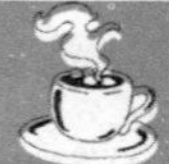

海米冬瓜汤

【组　成】 冬瓜300克，水发海米50克，鲜汤300毫升，葱花、生姜丝、食盐、味精、香油各适量。

【制　法】 将冬瓜去皮、瓤，洗净，切成长5厘米、宽2厘米的长方片。炒锅上大火，加入鲜汤，煮沸后放入冬瓜、海米、食盐，煮约10分钟，待冬瓜煮熟，加入葱花、生姜丝、味精，撇去浮沫，淋上香油即可。

【用　法】 佐餐食用。

【功　用】 清热解毒，益肾强精。适用于糖尿病等。

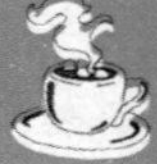

黑豆大枣鲤鱼汤

【组　成】 黑豆60克，鲤鱼1条（重约500克），大枣15枚，猪瘦肉400克，陈皮10克，生姜、食盐各适量。

【制　法】 炒锅上火烧热，放入洗净的黑豆，用中火炒至黑豆的外衣破裂，备用；将大枣洗净，去核；猪瘦肉洗净，切片；陈皮浸软；将鲤鱼剖杀，去鳃、内脏，用食盐擦去鱼身黏液，冲洗净，抹干。炒锅上火，放油烧热，将鲤鱼煎至微黄，铲出，用水略冲。锅洗净，加水煮沸，下黑豆、陈皮、猪瘦肉片、生姜片，先用中火煲1小时，再添适量开水，放入大枣和煎鲤鱼，用小火煲2小时，加食盐调味即可。

【用　法】 佐餐食用。

【功　用】　滋补肝肾，健脾消肿。适用于糖尿病等。

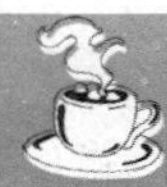

黑豆浮小麦汤

【组　成】　黑豆、浮小麦各60克，莲子、黑枣各10枚，冰糖适量。

【制　法】　将黑豆、浮小麦加水煮烂，去渣取汁，用黑豆、浮小麦汁煮莲子、黑枣至熟放入冰糖调味即成。

【用　法】　不拘时食用。

【功　用】　活血利水，清热止渴，养心安神。适用于糖尿病等。

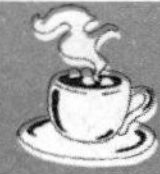

黑芝麻薏苡仁羹

【组　成】　黑芝麻、薏苡仁各50克，枸杞子20克。

【制　法】　将黑芝麻去杂，淘洗干净，晒干，放入铁锅，用小火炒熟出香，趁热研成细末，备用。将薏苡仁、枸杞子分别洗干净，同放入砂锅，加水适量，大火煮沸后改用小火煨1小时，待薏苡仁酥烂呈黏稠状时，调入黑芝麻细末，搅拌均匀即可。

【用　法】　每日早晚分食。

【功　用】　补虚润燥，生津明目，降血糖，降血脂。适用于糖尿病、高脂血症、冠心病等。

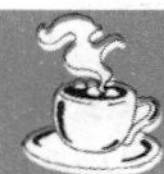

红枣瓜皮番茄汤

【组　成】　番茄20克，红枣50克，西瓜皮、冬瓜皮各15克。

【制　法】　将红枣水洗，泡发；番茄、西瓜皮、冬瓜皮分别洗净，切块，一同放入锅中，加适量水，先用大火煮开，再转用小火煨熟即可。

【用　法】　每日1剂，吃菜饮汤。凡脾胃寒者，不宜久服。

【功　用】　健脾益胃，降血糖。适用于糖尿病。

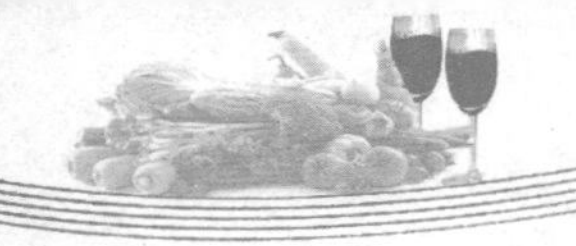

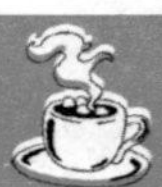

花生人参汤

【组　成】 花生仁50克，白参6克(或党参20克)，生姜3片。

【制　法】 将花生仁、白参(或党参)、生姜一同入锅，加水适量同煮，取汁200毫升，去生姜即可。

【用　法】 顿饮。

【功　用】 强腰壮肾，益气定喘。适用于糖尿病等。

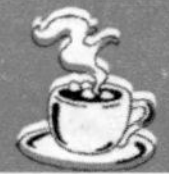

黄豆干贝兔肉汤

【组　成】 黄豆150克，干贝60克，兔肉750克，荸荠50克，香油、食盐各适量。

【制　法】 将黄豆洗净；干贝用清水浸泡至软；兔肉洗净，切块；荸荠去皮，洗净，备用。将黄豆、干贝、荸荠放入锅中，加入清水适量，大火煮沸后放入兔肉，再煮沸后用小火炖约3小时，加香油、食盐调味。

【用　法】 佐餐食用。脾胃虚寒或寒湿者不宜食用。

【功　用】 养阴退热，养血调中。适用于糖尿病等。

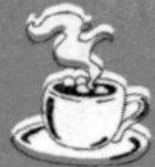

黄精玉竹猪胰汤

【组　成】 黄精20克，玉竹30克，猪胰1具，酱油、食盐各适量。

【制　法】 将猪胰刮去油膜，洗净，同黄精、玉竹一起放入锅内，加水大火煮沸后，小火煮1小时，调味待用。

【用　法】 随量饮汤食肉。

【功　用】 补肾润肺，益气滋阴，除烦止渴。适用于糖尿病口渴多饮、烦躁、身疲乏力之症。

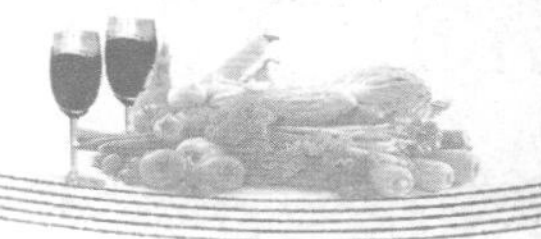

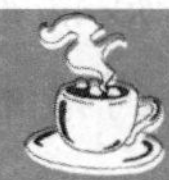

黄芪猴头汤

【组　成】 猴头菌150克，黄芪30克，嫩鸡肉250克，葱白20克，食盐5克，胡椒面3克，黄酒10毫升，小白菜心100克，清汤750毫升，植物油15克。

【制　法】 猴头菌冲洗后用温水发涨，约30分钟后捞出，修去木质部分，切成薄片；鸡肉洗净，切成寸长细条；黄芪切薄片。锅热下植物油，投入黄芪、葱、姜、鸡块煸炒，再加入食盐、黄酒和清汤，再煨约半小时，撒入胡椒面调匀，捞出鸡块和猴头，装入盘中，用汤焯一下小白菜心，略煮片刻，连汤浇在盘上即可。

【用　法】 佐餐食用。

【功　用】 温中益气，补精添髓。适用于气阴两虚之糖尿病。

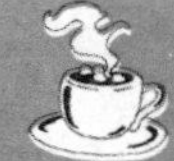

鸡蓉粟米羹

【组　成】 鸡脯肉50克，听装粟米1/2听，鸡蛋1个，葱花、淀粉、鲜汤、黄酒、食盐、胡椒粉、味精、熟猪油各适量。

【制　法】 将鸡脯肉洗净，切成细丁，再剁成蓉，加入黄酒、食盐、鸡蛋、淀粉及适量清水，用力搅拌成糊。粟米加鲜汤适量，用小火熬煮，边煮边搅拌，见起小泡，调入鸡蓉糊，加入食盐、味精搅匀，煮沸后淋上熟猪油，撒上葱花、胡椒粉即可。

【用　法】 佐餐食用。

【功　用】 健脾益气，补虚填髓，养血滋阴。适用于糖尿病等。

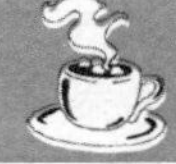

金苓菠菜汤

【组　成】 石斛、茯苓各20克，沙参12克，菠菜400克，素汤（豆芽加水熬炼而成）800毫升，食盐、植物油、葱白、姜块、味精各适量。

【制　法】 石斛、茯苓、沙参以水煎取汁200毫升；菠菜洗净，切4厘米长的段；葱白切段；生姜切片，拍松；将菠菜急焯一下捞出。炒锅放大火上，加植物油烧热，下生姜煸赤，挑去生姜，爆入食盐，倒入药液和素汤，煮沸后倒入菠菜，汤沸后调入味精即可。

【用　法】 佐餐食用。

【功　用】 益胃养阴，健脾助食，润肠通便。适用于糖尿病等。

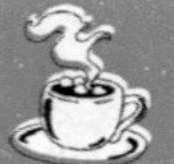

菊花粉丝汤

【组　成】 鲜菊花、粉丝、猪瘦肉各100克，豆瓣酱、猪油、肉汤、味精各适量。

【制　法】 菊花洗净，猪瘦肉切成细末，粉丝泡软。炒锅烧热，放入猪油，烧至六成热时，下肉末煸炒，至水干，下豆瓣酱继续炒，至肉呈红色，即放入肉汤、粉丝，稍沸，下菊花，再沸放味精即可。

【用　法】 佐餐食用。

【功　用】 健脾益胃，疏风清热。适用于糖尿病等。

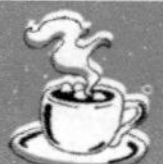

菌蘑佛手汤

【组　成】 密环菌蘑50克，佛手瓜100克，蜡梅花10克（干品5克），食盐1克，鸡精0.5克，香油0.5克。

【制　法】 将菌蘑、佛手瓜洗净，佛手瓜切成3厘米见方的薄片，菌蘑用刀平片成薄片。取煮锅加500毫升水，放入切好的菌蘑和佛手瓜片，加入食盐、蜡梅花，用大火煮沸，待瓜菜熟后盛入汤碗中，加上鸡精、香油即可。

【用　法】 佐餐食用。

【功　用】 降血糖，降血脂，保肝护肝。适用于糖尿病等。

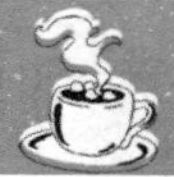

瓜蒌根羹

【组　成】 瓜蒌根500克，冬瓜500克。

【制　法】 瓜蒌根洗净，细切，冬瓜去瓤细切，一同放入锅中，加水1 000毫升，煎至500毫升，然后入少许醋，再煎沸为止。

【用　法】 分2次服完。

【功　用】 生津止渴。适用于糖尿病口渴。

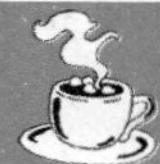

栗子香菇汤

【组　成】 栗子肉、香菇各50克，猪瘦肉100克，葱、生姜、食盐、味精各适量。

【制　法】 用温水将香菇发透，去杂质，洗净，撕成小块；将栗子肉切开；猪肉洗净，切小块；葱切段；生姜切片。先将猪肉、栗子肉置锅内，加水适量，中火煮熟猪肉后，再放进香菇、食盐、葱、生姜，再煮沸2分钟，味精调味，离火装碗即可。

【用　法】 佐餐食用。

【功　用】 益气强身，抗衰防老。适用于糖尿病等。

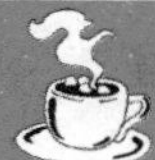

桂圆枣仁芡实汤

【组　成】 桂圆肉10克，炒酸枣仁10克，芡实12克。

【制　法】 水煎服。

【用　法】 睡前服用。

【功　用】 益肾固精，健脾除湿，安神益气。适用于糖尿病自主神经病变引起的心悸。

绿豆萝卜汤

【组　成】 绿豆200克，梨2个，青萝卜250克。

【制　法】 将梨和萝卜洗净，切成块，与绿豆一起以水煎至熟即可。

【用　法】 吃菜喝汤。

【功　用】 清热生津，化痰止咳，行气宽中。适用于糖尿病。

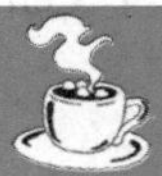

猕猴桃羹

【组　成】 猕猴桃 200 克，苹果 1 个，香蕉 2 个，湿淀粉各适量。

【制　法】 将 3 种水果分别洗净，切成小丁，放入锅内，加适量水煮沸，用湿淀粉勾稀芡，出锅即可。

【用　法】 佐餐食用。

【功　用】 清热解毒，生津止渴。适用于糖尿病。

猕猴桃银耳羹

【组　成】 猕猴桃 100 克，水发银耳 50 克，食盐适量。

【制　法】 猕猴桃洗净，去皮、核，切片；水发银耳去杂，洗净，撕片放入锅内，加水适量，煮至银耳熟，再加入猕猴桃片、食盐，煮沸出锅即可。

【用　法】 佐餐食用。

【功　用】 润肺生津，滋阴养胃。适用于糖尿病等。

糯米桑皮汤

【组　成】 爆糯米花 30 克，桑白皮各 30 克。

【制　法】 先将糯米爆成米花，再与桑白皮同以水煎汤待用。

【用　法】 将上煎汤分 2 次服。

【功　用】 清肺热理气，健脾生津。适用于糖尿病口渴多饮、善饥、多尿等。

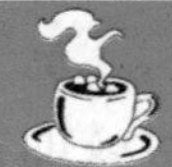

芹瓜蛋羹

【组　成】 鲜芹菜、嫩丝瓜各 100 克，鹌鹑蛋 50 克(约 5 个)，食盐 0.5 克，香油 3 克。

【制　法】 将芹菜洗净，榨汁待用；丝瓜洗净，削去外皮，剁成碎末备用。另将鹌鹑蛋磕破外壳，蛋液放入汤碗中，加入芹菜汁和适量清水及食盐、香油搅匀，再放入丝瓜末搅成糊汤，放进蒸锅蒸熟即可。

【用　法】 佐餐食用。

【功　用】 降血压，降血脂。适用于糖尿病、高血压病等。

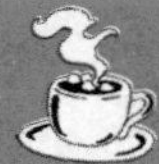

人参汤

【组　成】 石膏 30 克，寒水石 60 克，滑石 120 克，甘草 60 克，白参 15 克。

【制　法】 上药研为细末待用。

【用　法】 每次服 6 克，温水调下，或凉水亦得。

【功　用】 清热除烦，大补元气，生津安神。适用于糖尿病。

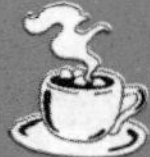

山药玉竹鸽肉汤

【组　成】 玉竹 20 克，山药 20 克，鸽 1 只，鲜汤 800 毫升，黄酒、食盐、葱花、生姜末各适量。

【制　法】 将玉竹洗净，切成小段；山药洗净，切成片，盛入碗中。将鸽子宰杀，去毛、爪及内脏，洗净，入沸水锅中焯一下，捞出，剖切成 10 块，并将鸽肉放入炖盆内，加黄酒、食盐、葱花、生姜末、鲜汤，山药、玉竹随即放入，上笼屉蒸 30 分钟，待鸽肉酥烂取出，加味精适量，调味即可。

【用　法】 佐餐食用。

【功　用】 补益肺肾，止消渴，降血糖。适用于糖尿病等。

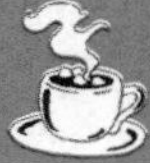

山楂山药羹

【组　成】 鲜山楂 100 克，山药 200 克，湿淀粉 30 克，鲜汤、食盐、味精、香油各适量。

【制　法】 将山楂去核，洗净，切成薄片；山药去皮，洗净，剖开，斜切成薄片。锅内加鲜汤、山药片、山楂片，煮开，撇去浮沫，放入味精、香油、食盐调味，用湿淀粉勾芡即可。

【用　法】 每日早晚分食。

【功　用】 健脾开胃，消食化积，降血糖，降血脂。适用于糖尿病、高脂血症等。

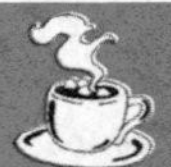

山楂玉米须汤

【组　成】 生山楂 15 克，玉米须 50 克。

【制　法】 将山楂洗净，去核，打碎，与洗净的玉米须一同放入砂锅内，加水适量，大火煮沸后，改用小火煨煮 30 分钟，收取汁液即可。

【用　法】 上下午分饮。

【功　用】 补益脾胃，利尿消肿，降血脂，降血压。适用于糖尿病高血压病、高脂血症等。

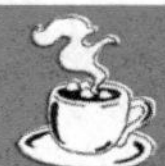

双瓜木耳汤

【组　成】 冬瓜 100 克，西瓜白内瓤 50 克，黑木耳 10 克，山药粉(或绿豆淀粉)5 克，食盐、鸡精各 0.5 克，香油 0.5 克。

【制　法】 将冬瓜、西瓜白内瓤、黑木耳洗净，木耳用温水浸泡待发；冬瓜、西瓜白内瓤切 3 厘米长薄片，与浸泡好的木耳一起放进煮锅，加水 500 克，置大火上煮沸，用山药粉勾芡，加入食盐、鸡精、香油，开沸即可。

【用　法】 佐餐食用。

【功　用】 益精消渴，降血脂，降血糖。适用于糖尿病并发高脂血症等。

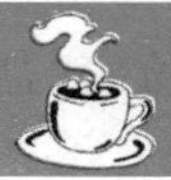

丝瓜牡蛎汤

【组　成】 丝瓜 450 克，鲜牡蛎肉 150 克，植物油、黄酒、清汤、葱花、

生姜末、食盐、味精、五香粉、湿淀粉各适量。

【制　法】 将丝瓜刮去薄层外皮，洗净，切成片，备用；将鲜牡蛎肉洗净，放入沸水锅中焯5分钟，捞出，剖成薄片，待用。汤锅置火上，加植物油，烧至六成热，投入牡蛎片煸炒，烹入黄酒，加清汤，中火煮沸，投入丝瓜片，加葱花、生姜末，再煮至沸时，加食盐、味精、五香粉，用湿淀粉勾芡，淋入香油，拌和均匀即可。

【用　法】 佐餐食用。

【功　用】 清热解毒，凉血和血，止渴降糖。适用于糖尿病等。

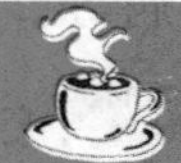

素笋汤

【组　成】 冬笋200克，鲜汤250毫升，香菜梗、水发黑木耳、葱姜汁、食盐、味精、香油各适量。

【制　法】 将冬笋去皮，洗净，切成长8厘米、宽1厘米的薄片，放沸水中略烫捞出，放凉水中过凉后捞出控水；黑木耳择成小朵；香菜梗洗净后切成3厘米长的段。炒锅上大火，放入鲜汤，加入葱姜汁、食盐、味精，再放入竹笋片、黑木耳片，待汤煮沸时，用手勺撇去浮沫，放入香菜梗，淋上香油搅匀后盛入碗中。

【用　法】 佐餐食用。

【功　用】 消痰利肠，止渴降糖。适用于糖尿病等。

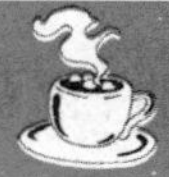

粟米薏苡仁绿豆羹

【组　成】 陈粟米60克，薏苡仁、绿豆各30克。

【制　法】 将陈粟米、薏苡仁、绿豆分别去杂，洗净后同放入砂锅，加温开水浸泡片刻，待其泡涨后，用大火煮沸，改用小火煨煮1小时，煮至绿豆呈开花状，粟米、薏苡仁均酥烂成羹即可。

【用　法】 每日早、晚分食。

【功　用】 清热解毒，润燥止渴，生津降糖。适用于糖尿病等。

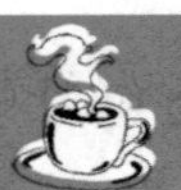

甜菊灵芝汤

【组 成】 甜叶菊100克，合欢花25克，灵芝、酸枣仁、柏子仁各50克。

【功 用】 上药分别洗净，一同投入沸水锅内，大火煮开，改小火煲2小时即可。

【用 法】 不拘时饮服。

【功 用】 清心安神，养肝润燥。适用于阴虚火旺之糖尿病等。

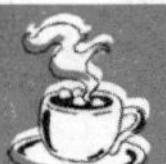

蕹菜荸荠汤

【组 成】 蕹菜250克，荸荠10克，食盐3克。

【制 法】 蕹菜洗净，切成寸段；荸荠洗净，去皮；两菜同入锅内，加水煎煮半小时，加食盐煮沸即可。

【用 法】 顿服或分次服用均可。

【功 用】 清热除烦，止渴生津。适用于糖尿病口渴多饮，烦躁之症。

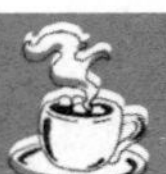

乌龟玉米须汤

【组 成】 乌龟1只，玉米须30克，瘦肉90克，植物油、食盐各少许。

【制 法】 玉米须水浸待用；乌龟杀后去头爪、内脏，冲洗干净；瘦肉洗净。锅内放适量清水，用料一起放入，小火煮至龟肉软熟，调味即可。

【用 法】 佐餐食用。

【功 用】 滋阴清热，润燥除烦。适用于糖尿病等。

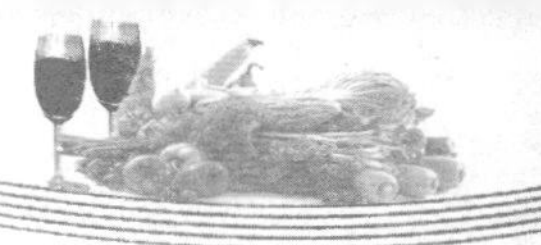

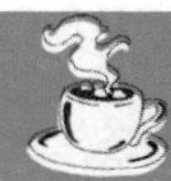

乌鱼冬瓜汤

【组　成】 乌鱼500克，冬瓜250克，黄酒、葱花、生姜片、味精各适量。

【制　法】 乌鱼留鳞去肠杂，切块后在爆香姜片的温油中略煎，烹上黄酒，加入少许水焖煮20～30分钟，加入冬瓜片，再煮5分钟，撒上葱花和味精。煎鱼注意火候，不宜过大；汤中浮沫须打尽。

【用　法】 佐餐食用。

【功　用】 利尿化痰，清热解暑，开胃健脾。适用于糖尿病。

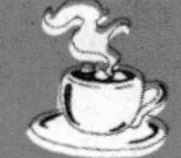

虾皮豆腐玉米须汤

【组　成】 虾皮20克，玉米须100克，豆腐400克，紫菜5克，黄酒、酱油、香油、食盐、味精各适量。

【制　法】 玉米须加水煮20分钟，去渣留汁。虾皮酒浸发后加水煮5分钟，投入沸水烫过的豆腐块，再倒入玉米须汁，调味煮沸，撒上撕碎的紫菜。

【用　法】 佐餐食用。

【功　用】 利湿清热，补肾利水。适用于糖尿病等。

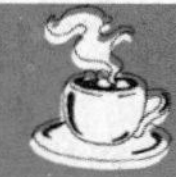

雪梨菠菜汤

【组　成】 雪梨1个，菠菜根30克，百合30克。

【制　法】 将雪梨洗净，切块；菠菜根洗净，切成段；二味与百合瓣一同入锅，加清水适量，煮汤。

【用　法】 佐餐食用。

【功　用】 滋阴润肺。适用于糖尿病等。

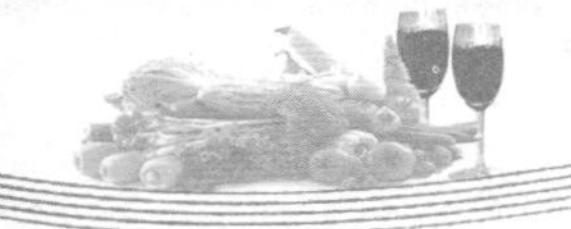

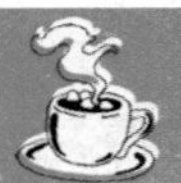

羊肝菠菜鸡蛋汤

【组　成】 羊肝100克，菠菜250克，鸡蛋1个，食盐、味精、香油各适量。

【制　法】 将羊肝洗净，切片，入砂锅，加水适量，煮熟后捣碎羊肝。菠菜洗净入锅，再打入鸡蛋煮熟，用食盐、味精调味，淋上香油即可。

【用　法】 佐餐食用。

【功　用】 补肝明目，补血养血。适用于糖尿病等。

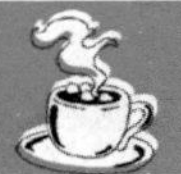

胰泥豆羹

【组　成】 猪胰脏50克，鸡蛋100克(约2个)，食盐0.5克，香油3克，豆汁200毫升。

【制　法】 将猪胰脏洗净，沥尽水，剁成泥待用；将鸡蛋磕破壳，蛋液放入汤碗或小盖盆中，加入豆汁、食盐和香油，用筷子打散搅匀，再加进猪胰脏泥搅成糊汤待用。取蒸锅加入1 000毫升水，置于中火上，将盛羹糊碗放蒸锅上，盖上锅盖蒸25分钟停火，取出稍凉即可。

【用　法】 佐餐食用。

【功　用】 降血糖，降血脂。适用于糖尿病等。

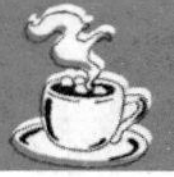

玉竹猪瘦肉汤

【组　成】 玉竹15克，猪瘦肉100克，食盐、味精各适量。

【制　法】 猪瘦肉洗净，切片，与洁净玉竹饮片一同入锅，加清水4碗，煎至2碗，加食盐、味精调味即可。

【用　法】 佐餐食用。

【功　用】 养阴润肺，除烦热，止消渴。适用于糖尿病。

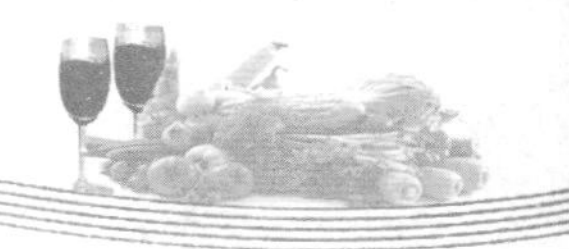

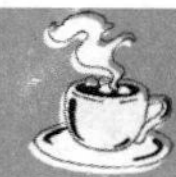

猪肾冬瓜汤

【组　成】　猪肾1～2个，冬瓜300克，薏苡仁、北黄芪各10克，怀山药12克，生姜、大葱、食盐各适量。

【制　法】　将猪肾剖开，去筋膜臊腺，洗净，备用；将冬瓜、薏苡仁、北黄芪和拍碎的生姜、大葱少许放到清汤或清鸡汤内煲40分钟，然后加入怀山药及猪肾，待猪肾煮熟后，改用小火煲20分钟，加入食盐调味即可。

【用　法】　佐餐食用，每日1～3次。

【功　用】　有补肾利湿之功。适用于肾虚之糖尿病等。

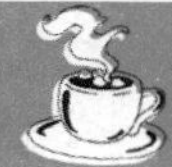

猪胰淡菜汤

【组　成】　猪胰1条(约100克)，淡菜50克，姜、花椒、食盐、鲜汤各适量。

【制　法】　将猪胰洗净，切小块；淡菜用温水浸泡20分钟后洗净，拣去杂质(腹中的肚肠、海草等)，备用。将切好的猪胰和淡菜放入瓦煲中，加入鲜汤及姜、食盐、花椒等调料，置火上煲熟即可。

【用　法】　佐餐食用。

【功　用】　滋阴补肝，润发健胃。适用于肝阴亏虚之糖尿病。

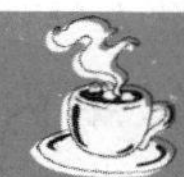

猪胰汤

【组　成】　猪胰2条，薏苡仁30克，黄芪30克，怀山药120克。

【制　法】　将将黄芪煎汁，备用；猪胰清洗干净，放锅中加水适量，煮至猪胰烂后，加入薏苡仁、怀山药共煮，待九成熟时，入黄芪煎汁，加入少许食盐调味。

【用　法】　佐餐食用。

【功　用】　滋阴润燥，益肺补脾，清热利湿。适用于气阴两虚之糖

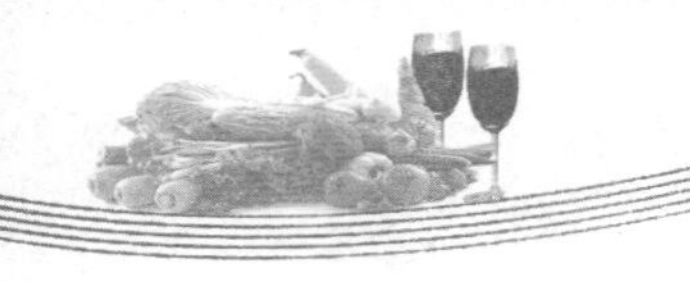

尿病。

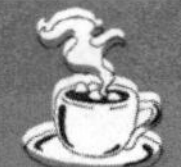

猪胰玉米须汤

【组　成】 猪胰1个，玉米须50克，食盐适量。

【制　法】 将猪胰洗净，切成条，玉米须洗净，一同放入锅中，加适量水和少许食盐，用大火煮沸后转小火炖煮60分钟，至猪胰熟烂即可。

【用　法】 佐餐食用。

【功　用】 滋阴清热，润燥止渴。适用于糖尿病、高脂血症、冠心病、高血压病、脂肪肝等。

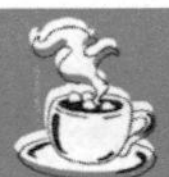

竹笋汤

【组　成】 鲜竹笋100克，食盐、味精各少许。

【制　法】 将鲜竹笋剥去浮皮，洗净，切成薄片，将其入锅加水煮沸后，用中火继续煮半小时，加入食盐、味精即可。

【用　法】 食笋喝汤，每日1次，连服5日为1个疗程。

【功　用】 清热化痰，利膈健脾，消渴益气，平喘。适用于糖尿病。

紫菜白萝卜汤

【组　成】 白萝卜250克，紫菜15克，陈皮2片，食盐适量。

【制　法】 将萝卜洗净后切丝，紫菜、陈皮剪碎，一并放入锅内，加水适量，煎煮30分钟，酌加食盐调味即可。

【用　法】 佐餐食用。

【功　用】 健脾和血，补虚降糖，化痰祛脂。适用于糖尿病、高脂血症。

（五）菜肴方

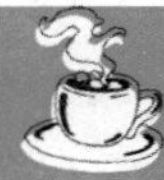

八宝豆腐

【组　成】 嫩豆腐200克，香菇30克，松子仁30克，西瓜子30克，葵花子30克，鸡丝50克，火腿50克。

【制　法】 嫩豆腐切片，香菇浸泡后切成细屑，取洁净松子仁、西瓜子仁、葵花子仁、鸡丝、火腿碎片，同入浓鸡汤中煮沸即可。

【用　法】 佐餐食用，每日2次。

【功　用】 和中益智，生津润燥，清热解毒。适用于糖尿病等。

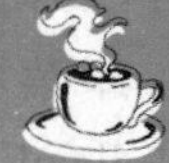

扒冬瓜球

【组　成】 冬瓜600克，水发香菇50克，植物油25克，鲜汤100毫升，食盐、味精、湿淀粉、香油各适量。

【制　法】 将冬瓜削皮，挖子去瓤，洗净，切成直径1.5厘米的球形，放入沸水中烫至八成熟，捞出放入冷水里浸凉。炒锅上大火，放油烧热，放入冬瓜球，略煸炒后放入香菇，再加入食盐、味精、鲜汤，改用中火焖煮3分钟，加湿淀粉勾芡，淋上香油，搅匀装盘即可。

【用　法】 佐餐食用。

【功　用】 清热解毒，减肥美容。适用于糖尿病等。

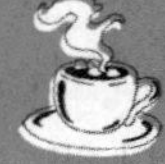

扒干贝冬瓜球

【组　成】 发好干贝100克，冬瓜400克，水发香菇50克，火腿50克，青豆10克，鲜汤250毫升，食盐2克，味精2克，黄酒15克，鸡油15克，葱油30克，湿淀粉30克。

【制　法】 将冬瓜去皮、瓤，削成直径为2厘米的小球24个，放清水内煮透，冷水过凉，控净水分；水发香菇去蒂，一片两半；火腿切象眼片。炒锅内加鲜汤、干贝、冬瓜球、香菇、火腿、青豆、食盐、黄酒，煮开后撇去浮沫，煨片刻，用湿淀粉勾芡，加上味精，淋上葱油搅匀，盛入盘内，淋上鸡油即可。

【用　法】 佐餐食用。

【功　用】 清热解暑，补中益气。适用于糖尿病等。

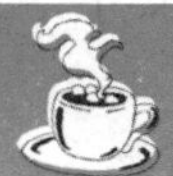

扒芹菜

【组　成】 芹菜250克，虾米10克，玉兰片15克，香油50克，湿淀粉、素鲜汤、花椒、食盐、味精各适量。

【制　法】 将芹菜洗净，去叶、根，切成4厘米长的条。炒锅上火，放入香油烧热，下花椒稍炸，捞出花椒，再下芹菜，炸透捞入碗内，加虾米、玉兰片、食盐、素鲜汤，入笼蒸5分钟，出锅后将汤滗入炒锅中，芹菜等扣入盘内，将锅内汤汁煮开，加入味精，用湿淀粉勾芡，浇在芹菜上即可。

【用　法】 佐餐食用。

【功　用】 散结解毒，补肾壮阳，养精益力。适用于糖尿病等。

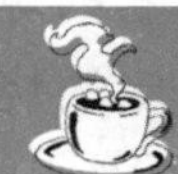

白扒鱼翅

【组　成】 冬笋400克，口蘑100克，香菇50克，鲜蘑50克，植物油300克（实耗约25克），食盐、味精、生姜末、湿淀粉、黄酒、香油各适量。

【制　法】 将整个冬笋用刀切去两头，切成长8厘米、宽5厘米的长方条，再改刀切成5厘米长的薄片，再切梳子花刀，并将连在一起的笋片顶端挂匀面糊。炒锅上大火，放油烧至六成热，将裹好面糊的笋片放入锅中，炸至面糊发硬，捞出控油装盘。取一汤碗，碗内抹一层热油，将一大片香菇放在碗底，并将炸过的笋片按刀口对称摆入碗内，再对称放入口蘑和鲜蘑，入笼蒸透后反扣盘中。炒锅上大火，加入食盐、味精、生姜末、黄酒和鲜汤，再放入湿淀粉勾薄芡，待芡汁明亮有光泽时，将芡汁浇在盘中的原料上即可。

【用　法】 佐餐食用。

【功　用】 补脾益气，开胃止泻。适用于糖尿病等。

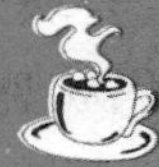

白菜鳝鱼丝

【组　成】 白菜帮150克，活杀黄鳝350克，植物油、味精、酱油、食盐、胡椒粉、黄酒、葱花、生姜末、蒜泥、香油、湿淀粉、香醋各适量。

【制　法】 将白菜帮洗净，切成丝；黄鳝用洁布抹去血水、黏液，将黄鳝甩昏，用钉子钉住鳝头，用小刀将黄鳝从背部剖开，除去骨头及内脏，洗净，再切成丝，放入食盐、胡椒粉，拌和待用；取小碗，放入黄酒、酱油、香醋、香油、味精、白糖、葱花、生姜末、湿淀粉混匀成调味汁。炒锅上火，放油烧热，下白菜丝煸炒至熟捞出；原锅中再放入植物油，下蒜泥煸香，再下鳝丝煸炒至变色，随即倒入白菜、调味汁，翻拌几下，起锅装盘即可。

【用　法】 佐餐食用。

【功　用】 补益脾胃，益气养血。适用于糖尿病。

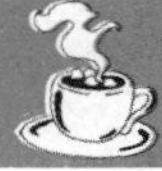

白萝卜炒章鱼

【组　成】 白萝卜100克，章鱼200克，葱花、生姜丝、植物油、食盐、味精各适量。

【制　法】 将白萝卜洗净，切丝；章鱼去内脏，洗净，切片。炒锅上火，加油烧热，下白萝卜炒至八成熟时倒入章鱼肉、葱花、生姜丝、食盐、味精等调料，炒至熟后即可。

【用　法】 佐餐食用。

【功　用】 益气养血。适用于糖尿病等。

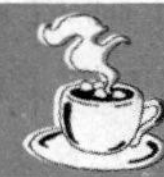

白萝卜烧牛肉

【组　成】 牛肉500克，白萝卜500克，胡萝卜100克，板栗15个，

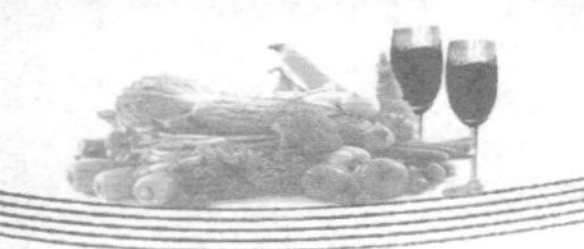

葱段、生姜块、酱油、黄酒、植物油各适量。

【制　法】 将牛肉切成4厘米见方的块；将白萝卜和胡萝卜去皮，切成滚刀块；板栗去皮。炒锅上大火，放油烧热，下牛肉、葱段、生姜块煸炒至肉色变白，盛出；用剩下的油炒白萝卜块、胡萝卜块，至略烧焦状盛出；锅中加清水一大碗，下酱油、黄酒，放入牛肉用大火煮开，改用小火炖1小时。最后在锅中加入白萝卜块、胡萝卜块、板栗至变软，再稍煮收汁即可。

【用　法】 佐餐食用。

【功　用】 补益脾胃，强筋壮骨。适用于糖尿病等。

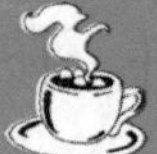

白萝卜煮豆腐

【组　成】 白萝卜250克，嫩豆腐250克，香油、味精、食盐、淀粉各适量。

【制　法】 将嫩豆腐用沸水烫片刻，切成薄片备用。白萝卜洗净，切成细丝，沾上淀粉后用温油煸炒，加水煮至酥烂，放入豆腐片，调味煮沸，勾薄芡，淋上香油，可加少许青蒜蓉或蒜泥。

【用　法】 佐餐食用。

【功　用】 顺气化痰，消食利尿，降糖降脂。适用于糖尿病等。

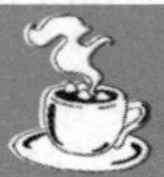

白茅炖瓜菇

【组　成】 白茅根15克，冬瓜100克，平菇(侧耳菇)50克，葱、姜丝各3克，食盐、味精各1克，香油1克，植物油5克。

【制　法】 将白茅根、冬瓜、平菇洗净，白茅根煎煮取汁(约50毫升)备用；冬瓜削去外皮，切成1厘米厚菱形片；平菇掰成小块待用。取炒锅置大火上，加入植物油，待油热放进葱、姜丝煸炒，葱、姜出香时倒进药煎液并加进冬瓜、平菇和食盐炖熟，再加进味精、香油翻炒均匀即可停火，盛入汤碗中即可。

【用　法】 佐餐食用。

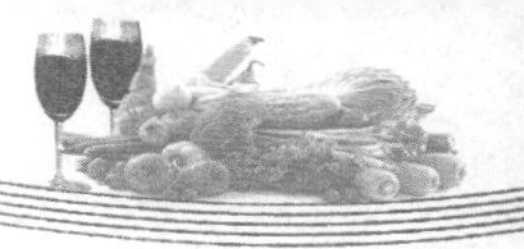

【功　用】 利水消炎，散瘀排脓。适用于糖尿病泌尿系感染及有水肿者。

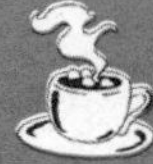

百合慈姑烧蚬肉

【组　成】 鲜百合、鲜慈姑各 50 克，鲜蚬肉 100 克，葱、姜丝各 2 克，绿豆淀粉、番茄酱各 20 克，味精 1 克，酱油 20 克，葡萄酒 5 克，香油 2 克，植物油 500 克。

【制　法】 将百合、慈姑、蚬肉洗净，再将百合（掰成小瓣）、慈姑用沸水焯烫，捞出过凉水后沥去水分，备用；另将蚬肉放一小盆中，加入 10 克酱油，15 克干淀粉拌匀后待用。炒锅置大火上，放油烧至八成热，下入蚬肉，并迅速拨开，炸至表皮泛金黄时捞出，沥尽油待用；锅内留少许油重新回至火上，油热后放入葱、姜丝煸炒，待葱出香味放进番茄酱、酱油、葡萄酒、蚬肉及适量清水稍炖，下入水淀粉勾芡，再放进味精、香油翻炒均匀，盛上盘即可。

【用　法】 佐餐食用。

【功　用】 抗菌消炎。适用于糖尿病性足并发感染等。

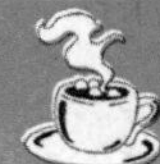

拌菠菜泥

【组　成】 五香豆腐干 1 块，菠菜 500 克，熟笋 25 克，白糖 1 克，生姜末 5 克，香油 25 克，食盐 2 克，味精 0.5 克。

【制　法】 将菠菜剪去老根，摘去叶和杂质，洗净泥沙，在开水里烫过捞出，挤去水分，散放晾凉，切成细末，再挤一下水，放在碗里。香干和笋肉也切成同样的细末，放在盛有菠菜末的碗里，加入食盐、白糖、味精、生姜末，淋上香油拌匀，装盘即可。

【用　法】 佐餐食用。

【功　用】 通利肠胃，健脾和中。适用于糖尿病等。

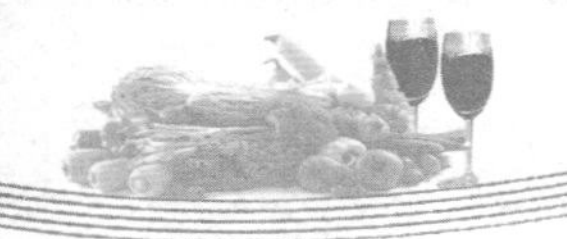

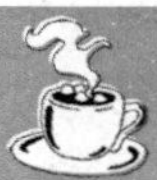

拌苦瓜丝

【组　成】　苦瓜 200 克，香油 2 克，食盐、味精各适量。

【制　法】　苦瓜片开去瓤，切细丝，沸水略焯，捞出沥水，放食盐、味精、香油，拌匀即可。

【用　法】　佐餐食用。

【功　用】　清热降压，降脂减肥。适用于糖尿病高血压、高脂血症。

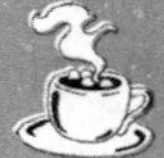

拌蒲笋

【组　成】　香蒲根 500 克，生姜丝 150 克，橘皮丝 50 克，花椒、茴香、熟油、食盐、葱丝各适量。

【制　法】　香蒲根洗净，切成约 3 厘米长，沸水焯过，布裹压干，加生姜丝、熟油、食盐、橘丝、花椒、茴香、葱丝和粳米饭拌匀，瓷器收藏，过天即可。

【用　法】　佐餐食用，每日 2 次。

【功　用】　清热养血，益智安神，宽中顺气。适用于糖尿病等。

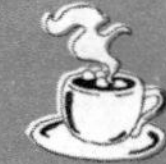

拌肉丝菠菜

【组　成】　菠菜 500 克，猪肉 100 克，香菜 15 克，胡萝卜 15 克，植物油 50 克，酱油 10 克，食盐 2 克，味精 2 克，花椒粉 1 克，米醋 5 克，大蒜泥 15 克。

【制　法】　将菠菜择洗干净，用开水烫一下，捞出，用凉水过凉，用手轻轻挤去水分，切成 2.5 厘米长的段，放在盘里；将胡萝卜切成细丝，用开水烫一下，用凉水过凉，控去水分，放在菠菜段上；香菜切成末，放在菠菜段上；猪肉切成细丝，待用。炒锅上大火，放油烧热后将肉丝下入，快速煸炒，加入花椒粉、酱油，即成出锅，倒入盘内，将食盐、味精、米醋、大蒜泥加入，调拌均匀即可。

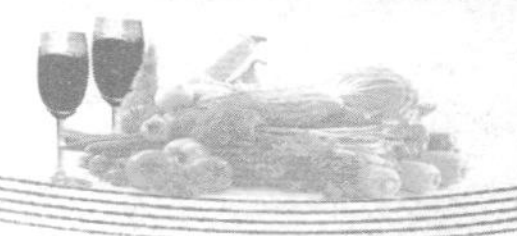

【用　法】 佐餐食用。

【功　用】 养血润燥，滑润肌肤，补中益气。适用于糖尿病等。

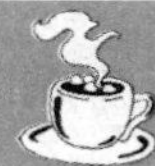

拌素什锦

【组　成】 冬笋100克，黄瓜100克，玉米笋100克，水发香菇100克，鲜蘑100克，胡萝卜50克，青菜100克，味精1克，植物油20克，食盐2克，胡椒粉2克，花椒2克。

【制　法】 将冬笋切片，黄瓜、胡萝卜切条；香菇、鲜蘑大个改刀，小个整用；青菜心洗净，然后将各种原料按性质分别下沸水锅焯一下，捞出过凉，放食盐腌一下，将汤控去。炒锅上火，放入香油，将花椒炸透捞出；花椒油晾凉后同其他调料一起放入菜中拌匀即可。

【用　法】 佐餐食用。

【功　用】 清热解渴，益气健脾，利膈爽胃。适用于糖尿病等。

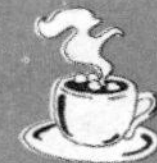

蒡芹鲜菇

【组　成】 嫩牛蒡根茎、芹菜各50克，鲜平菇100克，红菜椒30克，食盐0.5克，味精0.5克，豆辣酱5克，酱油5克，醋、香油各3克。

【制　法】 将牛蒡、芹菜、鲜平菇、菜椒等洗净；将牛蒡根、芹菜斜切成3厘米长丝，鲜平菇撕成（掰开）细丝，均用沸水分别焯烫，捞至凉开水中去热待用；将红菜椒切细丝，放进调菜盆；将牛蒡、芹菜、鲜平菇等沥尽水也放入调菜盆，加进食盐、豆辣酱等作料拌匀，码在盘中即可。

【用　法】 佐餐食用。

【功　用】 降血压，降血脂，降血糖。适用于糖尿病、高血压病等。

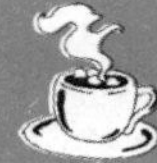

鲍鱼扒海参

【组　成】 水发海参1 000克，罐头鲍鱼250克，黄酒15克，酱油10克，食盐4克，熟猪油30克，鸡油20克，湿淀粉10克，高汤、葱段、生姜

片、味精、胡椒粉各适量。

【制　法】 抠去海参肚内薄膜，洗净，顺海参纵向切成3条，放沸水锅中烫透，捞入凉水中；鲍鱼切成薄片。锅内放猪油烧热，投入葱、姜煸至金黄，烹入黄酒、酱油，倒入高汤煮开，撇尽浮沫，加入食盐、味精及胡椒粉，放入海参煮10分钟，将海参捞出，盛入汤盆中。在烧海参时，另用锅放入熟猪油烧热，投入葱、生姜，煸至金黄，加入黄酒、高汤煮开，拣出葱、生姜，撇去浮沫，加入食盐、味精及胡椒粉，放入鲍鱼片煮熟，勾流芡汁，淋入鸡油，浇在海参上即可。

【用　法】 佐餐食用。

【功　用】 补肾壮阳，益气滋阴，润肠通便。适用于糖尿病等。

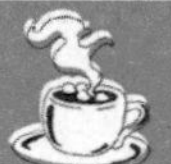

爆炒萝卜丝

【组　成】 白萝卜500克，鲜红辣椒30克，青蒜30克，食盐1克，味精0.5克，湿淀粉15克，酱油5克，香醋2克，植物油50克，香油适量。

【制　法】 将萝卜洗净，去皮，先切成片，再切成细丝，盛入大碗中，加食盐1克，抓腌数分钟后捞出挤干水分；鲜红椒去蒂、去子，洗净，切成细丝；青蒜择洗干净，切成段(粗者用刀拍松竖剖开)。炒锅上大火，放油烧至八成热，先将萝卜丝、红椒丝下锅爆炒几下，接着下食盐、蒜段、香醋、酱油继续翻炒，下味精，用湿淀粉勾芡，淋上香油，颠翻出锅装盘即可。

【用　法】 佐餐食用。

【功　用】 温中散寒，开胃消食。适用于糖尿病等。

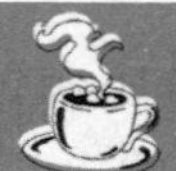

贝母甲鱼

【组　成】 甲鱼500克，贝母、知母、前胡、柴胡、杏仁各5克，黄酒适量，食盐少许。

【制　法】 将甲鱼宰杀，去头及内脏，切块，入大碗中，加入药物和黄酒、食盐，加清水适量，入蒸锅中蒸1小时即可。

【用　法】 趁热分顿食用。

【功　用】 滋阴清热。适用于糖尿病阴虚内热、消瘦易疲倦者。

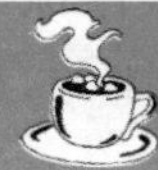

菠菜肉丝粉

【组　成】 菠菜250克,猪瘦肉100克,粉丝25克,植物油40克,黄酒5克,葱10克,鲜生姜5克,蒜5克,香油5克,食盐2克。

【制　法】 将猪肉切成细丝;菠菜择洗干净,切成3厘米长;粉丝用开水泡上;葱顺长切成长3厘米、宽2毫米的丝;生姜去皮,切成末;蒜去皮,用刀拍碎切成蓉。炒锅上大火,放油烧热,下葱丝、生姜末、蒜蓉炝锅,再放入肉丝煸炒,烹入黄酒,加入食盐,待肉丝煸散后,放入菠菜、粉丝,再炒几下,放入香油装盘即可。

【用　法】 佐餐食用。

【功　用】 养血润肤,益气健脾。适用于糖尿病等。

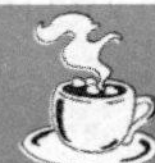

菠菜头烧虾米

【组　成】 菠菜头300克,小虾米25克,香油25克,味精0.5克,食盐3克,葱花2.5克,生姜末2.5克,黄酒15克,湿淀粉15克,鲜汤适量。

【制　法】 将红根菠菜头去杂,洗净,顺切成四半,然后截成3厘米长段。炒锅上火,放入香油20克烧热,用小虾米、葱花、生姜末炝锅,再下菠菜头煸炒,加入食盐、味精,继续煸炒,烹入黄酒、鲜汤,用湿淀粉勾芡,淋上香油5克,颠翻出锅即可。

【用　法】 佐餐食用。

【功　用】 养血润燥,益肾强精。适用于糖尿病等。

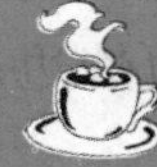

菠萝杏露

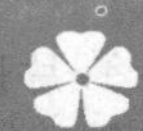

【组　成】 水发杏仁、嫩甘露、菜瓜(或越瓜、梢瓜)各50克,菊糖0.5克,食盐1克,鲜菠萝500克(汁约50克)。

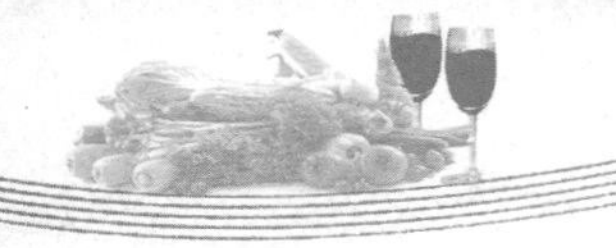

【制　法】将杏仁、甘露、菜瓜洗净，再将甘露和菜瓜均削去外皮，切成细条，用沸水将甘露细条焯烫，捞出过凉开水去热，沥尽水，与杏仁、菜瓜细条一起放进调菜盆中待用；另将鲜菠萝洗净，削去外皮，用淡盐水略浸泡，再用榨汁机取汁，将菠萝汁加菊糖搅匀倒进调菜盆内拌匀，码在盘中即可。

【用　法】佐餐食用。

【功　用】降血糖，降血脂。适用于糖尿病、脂肪肝等。

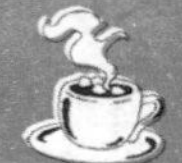

炒二冬

【组　成】冬瓜300克，水发冬菇100克，葱花5克，生姜丝5克，植物油20克，食盐、黄酒、味精、香油、鸡汤各适量。

【制　法】将冬瓜洗净去皮、瓤，切成小块；水发香菇片成薄片，放入沸水锅中焯一下；葱、生姜切丝备用。炒锅上火，放油烧至五成热，放入葱花、生姜丝煸炒出香味，随即下入冬瓜、香菇、食盐、黄酒、鸡汤翻炒，用湿淀粉勾芡，加入味精，淋上香油即可。

【用　法】佐餐食用。

【功　用】益气消渴，降血压，降血糖。适用于糖尿病等。

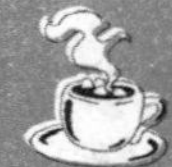

炒双冬

【组　成】冬笋200克，水发香菇150克，酱油5克，鲜汤50毫升，植物油20克，食盐3克，味精2克，葱、生姜、湿淀粉、香油各适量。

【制　法】将冬笋剥去外壳、去根，削去衣，洗净，切成片，放入碗中用开水烫一下，捞出沥净水分；香菇去蒂，洗净，大的可一切两半；葱、姜洗净，切成末备用。炒锅上火，放油烧热后用葱花、生姜末炝锅，然后放入冬笋片略炒一下，再下香菇继续煸炒，加食盐、酱油、味精，边炒边加鲜汤，待入味后用湿淀粉勾薄芡，颠翻起锅装盘，淋上香油即可。

【用　法】佐餐食用。

【功　用】通利肠胃。适用于糖尿病等。

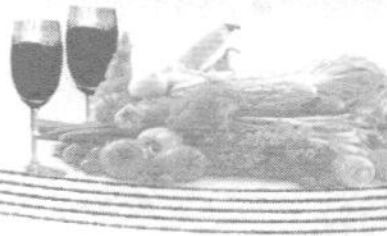

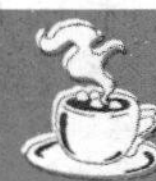

陈皮腌桔梗

【组　成】 鲜桔梗 1 000 克，陈皮 50 克，花椒粉 10 克，食盐 50 克。

【制　法】 将鲜桔梗洗净，沥尽水，放进洗菜盆内待用；将陈皮洗净，沥净水，切成细丝，与花椒粉一齐加入菜盆内，并加进 30 克食盐拌匀，腌制 5～6 天，取出晒干水分，放回盆内，再加进 20 克食盐，用双手搓匀，再腌制 12 小时，取出晾干存放于小坛中，置于阴凉处随食随取。

【用　法】 佐餐食用。

【功　用】 降低血糖。适用于糖尿病等。

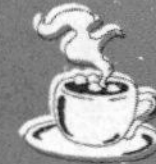

陈皮炸全蝎

【组　成】 活全蝎 50 克，陈皮粉 3 克，食盐 1 克，植物油 500 克（实耗 50 克）。

【制　法】 将全蝎冲洗，用沸水焯烫，捞出沥尽水分待用；取炒锅置大火上，加进植物油，待油温 80℃左右时，投入全蝎速炸至黄酥捞出，沥尽油，码在盘中，均匀地撒上陈皮粉和食盐即可。

【用　法】 佐餐食用。

【功　用】 降血糖，降血脂。适用于糖尿病并发高脂血症等。

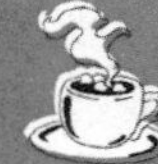

赤小豆煨鲤鱼

【组　成】 赤小豆 30 克，天花粉 15 克，鲤鱼 1 条（约 500 克），葱花、姜末、黄酒、食盐、味精、植物油各适量。

【制　法】 将赤小豆去杂，洗净，用温开水泡发，备用；将天花粉洗净，晒干或烘干，研成细粉，备用；将鲤鱼宰杀，去鳞、鳃及内脏，洗净后切成 3 段，放入烧至六成热的植物油锅中煸透，加黄酒，并加葱花、姜末，出香后，移入大碗中，备用。汤锅（或砂锅）加水后，置火上煮沸，加入赤小豆，中火煨煮 30 分钟，放入煸透的鲤鱼，改用小火煨煮 30 分钟，待鲤鱼熟烂、赤小豆酥烂时，调入天花粉，拌匀，再煮至沸，加适量食盐、味精调味即可。

【用 法】 佐餐食用。

【功 用】 健脾益胃，除湿消肿，降血糖，降血压。适用于糖尿病、高血压病等。

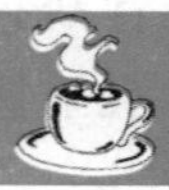

虫草炖雄鸡

【组 成】 冬虫夏草 15 克，雄鸡 1 只，葱节、姜片、食盐各适量。

【制 法】 将鸡宰杀后去毛，洗净，去内脏，把虫草放入鸡腹内，加上食盐、生姜、葱少许，再加清水适量，隔水炖熟即可。

【用 法】 佐餐食用。

【功 用】 滋补强壮，益精补虚。适用于糖尿病等。

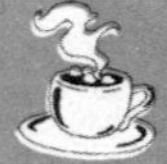

葱油萝卜丝

【组 成】 白萝卜 500 克，青葱 5 根，胡萝卜 50 克，香菇 50 克，鲜金针菇 100 克，开洋少许，食盐、植物油、味精各适量。

【制 法】 将白萝卜、胡萝卜切丝，加食盐少许，腌一会儿，挤去水分装碗。金针菇用凉开水冲洗净，切段；香菇蒸熟，切成丝，与金针菇一起放在萝卜丝上，再放上葱花，淋入热油，味精拌和即可。

【用 法】 佐餐食用。

【功 用】 清火消食，顺气化痰。适用于糖尿病等。

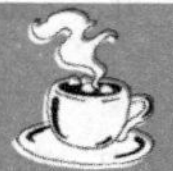

翠衣鳝丝

【组 成】 鳝鱼肉 250 克，鲜西瓜皮 150 克，鸡蛋 1 个，植物油、香油、葱白、蒜头、干淀粉、黄酒、食盐、豆粉各适量。

【制 法】 将鳝鱼肉洗净，切成片，再切成丝，然后用清水漂洗一次，捞起沥水，再用纱布吸去水分；将西瓜皮洗净，削去外表硬皮，捣烂成泥，用纱布将西瓜皮汁滤入碗内，加入干淀粉制成湿淀粉；鳝丝装入盆中，打入鸡蛋液，加入食盐、豆粉、黄酒，抓匀上浆；蒜头、葱白切成碎末。炒锅上火，放油烧热，放入鳝丝滑油，视色变白后捞出控油；原锅留底油上火，投入葱白末、蒜末，再放入炸鳝丝，加瓜皮汁、黄酒、食盐翻炒，用湿淀粉勾芡，翻炒几下，淋上香油，起锅装盘即可。

【用　法】 佐餐食用。

【功　用】 补益虚损，祛除风湿，清火降压。适用于高血压病、糖尿病等。

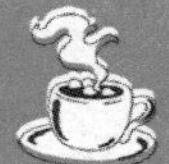

蛋炒萝卜干

【组　成】 白萝卜干150克，鸡蛋2个，葱花20克，植物油30克，味精适量。

【制　法】 将萝卜干洗净，沥干水分，切细；将鸡蛋打散。锅烧热后放入萝卜干，炒干水分，盛出；在锅内将油烧热，将葱爆香，放入萝卜干炒一下，再加入蛋汁同炒，以味精调味，待蛋汁凝固即可。

【用　法】 佐餐食用。

【功　用】 宽中下气，消食化痰，滋阴润燥。适用于糖尿病等。

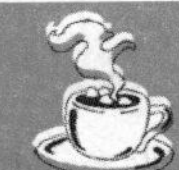

蛋皮芹卷

【组　成】 嫩芹菜200克，鸡蛋4个，植物油300克(实耗约25克)，水发香菇、茭白、蘑菇、水发海米、食盐、味精、黄酒、生姜末、胡椒粉、湿淀粉、辣酱油、醋、香油各适量。

【制　法】 将嫩芹菜择去根、叶，洗净，放入沸水中烫至断生捞出，用凉水过凉，控水后切成末；水发香菇、茭白、蘑菇、水发海米均切成末；取一大碗，加入切碎的原料，加入黄酒、食盐、味精、胡椒粉、生姜末、湿淀粉调匀成馅；鸡蛋打入碗中，用筷子搅散。炒锅上中火，放油少许，转动炒锅，使油均匀地布满锅底，倒入鸡蛋液，摊成20厘米直径的蛋皮，共摊4张，取出平放在案板上，然后将馅心卷入蛋皮内，制成蛋卷；炒锅上火，

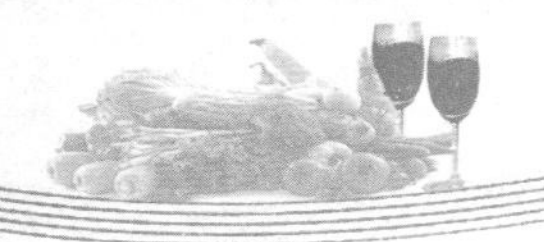

放油烧至六成热，下入蛋卷，炸至外壳起脆呈金黄色时，捞出控油，切成菱形块，整齐地摆放在盘内。上桌时配辣酱油、醋各1碟。

【用　法】 佐餐食用。

【功　用】 清心安神，补益气血。适用于糖尿病等。

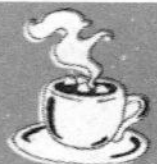

冬瓜香菇肉

【组　成】 冬瓜500克，瘦肉50克，香菇10克，黑木耳10克，植物油100克，葱2根，生姜2片，蒜、食盐、味精、胡椒粉、湿淀粉、香油、黄酒各适量。

【制　法】 将冬瓜洗净，刮去外皮，掏净瓜瓤，洗净沥干，切成2厘米厚的长条块，放入沸水内煮5分钟，捞出沥水；葱切段；瘦肉、香菇、黑木耳切成丝。炒锅烧热，倒油，油热后放冬瓜条，炸至金黄色，捞出；锅留底油，油热后下生姜片、蒜片，爆香，下冬瓜、瘦肉、香菇、黑木耳，翻炒一下，放黄酒，加鲜汤、味精、葱段，然后勾芡，淋上香油即可。

【用　法】 佐餐食用。

【功　用】 益气消渴，嫩肤减肥。适用于糖尿病等。

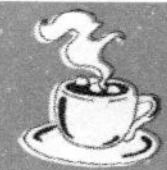

冬瓜苡仁脯

【组　成】 冬瓜1 000克，薏苡仁、香菇各30克，清汤、植物油、葱花、生姜末、食盐、湿淀粉、味精各适量。

【制　法】 将冬瓜洗净，刮去外皮，切成大块，除去瓤、子后，整块入沸水锅焯一下，捞起，沥干水分；将薏苡仁洗净，入锅，加水煮熟，盛入碗中待用；将整块冬瓜放入蒸盆内，加薏苡仁，淋入清汤适量，上笼蒸30分钟，取出待用；将香菇用温水浸发，洗后切成两半，放入油锅，以大火爆炒，加葱花、生姜末、食盐、清水、湿淀粉、味精等勾兑成芡，淋在冬瓜脯上即可。

【用　法】 佐餐食用。

【功　用】 清热解毒，利水消肿，降血糖。适用于糖尿病、高血压病。

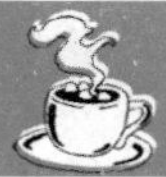

枸杞杜仲炖鹌鹑

【组　成】 枸杞子30克，杜仲10克，鹌鹑1只，葱段、生姜片、食盐各适量。

【制　法】 将鹌鹑宰杀去毛及内脏，洗净，切块。枸杞子洗净，杜仲切片，同入布袋，与鹌鹑肉、葱段、生姜片一同入锅，加水适量，用大火煮沸后转小火慢炖至鹌鹑肉熟烂，加食盐调味即可。

【用　法】 佐餐食用。

【功　用】 补肾养肝，强腰壮骨，降压明目。适用于糖尿病等。

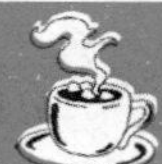

枸杞炖狗肉

【组　成】 枸杞子、山药各60克，狗肉、鲜汤各1 000克，猪油、生姜、葱、黄酒、食盐、味精、胡椒粉各适量。

【制　法】 将狗肉切成块，用开水焯透，除净血沫洗净。炒锅烧热，倒入猪油、狗肉、生姜、葱煸炒，烹入黄酒，出锅；把狗肉转入砂锅，放入山药、枸杞子、食盐、鲜汤，用小火炖至狗肉烂熟，拣出姜葱，放入味精、胡椒粉即可。

【用　法】 佐餐食用。

【功　用】 滋补肝肾，健脾散寒。适用于糖尿病等。

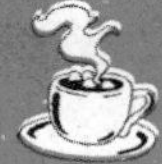

枸杞炖牛鞭

【组　成】 枸杞子15克，牛鞭1副，生姜3片，食盐适量。

【制　法】 将枸杞子、牛鞭、生姜同放入炖盅内，加清水1碗，隔水炖2小时，熄火，加调料。

【用　法】 佐餐食用。

【功　用】 壮阳补肾。适用于糖尿病等。

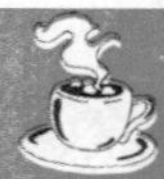

枸杞番茄鱼片

【组　成】 枸杞子20克，鱼肉200克，鸡蛋黄2个，番茄酱50克，淀粉、植物油各适量。

【制　法】 将枸杞子用清水洗净，置小碗内上屉蒸熟；鱼肉切成片；鸡蛋打破，把蛋黄放在一个碗内，加淀粉调成糊状。炒锅上大火，放油烧至五成热，取鱼片蘸蛋糊，逐片下锅炸透，然后捞出，锅内余油倒出；炒锅上大火，放入少许水和番茄酱、蒸熟的枸杞子、食盐、味精及植物油10克，再将炸好的鱼片放入，将湿淀粉徐徐淋入锅内，放25克明油，晃动几下，颠翻过来，放入盘内，上面再点缀少量枸杞子即可。

【用　法】 佐餐食用。

【功　用】 益肾滋阴，养血明目。适用于阴阳两虚型糖尿病。

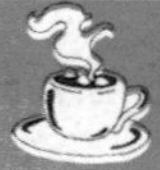

枸杞红枣鸡蛋

【组　成】 枸杞子150克，红枣5个，鸡蛋2个。

【制　法】 将枸杞子、红枣、鸡蛋同入锅中，煮至鸡蛋熟，剥去壳，再共煮片刻即可。

【用　法】 佐餐食用。

【功　用】 补养肝肾，健脾益胃。适用于糖尿病等。

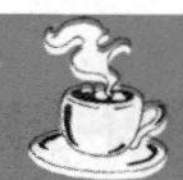

枸杞黄鳝

【组　成】 枸杞子25克，黄鳝500克，蒜头3粒，生姜2片，大茴香2粒，桂皮1小块，黄酒、酱油、蚝油各15克，鲜汤2碗，白糖5克，胡椒粉、香油各适量。

【制　法】 将黄鳝剖杀，洗净，去骨，切花刀，再切6厘米长的片。炒锅上火，放油烧热，下黄鳝炸3分钟捞起，下生姜、大茴香、桂皮爆香，加入黄酒、酱油、蚝油、白糖、枸杞子、鲜汤煮2分钟，捞起生姜、大茴香、桂皮；

把黄鳝排好，用小火焖 15 分钟，淋上香油，大火收干汤汁即可。

【用　法】 佐餐食用。

【功　用】 滋肾润肺，补肝明目。适用于糖尿病等。

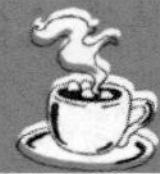

枸杞韭菜炒虾仁

【组　成】 枸杞子 30 克，虾仁 50 克，韭菜 150 克。

【制　法】 将枸杞子去杂，洗净，用温开水浸泡片刻，沥去水分，备用；将虾仁洗净，盛入碗中；将韭菜去杂，洗净后切成段。炒锅置火上，加植物油，大火烧至六成热时，投入葱花、生姜末煸炒出香，加入虾仁，急火熘炒，烹入黄酒，加韭菜段、枸杞子，翻炒片刻，加食盐、味精，炒匀入味即可。

【用　法】 佐餐食用。

【功　用】 补益肝肾，滋养气血，降血糖。适用于糖尿病等。

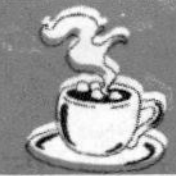

枸杞葵花鸡

【组　成】 熟鸡丝 200 克，鸡蓉 200 克，枸杞子 15 克，香菇丝 100 克，胡萝卜 100 克，瓜皮 15 克，食盐 2 克，黄酒 10 克，葱姜汁 20 克，鸡蛋清 3 克，味精 1 克，猪油 20 克，植物油 20 克，鲜汤、湿淀粉各适量。

【制　法】 将枸杞子用温水泡透，鸡丝加香菇丝、枸杞子及调料拌匀，装在圆盘内，鸡蓉加鸡蛋清、鲜汤、猪油、葱姜汁、食盐、黄酒、味精，搅拌成糊状，倒在鸡丝上抹平，用香菇丝、枸杞子摆成葵花生坯，胡萝卜切片，用模具将瓜皮、胡萝卜压成桃形。将葵花生坯上笼蒸约 10 分钟取出，拖入另一圆盘内，胡萝卜片焯水摆在周围，同时炒锅上火，加底油，下入鲜汤、葱姜汁，调味后勾薄芡，淋上明油，起锅浇在葵花鸡上即可。

【用　法】 佐餐食用。

【功　用】 滋肝养肾，活血明目，暖胃补虚。适用于糖尿病等。

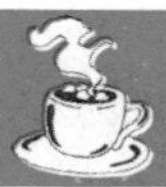

枸杞麦冬蛋丁

【组　成】 枸杞子30克，麦冬10克，花生仁30克，鸡蛋5只，猪瘦肉30克，食盐、味精、湿淀粉、植物油各适量。

【制　法】 花生仁洗净，沥干，放油锅中炸炒至脆；枸杞子洗净，入沸水中略焯一下，捞起备用；麦冬洗净，入沸水中煮熟，捞起，切成碎末；猪瘦肉入沸水中略焯后，洗净，切成肉丁；蛋打在碗中，加食盐少许，打匀后，倒入碗壁涂油的碗中，隔水蒸熟，冷却后切成粒状的蛋丁。将锅置大火上，放植物油把肉丁炒熟，再倒进蛋粒、枸杞子、麦冬碎末，炒匀，放食盐少许，并用湿淀粉勾芡，最后放味精适量，再铺上花生仁即可。

【用　法】 佐餐食用。

【功　用】 养阴补精，生脉壮神。适用于心肝阴虚之糖尿病等。

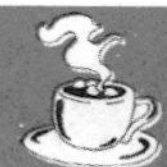

枸杞牛筋煲

【组　成】 枸杞子25克，水发牛筋500克，食盐6克，黄酒10克，味精5克，胡椒粉2克，淀粉5克，鲜汤300毫升，香油10克，生姜片3克，植物油100克，葱段2克。

【制　法】 将炒锅上火，加水煮沸，放入牛筋，煮滚片刻取出洗净，切成5厘米长的条；枸杞子用清水洗净。炒锅上火，放油烧至六成热，下葱段、生姜片，爆出香味，放入牛筋，过油后倒入漏勺沥油；煲上火，加入鲜汤、食盐、黄酒、胡椒粉，再放入滑过油的牛筋及枸杞子，加盖用小火焖至牛筋软糯、卤汁稠浓时，加味精，淋入香油即可。

【用　法】 佐餐食用。

【功　用】 补肾盖精，养肝明目，强筋健骨。适用于糖尿病等。

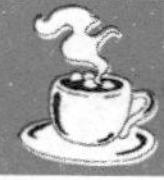

枸杞肉丝

【组　成】 枸杞子100克，猪瘦肉500克，熟青笋100克，猪油100

克，食盐12克，味精2克，黄酒3克，香油15克，酱油10克。

【制　法】 枸杞子洗净待用；猪肉洗净，去筋膜，切成2寸长的丝；熟青笋切成同样长的细丝。炒锅烧热，用油滑锅后放入猪油，将肉丝、笋丝同时下锅翻炒，加入黄酒、酱油、食盐、味精搅匀，最后投入枸杞子颠炒几下，淋香油即可。

【用　法】 佐餐食用。

【功　用】 阴血双补，明目降糖。适用于糖尿病等。

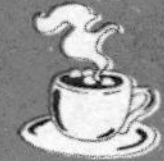

枸杞银珠鱼

【组　成】 枸杞子10克，净鱼肉200克，油菜心10棵，樱桃5个，食盐2克，味精1克，黄酒15克，葱姜汁20克，鸡蛋清30克，鲜汤250毫升，猪油50克，植物油25克，葱花、生姜末、湿淀粉各适量。

【制　法】 将鱼肉剁成蓉，加味精、食盐、黄酒、蛋鸡清、葱姜汁、化猪油、鲜汤适量，搅成胶质状，逐个挤成大小均匀的丸子，入冷水锅中，烧开捞起待用；枸杞子用温水泡软；油菜心焯水过凉。炒锅上火，烧热加底油，下葱花、生姜末炒香，加入鲜汤，除葱花、生姜末，下入菜心调味，捞出菜心，在盘中摆成五角形，逐个放上红樱桃、鱼丸和枸杞子，下锅烧开，勾粉芡，起锅装在菜心中间即可。

【用　法】 佐餐食用。

【功　用】 益肾壮阳，滋肝明目，健脾和胃，补气养血。适用于糖尿病等。

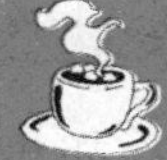

枸杞油焖大虾

【组　成】 带皮大虾400克，枸杞子30克，五花肉50克，玉兰片、香菇、油菜心各15克，酱油20克，黄酒15克，葱段、生姜片、味精、花椒油适量，清汤200毫升，淀粉15克，植物油75克。

【制　法】 将枸杞子洗净，其中15克用水煮法提取浓缩汁15克，另外15克置小碗中上屉蒸熟；将大虾洗净，剁去腿、须，摘除沙线，顶刀切为

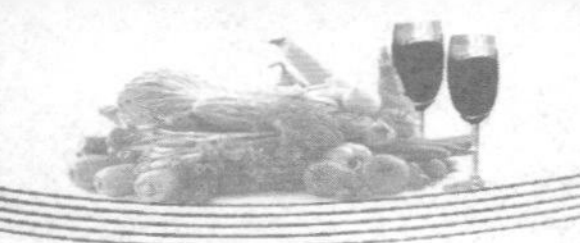

4段;玉兰片切长3厘米的薄片;油菜心切成3厘米的段;香菇剖开,五花肉切成长3厘米的薄片。炒锅上火,放油烧至七成热,将虾块投油中稍炸一下捞出,再用勺加油起锅,油热时加葱、生姜烹锅,把配料下锅,加调料翻炒,加汤后将虾块下锅,焖至汤剩100毫升左右时调好口味,拣出葱姜,加油菜心及蒸熟的枸杞子,用淀粉勾芡,淋入花椒油即可。

【用　法】 佐餐食用。

【功　用】 补肾壮阳,强壮精神。适用于糖尿病等。

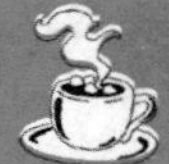

枸杞蒸肉丝

【组　成】 枸杞子30克,猪瘦肉400克,香菜9克,鸡蛋1个,葱花、生姜丝、酱油、米醋、黄酒、味精、鲜汤、植物油、香油各适量。

【制　法】 将枸杞子用水洗净,一半用水煮,取枸杞子浓缩汁15克,另一半置小碗内,上屉蒸熟备用;将肉切丝,放入碗里,加鸡蛋、淀粉、食盐,浆拌均匀;香菜切段;取小碗,加入酱油、米醋、黄酒、味精、鲜汤适量和枸杞子浓缩汁,兑成清汁备用。炒锅上火,放油烧至三成热,将肉丝下油锅中滑开,倒入漏勺;锅内留少许底油,将肉丝下锅,两面煎至金黄色。放入葱花、生姜末、香菜,再放清汁及蒸熟的枸杞子,加明油、香油,翻个即可。

【用　法】 佐餐食用。

【功　用】 补肝明目,滋阴养血。适用于糖尿病等。

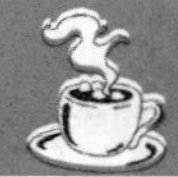

枸杞子三七鸡

【组　成】 枸杞子10克,三七5克,母鸡1只,黄酒、味精、胡椒粉、生姜片、葱段、食盐各适量。

【制　法】 将鸡宰杀后,除内脏,剁去爪,冲洗干净;枸杞子洗净;三七浸软后切成薄片。将鸡放入沸水锅焯一下,捞出,冲洗后沥干水分,将枸杞子、三七、姜片、葱段塞入鸡腹内,将鸡放入炖盅内,加入鲜汤,放入胡椒粉、食盐、黄酒,用湿绵纸封严炖盅口,沸水大火上笼蒸约2小时

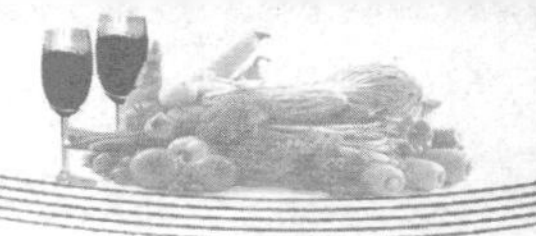

即可。

【用　法】 佐餐食用。

【功　用】 滋阴补血。适用于糖尿病等。

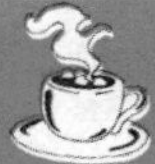

枸杞子鱼鳔羹

【组　成】 枸杞子 20 克，鱼鳔 50 克，猪瘦肉 100 克，沙苑子 15 克，食盐、酱油、味精各适量。

【制　法】 将黄鱼鳔用清水浸泡 1 小时，洗净，再用沸开水浸洗干净，切成小段；把沙苑子、枸杞子放水中，洗净；将瘦猪肉用清水洗净，切成片，加入食盐、酱油、味精拌匀，稍腌。把全部用料一齐放入炖盅内，加开水适量，炖盅加盖，小火隔开水炖 3 小时即可。

【用　法】 佐餐食用。

【功　用】 滋肾益精，养肝止血。适用于糖尿病等。

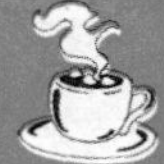

瓜丝炒胰片

【组　成】 西瓜皮 150 克，猪胰 100 克，食盐、植物油、葱花、生姜末、黄酒、五香粉各适量。

【制　法】 将西瓜皮洗净，削去薄层外皮，切成细丝，用食盐腌渍 30 分钟，挤去盐水，放入碗中备用；将猪胰洗净，切成薄片，待用。炒锅置火上，加植物油烧至六成热，加葱花、姜末煸炒出香，加猪胰片熘炒，烹入黄酒，加西瓜皮丝，急火熘炒至猪胰片熟烂，加食盐、味精、五香粉，继续翻炒片刻即可。

【用　法】 佐餐食用。

【功　用】 清热生津，补虚止渴。适用于糖尿病等。

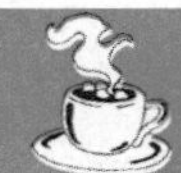

龟肉炖虫草

【组　成】 龟肉 250 克，蛹虫草 15 克，沙参 90 克，食盐 2 克。

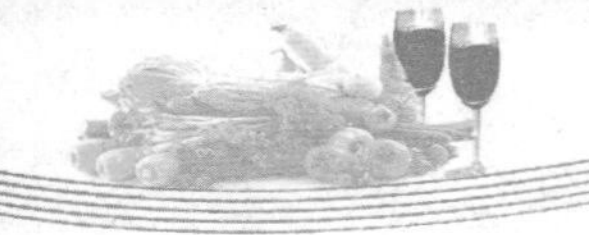

【制　法】 将龟放入盆中，加温水(约 40℃)，使龟排尽尿，宰去头、足，剖开龟壳，除去内脏，洗净，放入砂锅中，加入洗净的蛹虫草、沙参，添水适量，先以大火煮沸，加食盐后再改小火慢炖至龟肉熟透即可。

【用　法】 食肉喝汤。

【功　用】 养血益阴。适用于肺肾阴虚之糖尿病。

海米菠菜头

【组　成】 菠菜头 250 克，海米 15 克，食盐 2 克，味精 0.5 克，黄酒 10 克，生姜末 1.5 克，葱花 1.5 克，湿淀粉 15 克，植物油 30 克，香油 10 克，素鲜汤适量。

【制　法】 将菠菜头摘除老叶，用刀削去老根，洗净，用十字刀法将大棵根部 1 劈 4 瓣；海米用温水泡发(泡海米的水留用)，洗净。炒锅上火，放入油烧热，用葱花、生姜末炝锅，下海米略煸，加素鲜汤和泡海米的水煮开，将菠菜头放入，加食盐、味精，烹黄酒，再度煮开，用湿淀粉勾芡，颠翻一下，淋上香油，出锅装盆即可。

【用　法】 佐餐食用。

【功　用】 养血润燥，补肾壮阳。适用于糖尿病等。

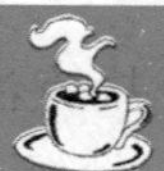

海米炝茭白

【组　成】 茭白 300 克，海米 25 克，香油 20 克，食盐 1 克，味精 0.5 克。

【制　法】 将茭白剥去老皮，洗净后切成骨牌片，再放入沸水锅中焯一下，捞出晾凉，撒上食盐、味精稍腌；海米用开水泡发，去除泥沙后的汁液留用。锅中加香油烧热，投入海米炸出香味，烹入适量泡海米的汤汁，晾凉后浇在茭白片上即可。

【用　法】 佐餐食用。

【功　用】 利气宽胸，除烦解渴，补肾壮阳。适用于糖尿病等。

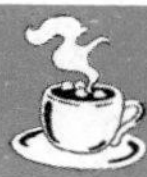 海蜇皮拌芹菜 

【组　成】 芹菜250克，水发海蜇皮80克，小海米15克，食盐1克，味精0.5克，醋5克。

【制　法】 将芹菜洗净，去叶，除粗筋，切成3厘米长的段，在开水中焯一下，捞出，控干；将海米泡好；将海蜇皮切成细丝。将芹菜、海蜇皮、海米及其泡海米的水一起拌匀，然后加入调料，拌匀即可。

【用　法】 佐餐食用。

【功　用】 化痰软坚，降血压，降血糖。适用于糖尿病等。

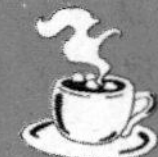 蚝油鸡球 

【组　成】 鸡脯肉350克，猪油600克(实耗约50克)，青豆、黄酒、食盐、味精、鸡蛋清、鸡汤、鸡油、淀粉、蚝油、葱花、生姜末各适量。

【制　法】 将鸡脯肉洗净，剔净筋，剞花刀切成菱形块，用黄酒、食盐、鸡蛋清、淀粉浆好；用小碗放入鸡汤、食盐、味精、淀粉调好汁。炒锅上火，放入猪油烧至温热，将鸡脯肉滑出呈鸡球；锅中留底油，下蚝油适量，小火炒，放入青豆、葱花、生姜末，稍炒，下鸡球和调味汁，翻炒淋上鸡油出锅，装盘即可。

【用　法】 佐餐食用。

【功　用】 温中益气，补肾生血，抗衰养颜。适用于糖尿病等。

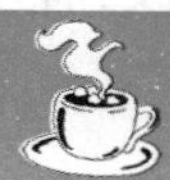 核桃仁炒韭菜 

【组　成】 核桃仁60克，韭菜白250克，香油15克，食盐1.5克。

【制　法】 将核桃仁用沸水焯约2分钟，捞出后撕去表皮，冲洗干净，沥干水气；韭菜择洗干净，切成段。炒锅置于火上烧热后，倒入香油，待油六成热时，下入核桃仁炒至色黄，再下韭菜一同翻炒，撒入食盐，炒匀装盘即可。

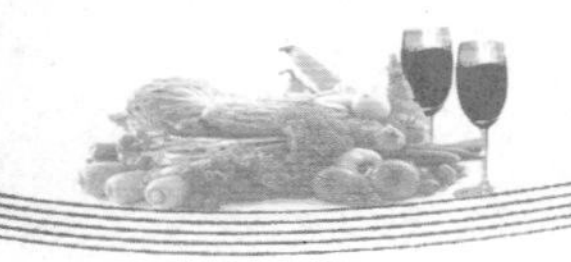

【用　法】 佐餐食用。

【功　用】 滋阴强阳，阴阳双补。适用于糖尿病患者并发阳痿、疲乏无力、双下肢酸软之症。

荷花鱼翅

【组　成】 水发鱼翅 500 克，乌骨鸡脯肉 200 克，鸡蛋清 3 只，樱桃 5 个，黄酒、食盐、味精、葱、生姜、胡椒粉、湿淀粉、猪油、鸡汤各适量。

【制　法】 鱼翅放锅内加冷水滚烧 2～3 次，每次换水，捞出，加黄酒、食盐、味精、葱、生姜（拍松）、鸡汤，上笼蒸 30 分钟，取出滗去原汤；鸡脯肉砸成肉泥，加鸡蛋清、黄酒、食盐、味精和适量清水，顺一个方向搅动；樱桃搅成泥，拣去皮，取 1/3 鸡蓉同樱桃泥调成红色泥蓉；取 10 只调羹，抹上猪油，在调羹的前端抹上红色泥蓉，前端厚，中间薄，再用白鸡蓉抹平，上笼蒸熟取出，去掉调羹，红色朝外扣放在盘子周围。锅内放猪油烧热，下葱、生姜煸至金黄色，兑入鸡汤，加黄酒、食盐、味精、胡椒粉，放入鱼翅，大火煮开后改用小火煨 40 分钟，用湿淀粉勾芡，起锅装盘即可。

【用　法】 佐餐食用。

【功　用】 补血益气，补虚强身。适用于糖尿病等。

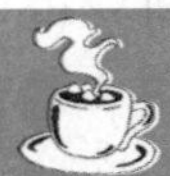

黑豆炖鲤鱼

【组　成】 黑豆 60 克，鲤鱼 1 尾，蒜蓉、生姜、黄酒、食盐各适量。

【制　法】 将鲤鱼去鳞、鳃及内脏，洗净，放入油锅内炸熟，加入洗净并入锅炖烂的黑大豆和汤，煮开，再加入调料，稍煮片刻即可。

【用　法】 佐餐食用。

【功　用】 补益肝肾，利水消肿。适用于糖尿病等。

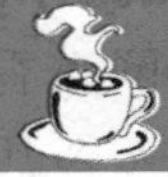

红杞活鱼

【组　成】 活鲫鱼 3 尾（重约 750 克），枸杞子 15 克，香菜 15 克，葱

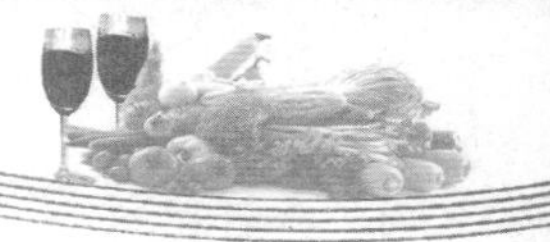

10 克，醋、黄酒、胡椒粉、生姜末、食盐、味精、香油、猪油、奶油、鲜汤各适量。

【制　法】 将枸杞子择净杂质，用清水洗净待用；鲫鱼去鳞、鳃、内脏，洗净后用沸水略烫一下，在鱼身上划上十字花刀；香菜切成段；葱一部分切成细丝，一部分切成葱粒。炒锅上大火，放猪油烧热，依次放胡椒粉、葱花、生姜末，随后放鲜汤、奶油、生姜汁、黄酒、味精、食盐，待汤煮沸后留用；另用锅，放适量清水，煮沸后将鱼放入开水锅内烫约 4 分钟（使刀划口处翻起，并去腥味），取出放入汤锅内，枸杞子用温水洗净，下锅和鱼同煮，用大火煮沸后转小火煮 20 分钟，加葱丝、香菜段、醋，最后淋上香油即可。

【用　法】 佐餐食用。

【功　用】 温中益气，健脾利湿。适用于糖尿病等。

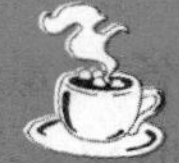

红杞乌参鸽蛋

【组　成】 枸杞子 15 克，乌参 2 只，鸽蛋 12 个，食盐 5 克，黄酒 30 克，胡椒面 3 克，味精 1 克，酱油 15 克，猪油 100 克，植物油 500 克（实耗 75 克），鸡汤、普通汤、生姜、葱、淀粉各适量。

【制　法】 将枸杞子择洗干净待用；海参用凉水浸泡涨后抠去壁膜，用水焯两遍，冲洗干净并切成菱形花刀；姜、葱洗净，拍破待用；煮熟鸽蛋剥壳放在碗内，滚满干淀粉，放入油锅中炸成金黄色待用。将炒锅烧热，待油温成八成时入葱、姜煸炒，倒入鸡汤，并入酱油、黄酒、胡椒面和海参，小火上煨 40 分钟，加入鸽蛋、枸杞子，再煨 10 分钟入味精即可。

【用　法】 佐餐食用。

【功　用】 补肾益精，养血润燥。适用于肝肾阴虚之糖尿病。

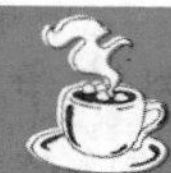

红烧荷包鱼翅

【组　成】 水发鱼翅 850 克，净黄雌鸡肉 600 克，猪肉 1 000 克，黄酒、味精、酱油、葱白、生姜片、花椒、湿淀粉、香油、猪油、肉汤各适量。

【制　法】将葱白、生姜片放入锅内，用清水煮开后备用；鱼翅排在竹箅上，下开水中焯一下，去掉腥味取出，装在汤盘里；鸡肉切成6块；猪肉切成8块。锅内放猪油烧至六七成热，鸡肉、猪肉下锅翻炒，加入葱白、生姜、花椒、黄酒、酱油炒几下，兑入肉汤，用中火煨到原汤约剩至1/3时起锅，拣去葱、生姜、花椒、鸡肉、猪肉（留作他用），煨汤倒在碗内待用；锅上中火，倒入煨汤，加入味精煮至汁黏时，用湿淀粉勾芡，浇在鱼翅上，淋上香油即可。

【用　法】佐餐食用。

【功　用】滋阴润燥，补肾益气。适用于糖尿病等。

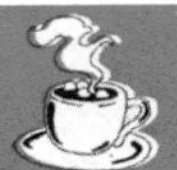

胡椒海参丝

【组　成】水发海参350克，水发玉兰片、豌豆、香菜各25克，黄酒、食盐、酱油、味精、醋、葱末、生姜末、胡椒粉、湿淀粉、猪油、鲜汤各适量。

【制　法】将发好的海参洗净泥沙，切成粗丝，下开水锅焯烫一下，捞出沥净水；玉兰片洗净，切成丝；豌豆洗净，与玉兰丝一起下开水锅焯烫断生；香菜洗净，均切末。锅内放猪油烧热，倒鲜汤煮开，下入海参丝、玉兰丝，加黄酒、食盐、酱油、醋，煮开后改用中火烩4～5分钟，放入味精，用湿淀粉勾芡，撒上胡椒粉、葱、生姜、香菜末，出锅装盘即可。

【用　法】佐餐食用。

【功　用】补肾益精，壮阳疗痿。适用于糖尿病等。

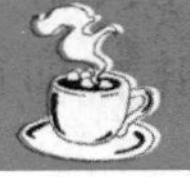

胡萝卜炒肉片

【组　成】胡萝卜250克，猪瘦肉100克，植物油、食盐、黄酒、葱花、生姜末、湿淀粉、酱油、味精各适量。

【制　法】将胡萝卜洗净，纵剖后切成薄片，备用；将猪肉洗净，切成薄片，放入碗中，加食盐、黄酒、葱花、生姜末、湿淀粉拌和均匀，待用。炒锅置火上，加少许植物油，烧至六成热，倒入胡萝卜片，熘炒至八成熟，盛入碗内；锅中加植物油，中火烧至六成热，将肉片倒入，翻炒片刻，炒至

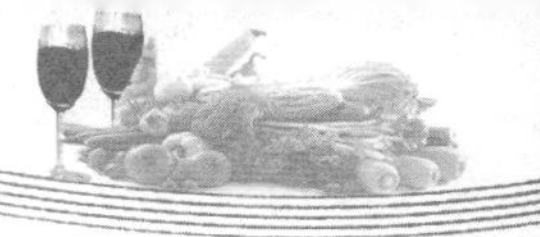

肉片将熟时，加清汤少许，煸匀，加入胡萝卜片，再翻炒 3 分钟，加盖焖7～8 分钟，加酱油、味精、食盐，拌炒均匀即可。

【用　法】 佐餐食用。

【功　用】 补中益气，润燥生津，降血糖。适用于糖尿病、免疫功能低下。

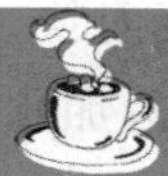

琥珀冬瓜

【组　成】 鲜冬瓜 700 克，果脯 30 克，植物油 20 克。

【制　法】 将冬瓜去皮、瓤，切成 5 厘米见方的块，可用小刀将其修削成佛手、仙桃等各类果形；果脯切成末。炒锅上中火，放油烧热，加入 30 克白糖，翻炒至糖液呈深红色时，放入清水、白糖，再加入冬瓜煮制，至冬瓜熟透入味后捞出，整齐地摆入盘中；将锅内汤汁用大火收浓，浇淋在盘内冬瓜上即可。

【用　法】 佐餐食用。

【功　用】 清热利湿，减肥健美。适用于糖尿病等。

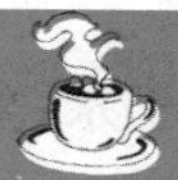

黄豆焖猪肉

【组　成】 黄豆 150 克，猪肉 500 克，葱结、生姜片、黄酒、酱油、食盐适量。

【制　法】 将黄豆浸泡好(需提前浸泡)；猪肉洗净，切成约 0.9 厘米见方的块。砂锅中加水，放入猪肉块、葱结、生姜片、黄酒，煮开待肉变色后，加酱油，再煮一开后，把黄豆及浸泡黄豆的清水加入，盖上锅盖，焖 2 小时左右，肉、豆熟烂时调入食盐即可。

【用　法】 佐餐食用。

【功　用】 健脾益气，滋补肝肾。适用于糖尿病等。

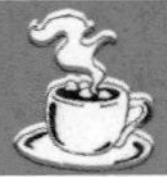

黄焖笋

【组　成】 冬笋750克，酱油25克，食盐3克，味精1克，湿淀粉10克，植物油100克。

【制　法】 将冬笋剥去外壳，削去老根和笋衣，洗净，切滚刀块。炒锅上火，放入植物油75克，烧至六成热，下笋块煸炒1分钟左右，加水，放酱油、食盐，用大火煮开，然后改小火焖15分钟左右，转大火煮至汤汁将收干时，加味精，用湿淀粉调稀勾薄芡，淋上熟油，出锅装盘即可。

【用　法】 佐餐食用。

【功　用】 清热消痰，健脾益气。适用于糖尿病等。

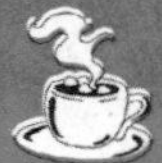

火腿烧鱼肚

【组　成】 水发鱼肚600克，熟火腿200克，水发冬笋200克，香菜、食盐、黄酒、味精、葱白、生姜块、胡椒粉、淀粉、熟猪油、鸡油、鸡汤各适量。

【制　法】 鱼肚用刀片成大片，放入开水锅焯透，捞出挤干水；熟火腿、冬笋切片，放入开水中焯一下捞出；香菜叶洗净；葱、生姜拍松。锅内放猪油烧热，投入葱、生姜炸黄，烹入黄酒，兑入鸡汤，煮开，拣出葱、生姜，下鱼肚片、火腿片、冬笋片，加食盐、味精、胡椒粉，用小火煮10分钟左右至熟，用湿淀粉勾芡，淋入鸡油，出锅装盘，撒上香菜即可。

【用　法】 佐餐食用。

【功　用】 补肾益精，补脾开胃。适用于糖尿病等。

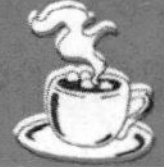

藿香炒鱿鱼

【组　成】 嫩藿香叶50克，水发鱿鱼100克，水发玉兰片、红绿辣椒各30克，葱、姜丝各5克，食盐1克，味精0.5克，猪油10克，醋、加饭酒各3克，花椒油5克。

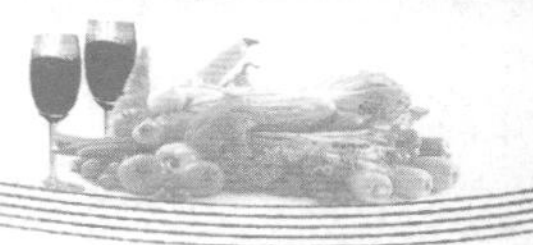

【制　法】 将藿香、玉兰片、辣椒、鱿鱼等洗净，再将玉兰片、辣椒、鱿鱼切成细丝，用沸水分别焯烫，另将藿香叶也用沸水轻氽一下，均捞至凉水中去热，沥尽水分备用。取炒锅置大火上加入猪油，油热后放葱、姜、食盐和鱿鱼丝煸炒，随之加进玉兰片、辣椒和藿香叶炒熟，放入醋、加饭酒、花椒油和味精翻炒均匀盛盘即可。

【用　法】 佐餐食用。

【功　用】 降血脂，降血糖。适用于糖尿病等。

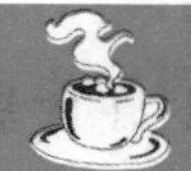

鸡蓉烩鱼翅

【组　成】 水发鱼翅500克，黄雌鸡肉150克，鸡蛋清3只，熟火腿蓉20克，黄酒、食盐、葱、生姜、胡椒粉、湿淀粉、鲜奶、猪油、高汤各适量。

【制　法】 鸡肉洗净，用刀背捶蓉，加入鸡蛋清、鲜奶、高汤调匀成鸡蓉。锅放入猪油烧热，加黄酒、高汤、胡椒粉、食盐，然后放入鱼翅，待煮透后，用湿淀粉勾芡，再倒入鸡蓉翻炒推匀，出锅装盘，放上火腿蓉即可。

【功　用】 补肾补精，开胃益气。适用于糖尿病等。

【用　法】 佐餐食用。

鸡油扒鱼肚

【组　成】 水发鱼肚800克，冬笋150克，水发香菇50克，生菜叶50克，食盐、黄酒、味精、葱段、生姜片（拍松）、胡椒粉、湿淀粉、植物油、熟鸡油、鸡汤各适量。

【制　法】 将鱼肚洗净，片成长5厘米、宽3.3厘米的抹刀片，下开水锅内焯烫一次；冬笋切成骨牌片；水发香菇一剖两开，与冬笋片下开水锅中烫一下，捞出，生菜叶去杂，洗净备用。锅内放植物油烧热，投入葱段、生姜片炸成金黄色，倒入鸡汤煮开，撇去浮沫，捞出葱、生姜，加黄酒、食盐、胡椒粉，下入鱼肚、香菇和冬笋片，在大火上煮开后，改用小火慢慢焖烂；鱼肚焖烂后，改用大火，加味精调好味，用湿淀粉收浓芡，淋入熟鸡油，翻炒均匀，出锅装盘，生菜叶围边。

【用　法】 佐餐食用。

【功　用】 补肾益精。适用于糖尿病等。

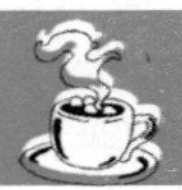

家常瓜丝

【组　成】 嫩南瓜500克，植物油100克，食盐、酱油、豆瓣、泡海椒、葱白、湿淀粉各适量。

【制　法】 将嫩南瓜洗净，切成约5厘米长的丝，放入少许食盐拌匀；泡海椒和葱白切成同样长的丝；豆瓣剁细。植物油下锅，烧至七成热，放入豆瓣烧香，再放入南瓜丝和泡海椒、葱白丝炒匀，放入食盐、酱油、湿淀粉，汁浓起锅即可。

【用　法】 佐餐食用。

【功　用】 降糖排毒。适用于糖尿病。

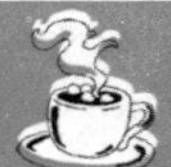

姜汁菠菜

【组　成】 菠菜250克，生姜25克，食盐2克，酱油15克，香油3克，味精0.5克，醋1克，花椒油1克。

【制　法】 菠菜择去黄叶，清洗干净，切成6～7厘米长的节待用；生姜清洗干净，挤汁待用。锅内注入清水约1 000毫升，置火上煮沸后倒入菠菜略焯，约2分钟即可捞出沥去水装入盘，加入姜汁、食盐、酱油、醋、味精、香油、花椒油调拌即可。

【用　法】 佐餐食用。

【功　用】 养血润燥解毒。适用于糖尿病。

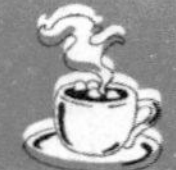

酱烧冬笋

【组　成】 冬笋400克，面酱10克，植物油250克（实耗约25克），鲜汤50毫升，食盐、味精、胡椒粉、黄酒、葱花、生姜末、香油各适量。

【制　法】 将冬笋去皮，洗净，切成长 3 厘米，宽、厚约为 0.8 厘米的条。炒锅上大火，放油烧至七成热，下入冬笋，炸至表面收缩，色变浅黄时捞出控油；炒锅内留少许油，烧至四成热时放入面酱炒散，炸出酱香味时加入葱、生姜末炝锅，再加入黄酒、鲜汤、食盐、胡椒粉、冬笋，改用小火烧制入味，汤汁较少时加入味精、香油，搅匀装盘即可。

【用　法】 佐餐食用。

【功　用】 清热化痰，利膈爽胃。适用于糖尿病等。

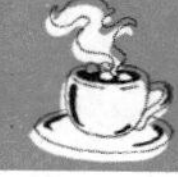

酱烧茭白

【组　成】 茭白 750 克，面酱 25 克，鲜汤 100 毫升，植物油 500 克（实耗约 75 克），食盐、黄酒、葱花、味精、湿淀粉、香油各适量。

【制　法】 将茭白去杂，洗净，切成 4 厘米长、1 厘米宽的长条。炒锅上大火，放油烧至六成热，放入茭白条炸至外层微黄时起锅倒入漏勺中控油；锅内留余油，放入面酱炒散出，香味时放入葱花、烹入黄酒，放入茭白条煸炒，然后加入鲜汤、食盐、味精，煮至入味，用湿淀粉勾芡，淋上香油，起锅装盘即可。

【用　法】 佐餐食用。

【功　用】 滋阴润燥，通利肠胃。适用于糖尿病等。

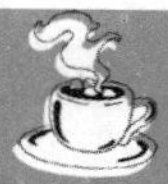

茭白炒鸡蛋

【组　成】 茭白 150 克，鸡蛋 3 个，鲜汤、香油、葱花、食盐、味精各适量。

【制　法】 将茭白削皮，洗净，放入开水锅中略焯，捞出后切成约 3 厘米长的段，然后再切成片；将鸡蛋磕入碗中，加入食盐适量，搅匀。炒锅上火，放香油烧热，下葱花炸香，倒入蛋液炒熟装起；原锅再上火，放香油烧热，下茭白片炒片刻，加入鲜汤，放食盐、味精，炒入味，倒入熟鸡蛋炒匀，装盘即可。

【用　法】 佐餐食用。

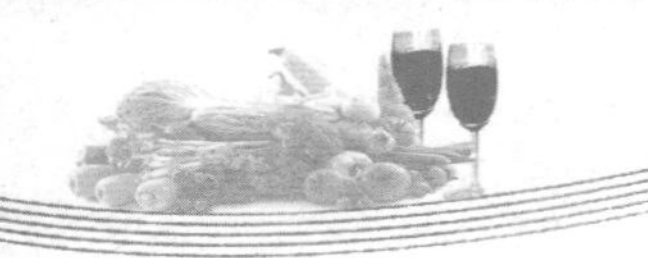

【功　用】　滋阴补虚，养颜美容，通利二便。适用于贫血、糖尿病、习惯性便秘。

茭白卷

【组　成】　茭白500克，水发海米50克，胡萝卜50克，水发香菇50克，青椒50克，食盐、味精、葱花、生姜丝、湿淀粉、香油各适量。

【制　法】　将茭白去皮，洗净，切去细端，使其粗细一致，然后放沸水中煮至发软捞出，冷却后用平刀法将每一根滚片成较薄的大片；胡萝卜、水发香菇、青椒均切成细丝；水发海米剁成末。炒锅上大火，加入香油，用葱花、生姜丝炝锅，然后加入胡萝卜、水发香菇、青椒、水发海米、食盐、味精略炒，加少许清水，用湿淀粉勾芡，出锅晾凉制成馅；取一片茭白，摊放案板上，放入制好的馅，卷成手指粗细的圆筒，待全部卷完后放笼内蒸3分钟取出，切成菱形块，放盘中；炒锅内加入蒸茭白的原汁，放入食盐、味精调好口味，用湿淀粉勾稀芡，淋上香油炒匀，浇在盘内茭白卷上即可。

【用　法】　佐餐食用。

【功　用】　补肾壮阳。适用于糖尿病等。

茭白肉丝

【组　成】　茭白500克，猪瘦肉300克，植物油50克，酱油20克，食盐1克，味精0.5克，黄酒10克，鸡蛋1个，湿淀粉15克，葱花10克，生姜末10克。

【制　法】　将猪肉顺丝切成片，再顺丝切成长6厘米、粗0.2厘米的丝，用鸡蛋、湿淀粉浆匀。炒锅上大火，放油烧热，下入浆好的肉丝，待肉丝炒散后放入葱花、生姜末、酱油、黄酒，炒拌均匀，再下茭白丝、食盐、味精，炒拌均匀即可。

【用　法】　佐餐食用。

【功　用】　清热化痰，通利二便。适用于糖尿病等。

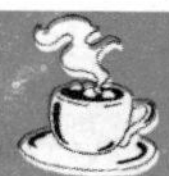

胶化童鸡

【组　成】 鸡1只,精肉、香菇、木耳、葱、生姜、荷叶、箬壳各适量。

【制　法】 将宰杀洗净的鸡腹内填满精肉、香菇、木耳、葱、生姜等调料,然后用荷叶、箬壳层层包扎鸡身,再用酒坛泥裹起,放在小火上烤3小时,食鸡时,敲去泥巴。

【用　法】 佐餐食用。

【功　用】 益气温中,补精添髓。适用于糖尿病。

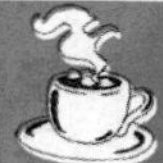

椒盐菠菜心

【组　成】 菠菜心10棵,鸡蛋2个,植物油250克(实耗约25克),面粉、湿淀粉、食盐、花椒盐各适量。

【制　法】 将菠菜心削去根,洗净,保持整形,加食盐略腌;小碗中打入鸡蛋搅散,再加入面粉、湿淀粉调成糊。炒锅上大火,加入油烧至六成热,将菠菜心逐个挂糊,放入油中炸至淡黄色捞出,待油温升至七八成热,再炸至金黄色捞出,装盘后配椒盐上桌。

【用　法】 佐餐食用。

【功　用】 滋阴润燥,通利肠胃。适用于糖尿病等。

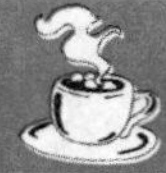

芥末萝卜丝

【组　成】 白萝卜500克,芥末糊、食盐、醋、鸡蛋清、湿淀粉、香油、植物油各适量。

【制　法】 将白萝卜削去外皮,洗净,切成粗3毫米的丝,放入碗内,加食盐稍腌,挤干水分,再加鸡蛋清、湿淀粉抓匀。炒锅上中火,放入油烧热,下萝卜丝,用筷子拨散,捞至温水中淘洗去油,再用凉开水冲凉,放入盘内,加入芥末糊、食盐、醋、香油拌匀即可。

【用　法】 佐餐食用。

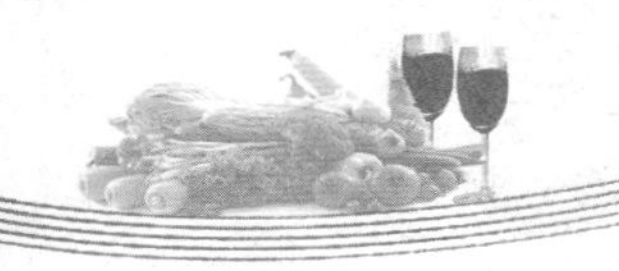

【功　用】 温中散寒，下气消食。适用于糖尿病等。

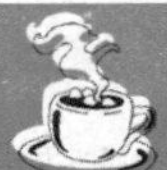

金菇绿芽

【组　成】 鲜金针菇、绿豆芽、干冻粉各50克，香菜20克，白芷粉2克，食盐0.5克，味精、醋、香油各3克。

【制　法】 将金针菇、绿豆芽、香菜洗净，再将金针菇、绿豆芽用沸水轻焯烫，捞出用凉开水去热，沥尽水，并将金针菇、香菜均切段，放在拌菜盆中待用；另将干冻粉用凉开水泡发，切成3厘米长段，与绿豆芽一起加进调菜盆，再加进白芷粉等调料拌匀，码在盘中即可。

【用　法】 佐餐食用。

【功　用】 减肥降脂，调节血糖。适用于糖尿病等。

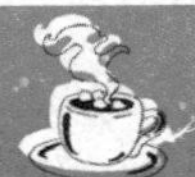

金钱海参

【组　成】 水发海参500克，黄雌鸡脯肉250克，猪肥膘肉、熟火腿肉各50克，鸡蛋(取清)2只，黄酒、食盐、味精、葱生姜汁、胡椒粉、淀粉、鸡油、猪油、高汤各适量。

【制　法】 海参洗净泥沙，下开水锅内焯一下，捞出沥去水；鸡脯肉、肥膘肉分别用刀背砸成泥蓉，用食盐、味精、黄酒、葱生姜汁、鸡蛋清、湿淀粉搅拌均匀成鸡蓉；火腿切成粗丝；用洁布揩干海参腹内水，撒上一层干淀粉，塞入鸡蓉，火腿丝放在鸡蓉中间，再将海参捏成原状，放盘中，上笼蒸10分钟，取出，切成1.3厘米长的段，即成金钱海参，整齐码在盘中。锅内放猪油烧热，兑入高汤、黄酒、食盐、味精、胡椒粉烧开，用湿淀粉勾芡，淋入鸡油，浇在金钱海参上即可。

【用　法】 佐餐食用。

【功　用】 补肾益精，滋肝养血效。适用于糖尿病等。

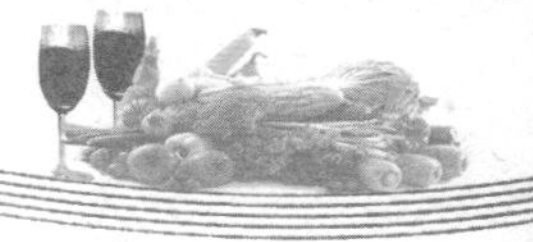

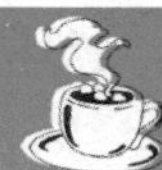

韭菜炒淡菜

【组　成】　淡菜 50 克，韭菜 250 克。

【制　法】　将淡菜用热水浸泡 30 分钟，待软后，用清水洗净，备用；将韭菜去杂，洗净后码齐，切成 3 厘米长的小段，待用。炒锅置火上，加植物油用大火烧至七成热，放入淡菜急火煎炒片刻，烹入黄酒，再将韭菜段放入，不断翻炒，待淡菜熟烂，韭菜变色呈熟软状，加食盐、味精各适量，拌匀调味即可。

【用　法】　佐餐食用。

【功　用】　补益肝肾，益精养血，补虚降糖。适用于糖尿病。

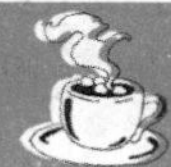

菊花炒鸡片

【组　成】　菊花瓣 50 克，嫩鸡肉 300 克，鸡蛋 1 个，葱花、食盐、黄酒、胡椒粉、味精、香油、植物油、生姜丝各适量。

【制　法】　菊花洗净；鸡肉切成薄片放碗中；鸡蛋取蛋清；碗内加入鸡肉片、蛋清、食盐、黄酒、胡椒粉、葱花同调拌匀；将食盐、味精、胡椒粉、香油放另一碗内兑成汁。炒锅加植物油烧至五成热，放入拌好的鸡肉片，加入黄酒，倒入兑好的汁翻炒几下，投入菊花瓣，翻炒均匀即可出锅。

【用　法】　佐餐食用。

【功　用】　补肝明目，疏风清热。适用于糖尿病等。

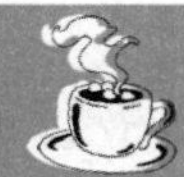

菊花笋

【组　成】　冬笋 200 克，胡萝卜 50 克，食盐 1 克，味精 0.5 克，白醋 10 克，葱段 5 克，生姜丝 5 克，鲜汤 100 毫升。

【制　法】　将冬笋、胡萝卜切成菊花瓣形，放在容器里，加入鲜汤、葱段，放入食盐、味精、白糖、白醋，上锅蒸透，取出晾凉后放入冰箱，食用时捞出摆盘即可。

【用　法】 佐餐食用。

【功　用】 健脾化滞，下气补中。适用于糖尿病等。

菊苣炒素鸡

【组　成】 鲜菊芋(洋姜)、鲜竹笋各50克，素鸡(豆腐制品)100克，葱丝、姜末各3克，食盐、辣椒粉、味精各0.5克，醋3克，植物油5克，红葡萄酒10克。

【制　法】 将菊芋、竹笋洗净，削去外皮后均切成菱形薄片，用沸水将竹笋片焯烫，捞至凉水中去热，沥净水分备用；将菊芋片放一碗中，倒入红葡萄酒浸渍待用；另将素鸡洗净，也切成菱形薄片备用。取炒锅置大火上加入植物油，油热放进葱丝、姜末煸炒至葱出香味，加进浸泡过的菊芋片和食盐再炒，同时加进竹笋片、素鸡片、辣椒粉炒熟，再加入醋、味精炒匀，盛在盘中即可。

【用　法】 佐餐食用。

【功　用】 降血压，降血脂，调节血糖。适用于糖尿病、高血压病等。

苦瓜蚌肉

【组　成】 苦瓜250克，蚌肉100克。

【制　法】 将活蚌用清水养两天，清除泥味后取出其肉，同苦瓜煮汤，用油盐调味待用。

【用　法】 喝汤吃苦瓜及蚌肉。食用天数酌情而定。

【功　用】 清热滋阴明目。适用于糖尿病等。

苦菜烧肉片

【组　成】 苦菜250克，猪肉150克，葱花、姜末各10克，黄酒、食盐、酱油、味精、湿淀粉各适量。

【制　法】 将苦菜去杂，洗净，入沸水锅中焯一下，捞出洗去苦味，切段；猪肉洗净，切片；黄酒、食盐、味精、酱油、葱花、姜末同放碗内，用湿淀粉搅匀成芡汁。锅烧热，下猪肉片煸炒，倒入芡汁煮至肉熟入味，再投入苦菜煮至入味，出锅即可。

【用　法】 佐餐食用。

【功　用】 清热解毒、滋阴润燥。适用于糖尿病等。

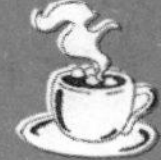

苦瓜拌马兰头

【组　成】 苦瓜 250 克，鲜马兰头 250 克，食盐、香醋、味精各适量。

【制　法】 将苦瓜放入清水中，反复洗净其外表皮，剖开后，去瓤及子，洗净，切成薄片（愈薄愈好），放入碗中，加少许食盐抓揉均匀，腌渍片刻，待用；将鲜马兰头择洗干净，入沸水锅烫一下，捞出，码齐后均匀放入盘内，并将苦瓜腌渍水滗去，把苦瓜片均匀放在马兰头上。另将香醋、食盐、味精等调拌均匀的汁液淋在苦瓜上，拌匀即可。

【功　用】 清热化湿，促进食欲。适用于糖尿病等。

【用　法】 佐餐食用。

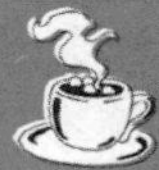

凉拌胡萝卜丝

【组　成】 胡萝卜 250 克，香菜 2 克，生姜丝、酱油、白糖、食盐、味精、香油各适量。

【制　法】 将胡萝卜洗净，切成细丝，晾干待用；香菜去杂，洗净，切碎；将胡萝卜丝放在温开水中泡软，取出，挤干水分，用生姜丝拌和装盘，上面撒入香菜。另取小碗，放酱油、食盐、味精、香油，调和均匀，浇在胡萝卜丝上即可。

【用　法】 佐餐食用。

【功　用】 明目降压，祛脂降糖。适用于高血压病、高脂血症、糖尿病。

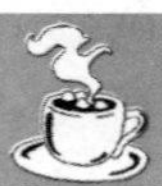

凉拌萝卜缨

【组　成】 小萝卜缨300克，植物油20克，食盐、味精、香油、花椒各适量。

【制　法】 将萝卜缨两端切掉，摘去余叶，只取中间的硬梗，洗净，在开水锅内烫蔫，捞出沥去水，切成3厘米段，装盘。炒锅上火，加油烧成九成热，放入花椒10余粒，等花椒焦黑，捞出；将油趁热淋在萝卜缨上，加适量食盐、味精、香油，拌匀即可。

【用　法】 佐餐食用。

【功　用】 消食化痰。适用于糖尿病等。

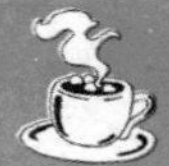

凉拌油菜

【组　成】 嫩油菜500克，香油、食盐各适量。

【制　法】 将油菜梗、叶分开洗净，切3厘米长段，沥干水，入滚水中煮熟，捞出沥水装盘，以香油、食盐拌食。

【用　法】 佐餐食用。

【功　用】 宽肠通便，排毒降糖。适用于糖尿病等。

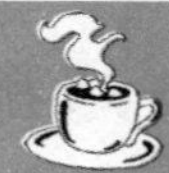

两 香 笋

【组　成】 竹笋100克，水发香菇500克，香油15克，香肠片50克，湿淀粉10克，猪大腿骨1根，食盐3克。

【制　法】 将笋去皮、根、笋衣，切成滚刀块；香肠、香菇切片。砂锅中放入猪大腿骨、竹笋块，加水适量，用大火煮开后转小火炖15分钟，然后放入香肠、香菇、食盐，待汤汁快开时，取出大腿骨，再用湿淀粉勾芡，轻轻推翻几下，淋上香油，装盘即可。

【用　法】 佐餐食用。

【功　用】 补中益气。适用于糖尿病等。

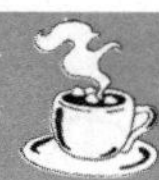

卤双冬

【组　成】 水发冬笋 200 克，水发香菇 200 克，酱油 10 克，植物油 25 克，鲜汤 250 毫升，食盐、味精、黄酒、生姜、香油各适量。

【制　法】 将水发冬笋洗净，削去外皮后切成 2 厘米见方的块，用刀拍松；水发香菇去蒂，洗净，用刀拍松。将冬笋、香菇放碗中，加入鲜汤后入笼用大火蒸熟；生姜切成片。炒锅上大火，放油烧至五成热，下生姜片炝锅，烹入黄酒，加香菇、冬笋煸炒几下，随即将蒸制的卤汁加入，再加入食盐、酱油、味精，用大火收尽卤汁后，淋入少许香油即可。

【用　法】 佐餐食用。

【功　用】 通利肠胃，防癌抗癌。适用于糖尿病等。

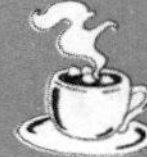

萝卜炖鲍鱼

【组　成】 干鲍鱼 20～50 克，鲜萝卜 250～300 克。

【制　法】 干鲍鱼洗干净，鲜萝卜去皮后细切，将两者入锅煮熟即可。

【用　法】 吃肉与萝卜，喝汤，隔天 1 次，6～7 次为 1 个疗程。

【功　用】 行气健脾开胃。适用于糖尿病。

萝卜肉圆

【组　成】 萝卜 500 克，猪肉 250 克，食盐 2 克，味精 0.5 克，面粉 75 克，植物油 100 克（实耗约 50 克），葱花、生姜末各适量。

【制　法】 将萝卜洗净，切成块，在锅内煮至六成熟捞出沥干，斩碎，用纱布挤干水分；猪肉斩成蓉；将萝卜、肉蓉一起放入碗内，加葱花、生姜末、食盐、味精、白糖、面粉，搅拌上劲，制成馅心。炒锅上火，放油烧至五成热，将萝卜肉蓉馅手挤成小丸子，逐个放入油锅内炸至微黄起壳，里熟，捞出沥干油即可。萝卜肉圆冷却后可存放数日，也可配上其他辅料或烧，或烩，其味亦佳。

【用　法】 佐餐食用。

【功　用】 滋阴补气，健脾润肺。适用于糖尿病等。

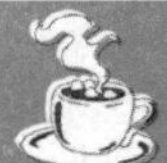

萝卜烧蘑菇

【组　成】 白萝卜300克，鲜蘑菇250克，鲜汤500毫升，鸡油、黄酒、食盐、味精、白糖、湿淀粉各适量。

【制　法】 将蘑菇洗净，入沸水锅中略焯后捞出，切成厚片；白萝卜去皮后切成粗长条，入沸水锅中焯透捞出，用凉水过凉，沥干水。炒锅上大火，放入鲜汤、黄酒、白萝卜条、蘑菇片，煮沸后加白糖、食盐、味精烧入味，用湿淀粉勾薄芡，淋入熟鸡油炒匀即可。

【用　法】 佐餐食用。

【功　用】 补益肠胃，宽中下气，消食化痰。适用于糖尿病等。

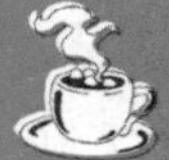

萝卜烧肉

【组　成】 萝卜750克，青蒜25克，肥瘦肉片50克，酱20克，醋5克，食盐2克，味精0.5克，黄酒5克，湿淀粉20克，水300毫升，植物油500克(实耗约50克)，葱花、生姜末各适量。

【制　法】 将青蒜切成2厘米长段；萝卜洗净，切滚刀块。炒锅上火，放植物油烧至八成热，下萝卜块炸呈粉红色时捞出；炒锅再上火，放油烧热，下肉片煸炒断生，加入葱花、生姜末、酱油、黄酒、醋、食盐、味精和清水，投入萝卜，开锅后用湿淀粉勾芡，撒上青蒜即可。

【用　法】 佐餐食用。

【功　用】 消食顺气，醒酒化痰。适用于糖尿病等。

萝卜松

【组　成】 萝卜500克，植物油100克，香油10克，食盐10克，葱

花、生姜丝、白糖、味精各适量。

【制　法】　将萝卜洗净，削去皮，切成细丝，放入食盐拌匀，挤去水分，待用。炒锅上火，放油烧热，投入萝卜丝煸炒，炒至快干时盛出；将原锅加油少许，炸葱花、生姜丝，再放入萝卜丝煸炒，加入味精、香油，入味后出锅即可。

【用　法】　佐餐食用。

【功　用】　开胃消食，化积宽中。适用于糖尿病等。

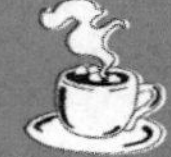

萝卜丸子

【组　成】　萝卜 250 克，鸡蛋 1 个，豆粉 200 克，植物油 500 克(实耗约 50 克)，花椒盐、葱、生姜、五香粉各适量。

【制　法】　将萝卜洗净，擦成丝后用刀剁碎，加入食盐、葱及少许五香粉，用鸡蛋、豆粉合成糊。锅放在大火上放油，待油七成热，将萝卜泥挤成丸子，炸至外焦里透出锅，撒上花椒盐后食用。

【用　法】　佐餐食用。

【功　用】　开胃消食。适用于糖尿病等。

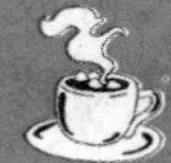

麻辣葱片

【组　成】　洋葱 500 克，植物油、食盐、味精、辣椒油、花椒末、香油各适量。

【制　法】　将洋葱剥除外皮，洗净后切成片状，放入沸水锅中焯一下，捞出，控净水分，放凉待用。另碗用开水烫后，加食盐、味精、辣椒油、花椒末各适量，拌和均匀，加入焯后的洋葱片，混合后，淋入香油即可。

【用　法】　佐餐食用。

【功　用】　活血解毒，化痰降脂。适用于高脂血症、高血压病、糖尿病。

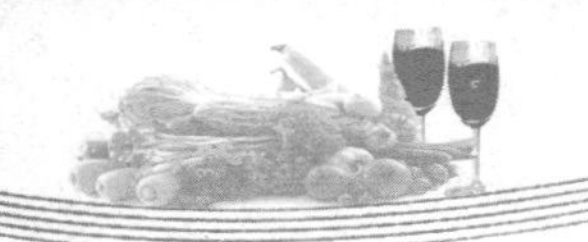

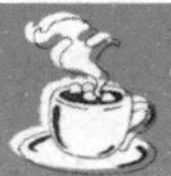

麻辣萝卜丝

【组　成】 萝卜400克，辣椒油5克，花椒油5克，酱油、食盐、味精、香油各适量。

【制　法】 将萝卜洗净，切成6厘米长的细丝，加入适量食盐拌匀，腌约5分钟，用手将水挤出，放入盘中；将酱油、辣椒油、食盐、味精、花椒油、香油等调料放小碗中调匀，浇在萝卜丝上，拌匀即可。

【用　法】 佐餐食用。

【功　用】 健脾开胃，顺气消食。适用于糖尿病等。

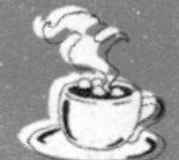

麻辣笋

【组　成】 冬笋300克，芝麻酱25克，植物油250克（实耗约15克），食盐、味精、辣椒油、香油各适量。

【制　法】 将冬笋去壳、老梗，切成长4厘米、宽1厘米、厚0.5厘米的长条。炒锅上大火，放油烧至五成热，下入冬笋条炸约30秒钟捞出，控净油；炒锅重上大火，加入辣椒油、芝麻酱、食盐、清水25毫升，再放入冬笋条，然后移至小火上煮约2分钟，至汤汁浓稠时，加入味精，随即移至大火上颠翻几下，淋上香油即可。

【用　法】 佐餐食用。

【功　用】 健脾化滞，利肺下气。适用于糖尿病等。

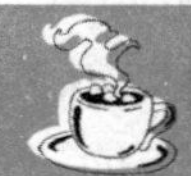

麻蓉冬瓜

【组　成】 冬瓜500克，芝麻酱25克，香菜50克，葱花10克，香油20克，花椒10克，食盐3克，味精2克。

【制　法】 将冬瓜刮皮、去瓤，洗净，切棋子大块；香菜摘洗净，切成段；芝麻酱加香油调稀。锅内放入清水，下冬瓜块，加花椒、食盐同煮至熟，汤汁渐少时，将稀芝麻酱淋入锅内，不断炒浓，装盘，上面撒上葱花和一半香菜；炒锅内放入剩余香油，烧热后倒在香菜和葱花上，撒上另一半生香菜即可。

【用　法】 佐餐食用。

【功　用】 利尿解毒，止渴除烦。适用于糖尿病等。

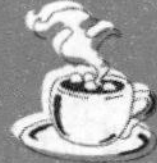

明月鱼翅

【组　成】 水发鱼翅 800 克，黄雌鸡脯肉 50 克，鸡蛋（取清）3 只，肥膘肉 25 克，熟金华火腿 15 克，黑芝麻、豌豆苗各 5 克，黄酒、食盐、味精、葱段、生姜片（拍松）、湿淀粉、鸡油、猪油、鸡汤各适量。

【制　法】 火腿切细末，豌豆苗择洗干净；鸡脯肉、肥膘肉用刀分别剁成细泥，同放入碗内，用蛋清、湿淀粉、黄酒、食盐、味精、鸡汤拌匀；取 10 个小醋碟，碟底抹猪油，鸡泥抹于碟内，用火腿末、黑芝麻、豌豆苗叶摆成图案，上笼蒸透，取出，谓之“明月”；水发鱼翅滗去原汤，放入开水锅内烫一次，捞出。锅内放猪油烧热，下葱、生姜炸至金黄色时，兑入鸡汤，煮开后捞出葱、生姜，撇去浮沫，加黄酒、食盐下入鱼翅，改用小火慢煨 20 分钟，鱼翅熟后，加味精调味，用湿淀粉勾芡，淋入鸡油，盛于盘中间，将蒸好的“明月”码放在鱼翅四周，浇上剩下的汤汁即可。

【用　法】 佐餐食用。

【功　用】 补血益气。适用于糖尿病等。

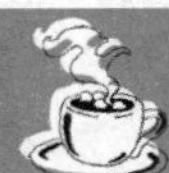

魔芋拌黄瓜

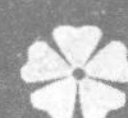

【组　成】 去毒魔芋 250 克，黄瓜 250 克，酱油、味精、蒜泥、葱花、姜末、香油各适量。

【制　法】 将黄瓜用清水反复洗净，用沸水冲洗黄瓜表面，剖开后，去瓤、子，切成薄片，放入大碗中，加食盐适量，腌渍片刻，取出，码放在盘或碗中，加以上调料，拌和备用。将去毒魔芋煮熟，晾凉后切成细丝，放入盘或碗中，拌和即可。

【用　法】 佐餐食用。

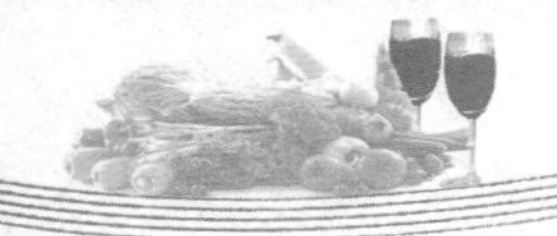

【功　用】 降脂减肥，降糖减肥。适用于糖尿病、高脂血症。

南瓜炒田鸡

【组　成】 南瓜250克，田鸡肉90克，植物油10克，大蒜、酱油、食盐各适量。

【制　法】 田鸡肉洗净，南瓜去皮切块，大蒜去皮捣烂。锅内放油，待油五成热时入大蒜煎香，入南瓜翻炒，加适量水后入田鸡，小火煮30分钟，调味即可。

【用　法】 佐餐食用。

【功　用】 补脾益气，利水降糖。适用于糖尿病并发肺部感染的气阴两虚。

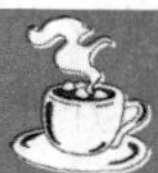

嫩豆腐南瓜

【组　成】 嫩南瓜250克，豆腐100克，香油、食盐、葱花各适量。

【制　法】 嫩南瓜洗净，切片。锅置火上，加入香油，放南瓜片炒至半熟，加入豆腐，并放入少许清水和食盐煮熟，撒上葱花即可。

【用　法】 佐餐食用。

【功　用】 化解体内毒素。适用于糖尿病。

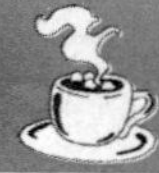

泥鳅炖芋艿

【组　成】 芋艿500克，活泥鳅150克，生姜丝、葱花、大茴香、食盐、酱油、味精各适量。

【制　法】 芋艿洗净，去皮，置砂锅中，加冷水，大火煮开，加入活泥鳅（已放置3～4天），与芋艿同煮，改小火煮40分钟，加大茴香、食盐、生姜丝，再煮20分钟，放葱花、味精、酱油，起锅即可。

【用　法】 佐餐食用。

【功　用】 暖中益气，祛湿排毒。适用于糖尿病等。

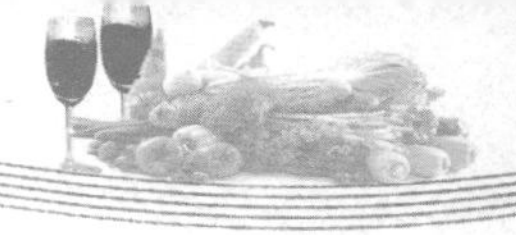

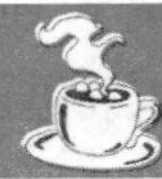

酿苦瓜

【组　成】 新鲜苦瓜2个，猪瘦肉200克，水发香菇30克，虾米20克，葱、食盐、玉米粉、酱油各适量。

【制　法】 将苦瓜洗净，按每隔3厘米切成一段，将每一小段苦瓜中的瓤去掉，使苦瓜成筒状，备用；将葱、香菇、虾米剁碎，一起搅和在猪肉里，加酱油、食盐和少许清水，向同一方向用力搅拌均匀并呈黏韧性，再加玉米粉拌匀；将肉馅依次填入每一段苦瓜中，用力压紧，使肉馅压结实并与瓜面平；将苦瓜装入盘中，上笼蒸20分钟即可。

【用　法】 佐餐食用。

【功　用】 清热解毒，补肾壮阳。适用于糖尿病等。

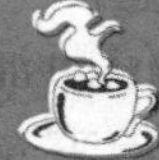

牛肉胶冻

【组　成】 牛肉1 000克，黄酒250毫升。

【制　法】 将牛肉洗净，切成小块，放入锅内，加清水煎煮，每小时取肉汁1次，取出肉汁留用；牛肉再加水煎煮，共取肉汁4次。然后将取出的牛肉汁合并，以小火煎至稠黏，加入黄酒，再熬至稠黏，倒入碗中，放冷成冻备用。

【用　法】 佐餐食用。

【功　用】 健脾安中，补气益血。适用于糖尿病。

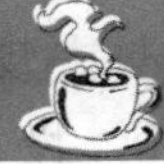

杞菊炸鸡肝

【组　成】 鸡肝200克，枸杞子20克，白菊花10克，鸡蛋清、咸面包渣、黄酒、食盐、熟猪油、面粉、味精、干淀粉各适量。

【制　法】 将鸡肝洗净，切成片，加食盐、黄酒、味精拌渍入味；枸杞子、菊花加水煎取浓汁，取药汁、干淀粉、面粉、鸡蛋清盛碗内调成糊，鸡肝片两面裹上一层糊，其中一面粘上一层面包渣。炒锅置火上，下熟猪

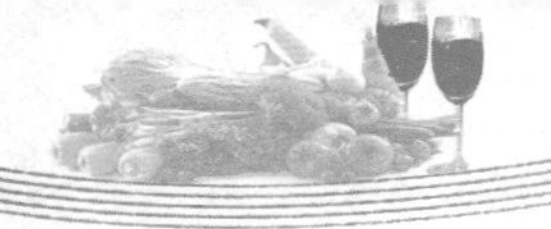

油烧至六成热时，将鸡肝逐片放油锅中炸熟透捞出。

【用　法】 佐餐食用。

【功　用】 补益肝肾，养血明目，适用于糖尿病等。

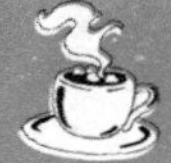

杞子鱼米

【组　成】 枸杞子 10 克，草鱼中段 500 克，青椒 1/2 只，鸡蛋(取清) 1/2 只，植物油 250 克(实耗约 30 克)，食盐、味精、胡椒粉、黄酒、鲜汤、淀粉各适量。

【制　法】 将枸杞子冲洗一下，再用少许水浸泡至涨大待用；青椒冲洗后切成小丁；草鱼用刀批成两片，片去皮、刺，将鱼肉片成大鱼片，改切成鱼丝后，再切成小黄豆大小的鱼米，把鱼米放入盛器内，加入鸡蛋清、食盐、味精、胡椒粉拌和一下，再加入干淀粉上浆。炒锅烧热，放油烧至五成热，下鱼米和青椒丁用手勺划散，待鱼米成熟时倒入漏勺沥油；锅内留底油，放入适量鲜汤、枸杞子，加入食盐、黄酒、味精，煮开后下鱼米、青椒丁翻炒，淋入湿淀粉勾芡，淋上明油即可。

【用　法】 佐餐食用。

【功　用】 滋补肝肾，益精明目。适用于糖尿病等。

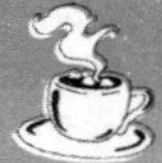

炝三丝

【组　成】 水发腐竹 150 克，水发香菇 75 克，胡萝卜 75 克，食盐 3 克，味精 2 克，香油 15 克，生姜丝 3 克，胡椒粉 1 克。

【制　法】 将腐竹切成细丝；香菇洗净，切成细丝；胡萝卜去皮，切成细丝；上料分别用开水煮熟、过凉，加入调料拌匀。香油烧热，投入生姜丝煸出香味，倒入三丝中拌匀即可。

【用　法】 佐餐食用。

【功　用】 清淡适口，健脾化滞，补中益气。适用于糖尿病等。

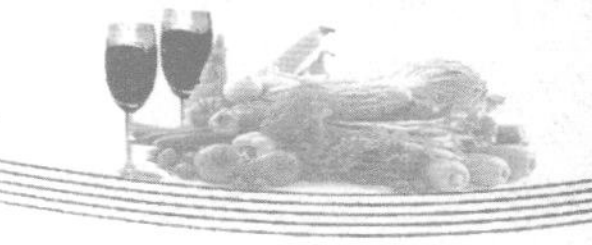

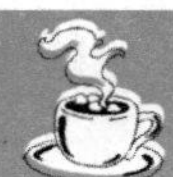

芹菜拌干丝

【组　成】 芹菜 300 克，豆腐干 100 克，香油、食盐、味精、生姜丝各适量。

【制　法】 将芹菜择洗干净，并将较粗的用刀顺长劈开，再切成 4 厘米长的段；豆腐干切成丝。炒锅上火，加水煮沸，放入芹菜和豆腐干丝，至芹菜断生时捞出，放凉水中过凉，控水后放碗中，加入食盐、味精、生姜丝、香油，调拌均匀后装盘即可。

【用　法】 佐餐食用。

【功　用】 平肝清热，降血脂，降血压。适用于高血压病、高脂血症、糖尿病。

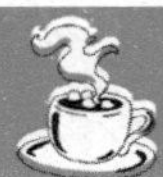

芹菜拌苦瓜

【组　成】 新鲜芹菜 250 克，苦瓜 1 个(约 150 克)。

【制　法】 将芹菜择洗干净，去根、叶，放入沸水锅焯一下，取出，切成 3 厘米长的小段，码入盘内，备用；将苦瓜用清水反复洗净外表皮，剖开，去瓤、子，切成薄片，入沸水锅中焯一下，捞出，沥去水分，铺放在芹菜段上。另取一碗，放入食盐、味精、香油、香醋、五香粉拌和成调味汁液，浇在苦瓜片上，用筷子拌匀即可。

【用　法】 佐餐食用。

【功　用】 清热解毒，生津止渴，降血糖。适用于糖尿病。

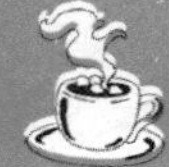

芹菜炒腐竹

【组　成】 芹菜 200 克，腐竹 50 克，猪瘦肉 30 克。

【制　法】 将腐竹用温水泡发，沥去水分，入沸水锅中焯透，切成 3 厘米长的小条状；将猪肉洗净后切成薄片，盛入碗中；将芹菜择洗干净，去叶后切成 3 厘米长的小段。炒锅置火上，加植物油，烧至六成热时，加

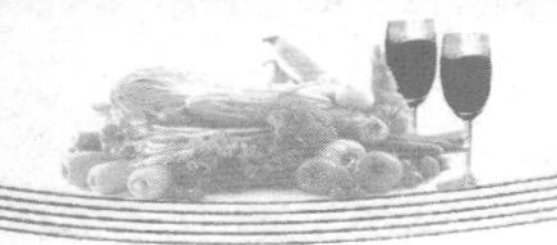

葱花、生姜末煸炒出香，加肉片熘炒，烹入黄酒，加腐竹条及芹菜段，不断翻炒，加清汤适量，并加食盐、味精，再炒至肉片熟烂即可。

【用　法】 佐餐食用。

【功　用】 清热润燥，平肝潜阳，益气降糖。适用于高血压病、糖尿病。

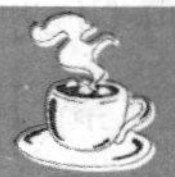

芹菜烧香干

【组　成】 芹菜 250 克，香干 2 块，植物油 25 克，香油 10 克，味精 0.5 克，黄酒 10 克，食盐 2 克，葱花适量。

【制　法】 将芹菜洗净，去根、叶和老筋，切成段；香干一块片成两片，切成锯齿细条；将芹菜用开水焯一下。炒锅上火，放油烧热，下葱花炝锅，再下芹菜煸炒，然后放入香干，烹入黄酒，放入味精、食盐，淋上香油，颠翻出锅即可。

【用　法】 佐餐食用。

【功　用】 调和脾胃，润肺止咳，降血脂，降血压。适用于糖尿病等。

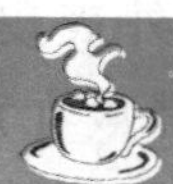

青椒绿豆芽

【组　成】 绿豆芽 400 克，青椒 150 克，植物油、食盐、味精、黄酒各适量。

【制　法】 将绿豆芽洗净，掐去两头；青椒洗净，剖开去子，切成细丝待用。炒锅上大火，放油烧至八成热，投入青椒丝炒几下，再投入绿豆芽翻炒，加入黄酒、食盐、味精，翻炒均匀，出锅装盘即可。

【用　法】 佐餐食用。

【功　用】 清热开胃，利尿消肿。适用于糖尿病等。

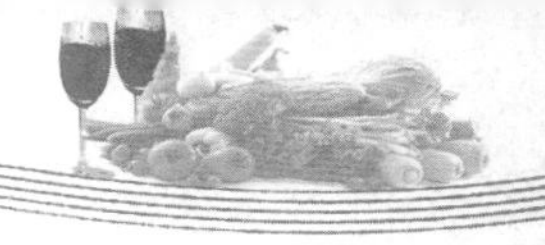

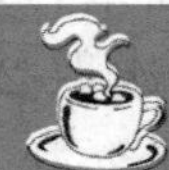

清水苦瓜

【组　成】 苦瓜300克，老母鸡、老鸭、猪排骨、金华火腿、香菇、食盐各适量。

【制　法】 苦瓜洗净，剖开去子，切成纸一样的薄片，入清水中漂洗；锅放清水，下入适量的老母鸡、老鸭、猪排骨、金华火腿、香菇，在大火上熬成高级清汤，将熬好的汤加食盐煮开，下入苦瓜略煮，起锅装入玻璃盆中即可。

【用　法】 佐餐食用。

【功　用】 清热解毒止渴、开胃养颜。适用于糖尿病等。

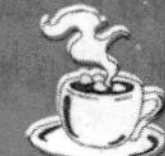

清蒸冬瓜

【组　成】 冬瓜600克，肉末150克，虾仁50克，葱花50克，淀粉50克，食盐1.5克，生姜汁10克。

【制　法】 将冬瓜去子、去皮，切成片；将虾仁去肠泥，与肉末、葱花一起剁碎，加入生姜汁、食盐、淀粉拌匀，做成馅料；将每2片冬瓜间夹上肉馅，排入盘中；将盘中冬瓜放入锅中，用大火蒸10分钟即可。

【用　法】 佐餐食用。

【功　用】 清热除烦，滋阴壮阳。适用于糖尿病等。

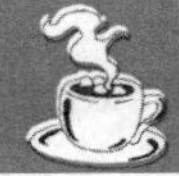

瓤冬瓜

【组　成】 冬瓜500克，水发香菇50克，水发玉兰片50克，豆腐1块，食盐1克，味精0.5克，湿淀粉20克，素鲜汤150毫升，植物油25克，香油20克，生姜末适量。

【制　法】 将冬瓜去皮、去子，洗净，切成约4厘米见方、0.7厘米厚的片，然后放入开水锅中煮约五成熟时捞出，放入冷开水中漂一会儿，捞出沥干水分；豆腐放锅中加水煮一开捞出，沥干水分，晾凉，放入碗中，用筷子搅碎成泥；水发香菇去柄洗净，水发玉兰片洗净，均切成细末，放入盛豆腐泥碗中，加食盐、味精、植物油、生姜末搅拌成馅备用；每次取 2 片冬瓜片，夹入拌好的馅心，一一摆放在大碗里，加少许素鲜汤、食盐、味精，上笼蒸透取出，滗出卤汁，放在大盘内。炒锅上火，将滗出的卤汁倒入锅内，再加少许素鲜汤煮开，用湿淀粉勾芡，淋上香油，浇在瓤冬瓜上即可。

【用　法】 佐餐食用。

【功　用】 补中益气，清热除烦。适用于糖尿病等。

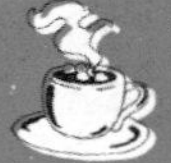

人参枸杞烧海参

【组　成】 水发海参 300 克，人参 2 克，枸杞子 10 克，冬笋片 50 克，葱段 15 克，黄酒 15 克，酱油 20 克，鲜汤 75 毫升，淀粉 25 克，植物油 35 克，花椒油、味精各适量。

【制　法】 将人参洗净，切成片，加水煎煮取汁液；枸杞子洗净，放入碗内，上笼蒸熟；水发海参洗净后切成 2～3 块，用沸水烫一下；冬笋切成薄片，也用沸水烫一下。炒锅上火，放油烧热，放入葱段煸香，投入海参煸炒，加入黄酒、食盐、酱油、味精、鲜汤翻炒，汤沸时用小火煨烤，然后加入人参汁及玉兰片，调好味，再放入蒸熟的枸杞子，用湿淀粉勾芡，淋上花椒油即可。

【用　法】 佐餐食用。

【功　用】 滋阴养血，补肾壮阳。适用于糖尿病等。

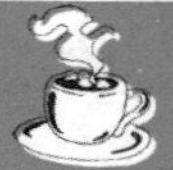

人参萝卜

【组　成】 萝卜 500 克，水发海米 75 克，竹笋 30 克，水发香菇 30 克，植物油 250 克（实耗约 25 克），鲜汤 50 毫升，食盐、味精、黄酒、生姜汁、湿淀粉、香油各适量。

【制　法】 将萝卜削去外皮，洗净，一破 4 片，切成 8 厘米长的块，削刻成人参形状；笋切成长方片，香菇去柄。炒锅上中火，放油烧至三成热，下人参形萝卜炸制，待油温升到四成热时停火，连续2次，炸透后捞出控油；炒锅内留少许油，烧至六成热，加入鲜汤，随即放入炸好的萝卜、海米、笋、香菇、食盐、味精、黄酒、生姜汁烧制，至菜透入味，放入湿淀粉勾稀芡，至汁浓即成盛入盘中。

【用　法】 佐餐食用。

【功　用】 消食顺气，益肾壮阳。适用于糖尿病等。

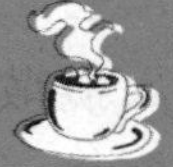

肉末煸冬笋

【组　成】 冬笋1 500克，猪肉50克，榨菜25克，酒酿汁50克，植物油500克(实耗约100克)，鲜汤、食盐、味精、黄酒、香油各适量。

【制　法】 剥去冬笋外壳及笋衣，拍松，切成小手指大小的条；将猪肉、榨菜分别斩成末。然后，起油锅至四成热，投入冬笋过油，煸至冬笋干瘪，呈咖啡色，倒出沥油。最后，原锅下肉末、榨菜末，煸炒一下，投入冬笋并放入黄酒、酒酿汁、鲜汤及食盐，用小火煮至入味，再转大火，待汁将要收干时，放入味精，淋些香油，撒上葱花即可。

【用　法】 佐餐食用。

【功　用】 滋阴养颜，健脾养胃。适用于糖尿病等。

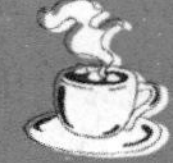

肉末冬瓜

【组　成】 冬瓜1 000克，肉末50克，食盐3克，白糖3克，味精2克，黄酒15克，葱花10克，生姜末10克，植物油500克(实耗约50克)，鲜汤50毫升。

【制　法】 将冬瓜去皮、去子、瓤，切成长方形块；将冬瓜的皮面朝下顺刀每隔5厘米切一刀，勿切断。炒锅上火，放油烧至六、七成热，放入切好的冬瓜块，炸至七成熟，出锅，将多余的油倒出；炒锅烧热，放油烧热，将肉末煸炒至变色，放黄酒、葱花、生姜末、白糖、食盐、鲜汤，然后下过油的冬瓜，煮熟后下味精，勾芡即可。

【用　法】 佐餐食用。

【功　用】 清热去暑，利尿减肥。适用于糖尿病等。

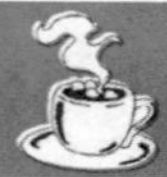

肉丝炒苦瓜

【组　成】 苦瓜300克，猪瘦肉50克，绿红小辣椒50克，植物油、酱油、醋、食盐、黄酒、味精、姜丝、湿淀粉各适量。

【制　法】 将猪瘦肉洗净，切丝，用湿淀粉、食盐浆好；苦瓜去瓤，切丝；小辣椒切丝。锅置火上，放植物油，烧至八成热，将肉丝加入搅散，捞出沥油待用；锅内留底油，放辣椒、苦瓜，煸炒5～6分钟，撒入食盐，将肉丝倒入翻炒，再加姜丝、白糖、酱油、醋、黄酒、味精，即可出锅装盘。

【用　法】 佐餐食用。

【功　用】 开胃利湿，清热解毒。适用于糖尿病等。

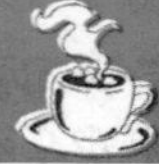

软炸白花鸽

【组　成】 山药50克，鸽肉250克，酱油5克，黄酒5克，干淀粉50克，味精0.5克，花椒粉2克，食盐2克，鸡蛋5个，植物油1000克。

【制　法】 山药切片，烘干，打成细末待用；鸽肉洗净，去皮，切成约2厘米见方的块装入碗中，用黄酒、味精、酱油腌渍20分钟，再用鸡蛋清调山药粉、淀粉成糊待用。炒锅入植物油烧至五六成热时，将腌好的蛋糊拌匀，入锅中翻炸，糊凝捞出，整形后再将鸽肉下锅复炸一次，撒上花椒粉和食盐即可。

【用　法】 佐餐食用。

【功　用】 健脾固肾，生津止渴。适用于糖尿病等。

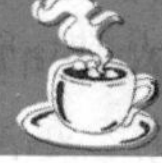

三冬煲豆腐

【组　成】 麦冬15克，冬瓜、豆腐各100克，冬菇50克，生姜3片，味精0.5克，食盐1克，香油5克。

【制　法】 将药、菜洗净，麦冬煎煮取汁30毫升，倒进煲锅待用；冬瓜削去外皮，切3厘米长块，豆腐与冬菇切成同样的块，一并放进煲锅，并加上姜片、食盐和500毫升水，用慢火煲熟，加入味精和香油，盛进汤碗即可。

【用　法】 佐餐食用。

【功　用】 降糖降脂减肥。适用于糖尿病等。

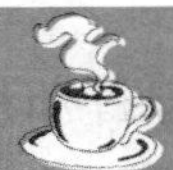

三丝海参

【组　成】 水发海参500克，熟火腿50克，熟白鸡肉、冬笋各80克，黄酒、食盐、味精、葱末、生姜末、胡椒粉、湿淀粉、香油、猪油、高汤各适量。

【制　法】 将海参洗净泥沙，切成长条，下开水锅内焯一下，捞出沥去水；冬笋洗净，与火腿、白鸡肉同切成丝。锅内放猪油烧至六七成热，下葱、生姜煸出香味，下入海参、鸡肉、火腿、冬笋丝，翻炒几下，添入高汤，加食盐、黄酒、胡椒粉、味精略煮，再用湿淀粉勾芡，淋入香油，出锅装盘即可。

【用　法】 佐餐食用。

【功　用】 补肾，益精，调中。适用于糖尿病等。

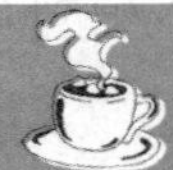

三鲜海参

【组　成】 水发海参500克，熟火腿、熟黄雌鸡肉、熟冬笋各100克，黄酒、食盐、酱油、味精、胡椒粉、湿淀粉、香油、猪油、鲜汤各适量。

【制　法】 将海参洗净，片成斧楞片，用热鲜汤浸泡；火腿、鸡肉、冬笋分别切成约5厘米长、2.5厘米宽、3毫米厚的骨牌片。锅内放猪油煮至四五成热，放火腿、冬笋略炒几下，加鲜汤、海参、鸡肉，加黄酒、食盐、味精、胡椒粉、酱油烧至入味，先将火腿、冬笋、鸡肉捞出盛于盘内垫底，再将海参盖在上面，锅内汤汁烧热，用湿淀粉勾芡，收汁后放香油起锅，浇在海参上即可。

【用　法】 佐餐食用。

【功　用】 滋益五脏六腑，补元气补虚劳。适用于糖尿病等。

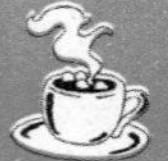

三鲜丝瓜

【组　成】 鲜嫩丝瓜 250 克，番茄 100 克，嫩毛豆粒 50 克，植物油、葱花、生姜末、食盐、味精、湿淀粉、香油各适量。

【制　法】 将鲜嫩丝瓜去外皮，洗净，切成 3 厘米长的条；番茄用清水反复洗净后连皮切成薄片；嫩毛豆粒用清水漂洗，保留毛豆衣，洗净后盛入碗中，备用。炒锅置火上，加油上中火烧至六成热，放入丝瓜，翻炒片刻，加清汤适量，投入嫩毛豆粒、番茄片，加葱花、生姜末，大火煮沸，焖 10 分钟，加食盐、味精推匀，用湿淀粉勾芡，淋入香油即可。

【用　法】 佐餐食用。

【功　用】 清心除烦，凉血解毒，止渴降糖。适用于糖尿病、高脂血症、高血压病。

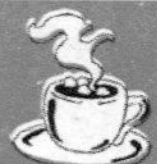

沙参玉竹煲老鸭

【组　成】 沙参 60 克，玉竹 50 克，老雄鸭 1 只，葱、姜、食盐各适量。

【制　法】 老鸭去毛及内脏，洗净，入锅中与沙参、玉竹、调料同加水大火煮沸后，再用小火焖煮 1 小时以上，至肉烂熟即可。

【用　法】 佐餐食，饮汤食肉，分数日食。

【功　用】 滋阴生津。适用于糖尿病。

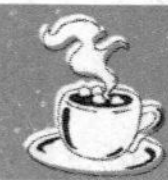

山药煲猪胰

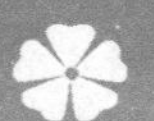

【组　成】 猪胰脏 150 克，怀山药 60 克。

【制　法】 将猪胰洗净后切片，怀山药亦切片，一同入锅，加清水适量煨汤，待猪胰熟后加适量食盐调味即可。

【用　法】 每日 1 次。

【功　用】 健脾补肺，固肾益精。适用于糖尿病。

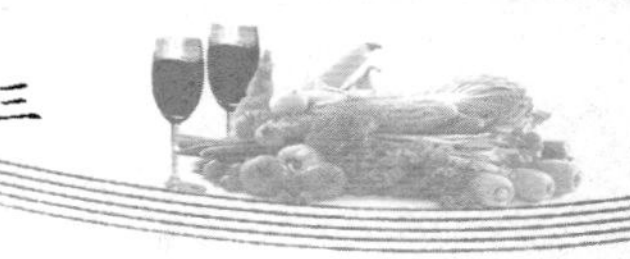

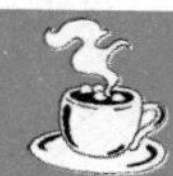

山药蛤蜊肉

【组　成】 蛤蜊肉250克，山药100克，百合25克，玉竹15克，植物油、葱段、生姜片、黄酒、食盐各适量。

【制　法】 将蛤蜊肉用温水浸泡，去杂，洗净，放碗中，并将浸泡水滤净倒入碗中，上笼蒸1小时；将百合、玉竹、山药分别洗净，玉竹切片，山药去皮后切片。锅置火上烧热，加植物油烧至六成热，加葱段、生姜片煸香，烹入黄酒，加适量清水，倒入蛤蜊肉和汤，加食盐、百合、玉竹、山药，先用大火煮沸，后改以小火炖至蛤蜊肉熟透入味，出锅，装盘即可。

【用　法】 佐餐食用。

【功　用】 强筋壮骨，益志安神。适用于失眠症、糖尿病。

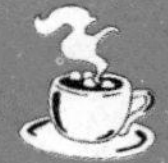

山药杞子煲苦瓜

【组　成】 苦瓜150克，山药20克，枸杞子20克，猪瘦肉50克，葱花、生姜末、鲜汤、黄酒、食盐、味精、五香粉各适量。

【制　法】 将苦瓜洗净，去蒂及瓤、子后，切成小块；将山药、枸杞子分别洗净，山药切成片，盛入碗中；猪肉洗净，切成片，放入油锅中，用中火煸炒，加葱花、生姜末，猪肉变色出香后，加苦瓜片、山药片、枸杞子及鲜汤适量，大火煮沸，加黄酒适量，改用中火煲30分钟，待肉片熟烂，加食盐、味精、五香粉各少许，拌匀即可。

【用　法】 佐餐食用。

【功　用】 益肺补肾，止消渴，降血糖。适用于糖尿病等。

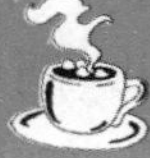

山药杞子炖猪脑

【组　成】 鲜山药50克，枸杞子15克，猪脑1具，食盐、味精各适量。

【制　法】 将猪脑漂洗干净，鲜山药、枸杞子洗净，一起放入砂锅

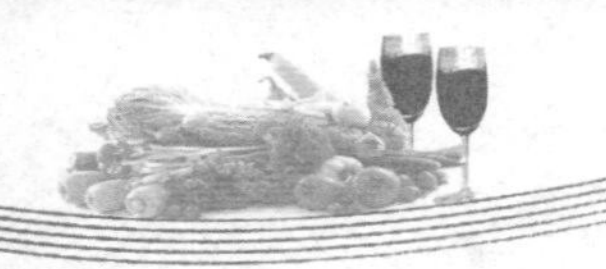

中，加入葱、生姜、清水适量，用大火上煮沸后转小火煮熟即可。食用时，加食盐、味精调味。

【用　法】 佐餐食用。

【功　用】 滋补肝肾，健脑强智。适用于糖尿病等。

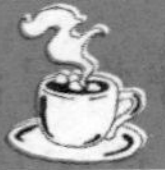

山药胰肚煲

【组　成】 鲜山药100克，猪胰、猪肚各50克，陈皮、葱段、姜片各10克，食盐1克，味精0.5克，花椒油、黄酒各5克。

【制　法】 将山药洗净，削去外皮，切成滚刀块备用；将猪胰、猪肚洗净，均切成3厘米宽、5厘米长的块，猪肚用沸水焯一下捞出，放进煲锅中，加进猪胰块和山药块，再放进陈皮、葱段、姜片、黄酒、食盐和1 000毫升水，用慢火煲熟，加入味精、花椒油即可。

【用　法】 佐餐食用。

【功　用】 降血糖，降血脂。适用于糖尿病、脂肪肝等。

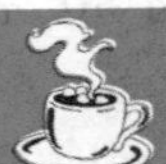

山楂胡萝卜丝

【组　成】 鲜山楂100克，胡萝卜、粉丝各50克，香菜30克，食盐、菊糖各0.5克，醋、葡萄酒各3克，香油5克。

【制　法】 将胡萝卜、粉丝、山楂、香菜洗净备用；将山楂从中劈成两半，剔出核仁，放进煮锅加水500毫升，用小火煮熟，捞出放进搅馅机内，加入菊糖搅成酱泥待用；将胡萝卜切细丝，用沸水焯烫，捞出过凉开水，沥尽水放进调菜盆，并将粉丝用沸水汆烫，捞出过凉开水，沥尽水，切长段也放入调菜盆，加进山楂酱、葡萄酒拌匀稍腌渍待用；另将香菜切4厘米长段，和其他调料一齐放进调菜盆，与腌渍胡萝卜丝等合并，调匀码在盘中即可。

【用　法】 佐餐食用。

【功　用】 降血脂，降血糖。适用于糖尿病等。

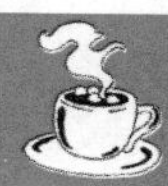

凤汁鱼鳃萝卜

【组　成】 嫩萝卜 350 克，鸡蛋(取清)1 个，熟火腿 15 克，水发海带 25 克，香菜梗 5 克，荸荠粉 100 克，食盐、味精、胡椒粉、香油各适量。

【制　法】 将火腿、海带(选尾部很薄的部分)切成极细的丝；萝卜去皮，顺长一剖为二，剖面略修成凹圆槽形(截面呈月牙形)，再切成鱼鳃形片；将鸡蛋清加入鱼鳃萝卜片中，使萝卜片粘上鸡蛋清液，再放在荸荠粉中，使萝卜充分粘上荸荠粉，然后一片片摊摆在抹过香油的瓷盘内，上笼用大火蒸 5 分钟取出晾凉。炒锅上火，放入鲜汤、火腿丝、海带丝、食盐、味精煮开，放入鱼鳃萝卜、洗净的香菜梗再煮开，起锅盛入大汤碗内，撒上胡椒粉。

【用　法】 佐餐食用。

【功　用】 下气消食，除痰润肺。适用于糖尿病等。

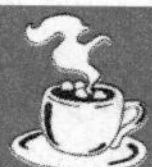

鳝背炒菠菜

【组　成】 菠菜 300 克，黄鳝 150 克，植物油、黄酒、酱油、味精、葱、生姜、食盐、胡椒粉、湿淀粉各适量。

【制　法】 将黄鳝甩昏，用钉子钉住鳝头，用小刀将黄鳝从背部剖开，除去骨及内脏，洗净，批成小段；将黄酒、酱油、味精、胡椒粉调在小碗里。炒锅上火，放油烧至五六成热，将鳝段下锅滑散约 1 分钟，将鳝段倒入漏勺里沥油，锅内放入葱、生姜末煸香，倒入鳝背，随即将小碗调料倒入，翻炒均匀即起锅；菠菜洗净，沥干水，锅油热后，倒入菠菜快速煸炒，加入食盐、味精，炒至菠菜刚熟即出锅，摊装盘中，并将鳝段倒在菠菜上面即可。

【用　法】 佐餐食用。

【功　用】 敛阴养血，强筋壮骨。适用于糖尿病等。

(六)主食方

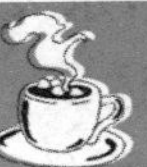 枸杞米饭 

【组　成】 枸杞子20克，粟米250克。

【制　法】 将枸杞子与粟米混匀加水淘净，再加适量水煮至熟。

【用　法】 当主食食用。

【功　用】 补肝益肾，生精明目，乌发悦颜。适用于糖尿病等。

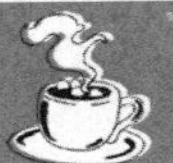 八味米饭 

【组　成】 菱角、芡实各20克，花生仁、核桃仁各30克，薏苡仁、绿豆各50克，紫糯米、粟米各150克。

【制　法】 先用清水将前7味淘洗干净，再用温水将7味分别浸泡3～5小时，待膨胀后放进蒸饭锅或电饭煲，并将粳米淘洗干净也放进锅内，锅内加入500毫升左右的清水（水漫过米约2厘米），将锅置于大火上将米煮沸，改小火慢煮，待水蒸发尽，煮成干饭即可停火，稍焖即可。

【用　法】 作主食食用。

【功　用】 滋胃清肾，生津消渴。适用于糖尿病等。

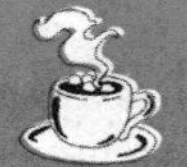 八仙过海卤面 

【组　成】 海参20克，熟鲍鱼丁、白肉丁、冬笋丁各15克，蛤蜊肉、口蘑丁、干贝、黄瓜各10克，白鸡肉丁35克，鸡蛋2只，鸡蛋面条1 000克，黄酒、食盐、酱油、味精、小葱末、生姜末、湿淀粉、花椒油、猪油、鸡汤各适量。

【制　法】 锅内放猪油烧热，下生姜煸出香味，放鸡汤煮开后，将海参丁、鲍鱼丁、白肉丁、白鸡丁、冬笋丁、蛤蜊肉、口蘑丁、干贝倒入锅内，煮开后，倒入黄酒、酱油、味精、食盐、黄瓜丁，再煮开后用湿淀粉勾芡；鸡蛋打入碗内，搅匀，锅内放猪油烧热，倒入蛋液，待蛋炸黄顶起后再淋入花椒油即成卤。锅内放清水煮开，放入面条，滚开片刻，捞入大盆，把卤盛在大碗内即可。

【用　法】 佐餐食用。

【功　用】 补肾虚，降血糖。适用于糖尿病等。

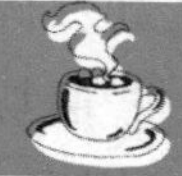

扁豆火烧

【组　成】 白扁豆粉、山药粉各 50 克，发酵面 500 克，葱末 10 克，食盐 1 克，植物油 5 克。

【制　法】 将葱末和食盐放进汤碗，加入植物油拌匀稍腌待用；将发酵面用扁豆粉、山药粉为面扑揉匀，并按扁擀成大面片，取拌好的葱末撒在面片上，将面片由下向上卷成长卷，下 10 个剂子，捏住两头的外皮(包住葱、食盐)，再将面剂逐个稍旋拧，擀成圆薄饼待用。取平锅置中火上，放上小饼烙熟停火，取出码在盘中即可。

【用　法】 作主食食用。

【功　用】 降血糖，降血压，降血脂。适用于糖尿病等。

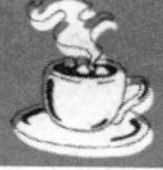

扁豆木瓜饭

【组　成】 白扁豆粒 50 克，木瓜 15 克，薏苡仁 30 克。

【制　法】 将白扁豆粒洗净，用温开水泡发。木瓜洗净后切片，与泡发捞出的扁豆和薏苡仁同入砂锅，加水浓煎 2 次，每次 45 分钟，合并 2 次滤液，白扁豆及木瓜片留取备用。

【用　法】 早晚 2 次分饮浓煎汁液，并可温热嚼食白扁豆及木瓜片，当日吃完。

【功　用】 健脾祛湿，解毒抗癌。适用于糖尿病等。

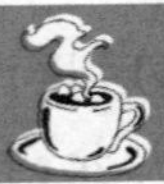

菠菱水饺

【组　成】　菠菜(带红根)、韭菜各50克,豆腐100克,菱角粉50克,面粉200克,姜末10克,食盐2克,鸡精1克,醋5克,香油2克,植物油10克。

【制　法】　将菠菜、韭菜、豆腐洗净,沥净水,再将菠菜用刀剁碎成末,并将菜末放进调馅盆内,将菜汁挤进一汤碗中备用;另将韭菜切成末、豆腐捣成泥也放进调馅盆内,加入植物油、食盐、鸡精拌成馅备用。取菱角粉放进和面盆,加进150克面粉,用菠菜汁和成面坯稍放饧面;待面饧后揉搓成细长条,并揪下30个左右的水饺剂,撒上面扑、按扁剂子,逐个擀成中间略厚、边沿稍薄的饺子皮,逐个包上馅,并将其捏成水饺摆在盖垫上待用。取煮锅加水1 000毫升置于大火上煮沸,水沸后逐个下入水饺,并用汤勺迅速推开,加2次凉水(打水)待饺子全部浮起煮熟停火,盛在汤盘中,另取小碟倒进醋、香油、生姜末即可。

【用　法】　作主食食用。

【功　用】　降血糖,降血压,降血脂。适用于糖尿病等。

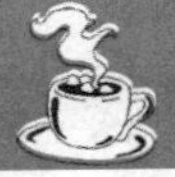

菜炒豆挂面

【组　成】　紫空心菜茎、绿豆芽各50克,豆面面条100克,葱末10克,食盐0.5克,味精0.5克,花椒5克,香油2克,植物油5克。

【制　法】　将空心菜茎、绿豆芽洗净,沥净水稍放,空心菜茎切4厘米长段备用。取煮锅加水1 000毫升,用大火煮沸,下进豆面面条煮熟捞出,用凉水过滤去热待用;取炒锅置于大火上加入植物油,待油热后,放进花椒炸黑捞出,再放入葱末、食盐、空心菜茎、绿豆芽煸炒,同时放进熟面条、味精和香油炒匀即可。

【用　法】　作主食食用。

【功　用】　降血糖,降血压,降血脂。适用于糖尿病等。

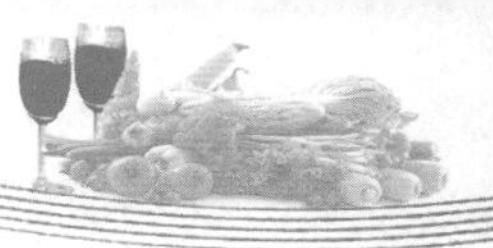

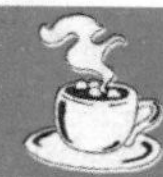

蚕茧冬瓜饭

【组　成】 蚕茧50克，冬瓜100克，粳米150克，食盐1克，香油5克。

【制　法】 将蚕茧、冬瓜、粳米洗净，再将蚕茧煎煮取汁(约500克)待用；另将冬瓜削去外皮，切小丁放进蒸饭锅(或电饭煲)，加进粳米及蚕茧煎汁(可酌情加水)，用中火煮沸，加进食盐和香油再蒸为干饭，停火盛在碗里即可。

【用　法】 作主食食用。

【功　用】 清热止渴，调节血糖。适用于糖尿病等。

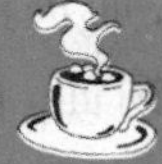

蚕茧蒸饼

【组　成】 蚕茧100克，荞麦面150克，面粉400克(包括面扑)。

【制　法】 将蚕茧煎煮取液(约200毫升)，再将荞麦面和350克面粉放进和面盆，用蚕茧煎液将其和成面坯，稍放饧面待用。另取蒸锅加1 500毫升水，置慢火上先加热，再取蒸笼铺上湿屉布，盖上笼屉帽并放在蒸锅上。取已饧透的面坯揉匀，下20个小面剂，撒上面扑擀成薄皮(如水饺面皮)、直径约10厘米小圆饼(单饼)，待蒸锅中的水煮沸后取下笼屉帽，将第一张单饼平铺屉布上，盖上笼屉帽蒸饼，并将面剂逐个擀成单饼，每擀好一张时，即揭起笼屉帽放进笼屉在前一张饼上撒些面扑(干面粉)，再摞叠一张饼并盖上笼屉帽继续蒸饼。按照以上程序反复进行，直到将单饼全部做完，逐个放进蒸笼(全部放完后)再蒸20分钟，即可停火取出饼放在盘中食用。

【用　法】 作主食食用。

【功　用】 开胃消渴，润肠止泻，降血压，降血糖。适用于糖尿病等。

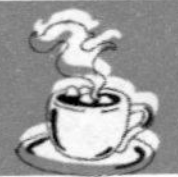

蚕蛹扁食

【组　成】 蚕蛹50克，瘦肉100克，长豆角100克，葛根粉50克，面粉300克，葱末10克，生姜末5克，大蒜瓣20克，五香粉3克，食盐1克，鸡精5克，醋5克，酱油、植物油各10克，香油2克。

【制　法】 将蚕蛹，瘦肉（牛、羊、猪肉均可），豆角分别洗净，用剪刀将蚕蛹外硬壳剪开去掉，将蛹肉与瘦肉一齐用刀剁成馅泥，放进调馅盆内，加入五香粉、酱油、葱、姜末拌匀稍煨（约10分钟）；取煮锅加500毫升水，放进长豆角，用大火煮七成熟，捞出过凉水去热，并沥净水，用刀剁成细末，放进馅盆与肉馅合并，再加进植物油、食盐和鸡精搅拌均匀备用；另将蒜瓣剥去外皮，洗净，用捣蒜的蒜窝（臼）捣成泥放进小碗，加进醋和香油备用；取和面盆放进面粉，加适量水和成稍软的面坯略放饧面，待面饧后撒上葛根粉做面扑，将面坯揉搓成细长条，揪下30个水饺剂子按扁，逐个擀成中间略厚、边沿稍薄的饺子皮，将饺子皮逐个加上馅，并捏成偃月形的扁食（饺子），摆在盖垫上待用。取煮锅加水1 000毫升置于大火上煮沸，水沸后逐个下入饺子，并用汤勺迅速推开，加2次凉水（打水），待饺子全部浮起（已熟）停火，盛在汤盘中，蘸着蒜泥即可。

【用　法】 作主食食用。

【功　用】 降血糖，降血压。适用于糖尿病、高血压病等。

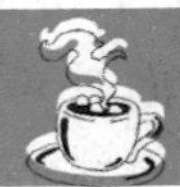

茶芋汤圆

【组　成】 茶子仁、核桃仁、黑芝麻各50克，毛芋头泥200克，粳米粉、糯米粉各550克（包括面扑），菊糖1克，香精（香芋型）1克。

【制　法】 将黑芝麻仁、茶子仁、核桃仁洗净，核桃仁沥净水后掰成小瓣待用；另将黑芝麻、茶子仁沥净水，放进炒锅用中火炒熟，并碾碎为末放进调馅盆内，加入核挑仁、芋头泥、菊糖、香精搅拌成馅备用。取和面盆放入粳米粉、糯米粉各500克，并加入适量沸水（约200毫升），用筷子搅拌成软烫面团，将面团放至面案上，撒米粉揉成面坯放至30分钟饧

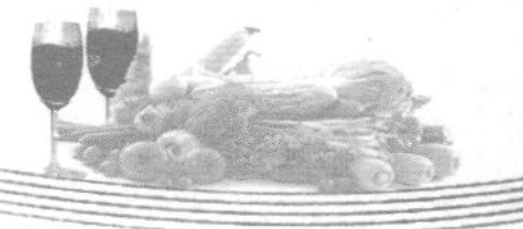

透，再揉匀后下30个剂，按成圆皮，包上拌好的馅，捏团成汤圆备用。将煮锅加进1 500毫升水置大火上煮沸，逐个下进汤圆，并用勺迅速推开，煮至全部浮起即可。

【用　法】　作主食食用。

【功　用】　降血糖，降血压，降血脂。适用于糖尿病等。

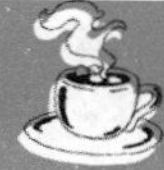

炒炒面

【组　成】　白果粉100克，山药粉、小米面各150克，面粉600克，菊糖2克。

【制　法】　将前3种粉面放进和面盆掺合均匀，再将面粉加入搅拌掺合均匀。取蒸锅加水1 000毫升置于大火上，取笼屉放在蒸锅上，铺上干屉布，放上拌好的粉面（摊匀），并盖笼屉帽蒸熟，取出粉面摊在面案上晾凉待干，用双手搓散待用；取炒锅置慢火上加热，将晾干的粉面放进锅内，用木铲翻炒均匀，待炒出面香味时停火，再倒在面案上晾凉，将炒好的炒面分成3份，取1份炒面放进和面盆，加进菊糖，拌匀后加进另1份炒面，拌匀后再加1份炒面，拌匀后放进干净容器内备用。取汤碗，放进炒面50克，用沸水冲开搅成稠糊状即可。

【用　法】　作主食食用。

【功　用】　降血糖，降血压，降血脂。适用于糖尿病等。

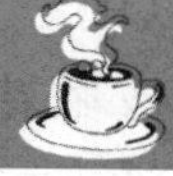

赤甘汤圆

【组　成】　赤小豆500克，甘草10克，粳米粉、糯米粉各300克，香精1克。

【制　法】　将赤小豆洗净，放进高压锅，再用干净纱布包好甘草（不宜太紧）也放进锅里，加水2 000毫升，用大火煮沸15分钟，取出甘草包，继续煮至豆烂成泥，停火取出放进调馅盆内，待凉加入香精搅匀待用；另取粳米粉、糯米粉用沸水和成烫面，稍饧，分20个面剂子，按成皮，包上豆馅做成汤圆（做法同上方），煮熟即可。

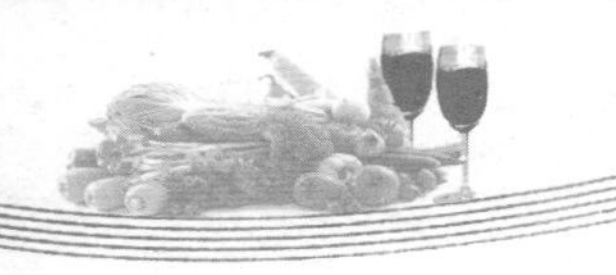

【用　法】 作主食食用。

【功　用】 降血糖，降血压，降血脂。适用于糖尿病等。

赤小豆粟米饭

【组　成】 赤小豆、粟米各 100 克，粳米 50 克。

【制　法】 将粳米、粟米、赤小豆分别洗净。将赤小豆煮至八成熟，捞出，掺在粳米、粟米中，置饭盒内，再加入清水(高出米面约 1 厘米)，盖上盖，用大火蒸熟即可。

【用　法】 当主食食用。

【功　用】 健脾养血，消肿减肥。适用于糖尿病等。

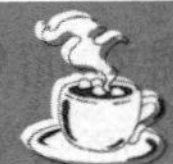

莼薏面花

【组　成】 鲜嫩莼菜、鸡肉丝、薏苡仁粉各 50 克，面粉 150 克(包括面扑)，葱丝、姜末各 5 克，食盐 1 克，胡椒粉 2 克，鸡精 3 克，醋 3 克，香油 2 克，植物油 5 克。

【制　法】 将莼菜洗净，切 5 厘米长的段，用沸水略微焯烫一下，捞出放进盛凉水(约 1 000 毫升)的盆中备用。取和面盆放进薏苡仁粉和面粉(100 克)，用适量水和成面坯稍放饧面。面饧好擀成薄面片(基本做法同面箕)，切 7 厘米长、3 厘米宽的菱形大面片，再将每个面片以中心直径竖切 1 条缝(两头不切断)，并将面片的一角从开口中翻过，形成翻花(如北方炸焦叶面食的 8 字样)待用。取炒锅置大火上，加入植物油，油热后放进葱丝、姜末、鸡肉丝和食盐煸炒，待鸡肉丝炒八成熟时，加进莼菜及浸泡水(1 000 毫升)煮沸，将面花下入水中，并迅速推散，待全部浮起即可停火，取汤碗放进胡椒粉、鸡精、醋、香油，盛上面花等即可。

【用　法】 作主食食用。

【功　用】 降血糖，降血压，降血脂。适用于糖尿病等。

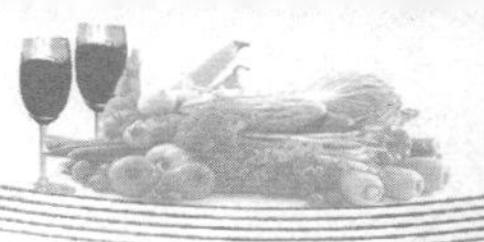

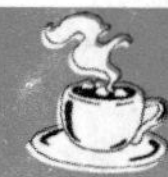

粗粮面包

【组　成】 山药粉、薏苡仁粉各100克,玉米面、燕麦面各150克,面粉(包括面扑)600克,酵母粉10克,菊糖1克,鸡蛋1个,乳酸奶250克,玉米香型香精3克,植物油10克。

【制　法】 取汤碗放入乳酸奶,将蛋液加进奶中,用筷子或打蛋器打匀,再加入发酵粉、菊糖、香精和植物油搅成糊液。取和面盆放进面粉(500克)、山药粉、薏苡仁粉、玉米面和燕麦面拌匀,倒进奶蛋糊和成发酵面坯放约1小时发酵;面发酵后用面扑揉搓成4个(每个250克)椭圆长面包剂,面包表面刷上少许蛋液或植物油待用。将烤箱调在180℃预热,用湿布隔热取出烤盘,刷上少许油,摆上面包烤20分钟取出,切成薄片码在盘中即可。

【用　法】 作主食食用。

【功　用】 降血糖,降血压,降血脂。适用于糖尿病等。

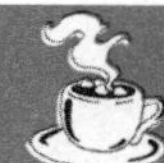

蛋皮什锦饭

【组　成】 鸡蛋3个,糯米饭100克,猪瘦肉丁50克,笋肉30克,水发香菇、熟青豆各15克,青葱、淀粉、黄酒、食盐、味精、植物油各适量。

【制　法】 将猪肉、笋肉、香菇分别切成丁,笋丁放在水中煮一下,猪瘦肉丁拌上黄酒、食盐及少许淀粉。炒锅上火,放油烧热,下猪瘦肉丁熘熟,再下笋丁、香菇丁炒匀,然后倒入糯米饭翻炒,加食盐、味精调味,最后投入熟青豆炒匀,起锅作馅。鸡蛋打入碗中,加少许食盐,搅打均匀,拌入淀粉调成糊。平底锅刷上植物油,下一半鸡蛋糊,转动锅子摊成薄饼,见蛋饼凝结,翻面,中间放上一半糯米馅,将圆饼两边向中间对折起锅。依法再将另一半鸡蛋糊和糯米馅制成蛋卷,两个蛋卷装一盘,即成蛋皮什锦饭。

【用　法】 作主食食用。

【功　用】 健脾养血,益气降糖。适用于糖尿病等。

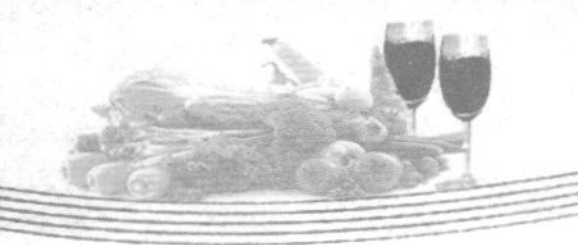

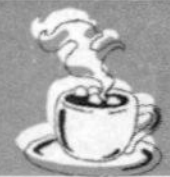

地龙馄饨

【组　成】　鲜地龙(也可用海蚯蚓)100 克,猪瘦肉 150 克,鲜赤芍药花瓣 50 克,味精、食盐各 1 克,葱、姜末各 3 克,紫菜 1 克,香菜 5 克,醋 2 克,酱油、香油各 3 克,面粉 300 克。

【制　法】　先取 250 克面粉放进和面盆内,加适量水和成面坯(稍硬)稍放饧面;另将地龙、猪瘦肉、芍药花瓣等原材料洗净,再将地龙用沸水焯烫,捞出沥尽水,与猪瘦肉和花瓣剁成馅泥,放进调馅碗或盆内,再将葱、姜切末与地龙馅合并,并加入食盐、味精(0.5 克)、香油 2 克,拌匀成馅备用;取饧好的面坯,撒上干面扑揉匀,擀成薄面片,切成馄饨皮并包上馅,捏成馄饨放在盖垫上待用。取煮锅置大火上,加入 1 000 毫升水,煮沸后下入馄饨,并迅速用勺将其推散,以便于均匀受热,煮至全部浮起时,加一点凉水待熟;取一汤碗,放进味精、酱油、香油,并将紫菜、香菜洗净,香菜切末放进碗,冲入适量沸汤,再盛进馄饨即可。

【用　法】　作主食食用。

【功　用】　降血糖,降血压,降血脂。适用于糖尿病等。

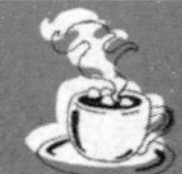

丁果米饭

【组　成】　丁香 2 克(2～5 粒),薤白 12 克,干白果仁 15 克(约 10 粒),籼米、粟米各 250 克。

【制　法】　将药物和两种米淘洗干净;将薤白煎煮取汁,放入蒸饭锅或电饭煲;另将籼米、粟米也放进蒸饭锅或电饭煲,加入薤白煎液和适量的水(漫过米 2 厘米左右),白果仁、丁香一并放入,用中火煮沸后改小火将米煮熟(约 20 分钟)即可停火,焖约 5 分钟即可。

【用　法】　作主食食用。

【功　用】　补气止痛,降血糖,降血压,降血脂。适用于糖尿病等。

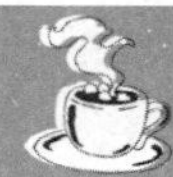

冬果米糕

【组　成】　冬瓜 100 克，百合粉 50 克，粟米、糯米各 250 克，菊糖、香草型香精各 1 克。

【制　法】　将冬瓜、粟米、糯米洗净，冬瓜削去外皮，擦成丝放进拌馅盆内，加入百合粉、菊糖、香精拌匀待用。再将淘洗好的粳米、糯米掺匀后，放进蒸锅或电饭煲，加水约 500 毫升用中火煮成干饭，停火用饭铲取出放进干净面盆内，摊开晾凉备用。另取笼屉铺上湿屉布，先放进一半(250 克)熟米饭摊均匀，在米饭上面摊上拌好的冬瓜丝，再将另一半熟米饭摊盖在馅泥上，并用屉布包住米，盖好笼屉帽，加进1 000毫升水，置于蒸锅上，用大火蒸煮 20 分钟(开沸计算)即可下笼，将包着米糕的屉布取出放在菜案上，并用小面板(或盖垫)压实待凉，将凉透的米糕切成宽 5 厘米、长 6 厘米的块，码在盘中即可。

【用　法】　作主食食用。

【功　用】　降血糖，降血压，降血脂。适用于糖尿病等。

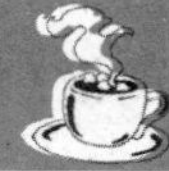

冬楂糖包

【组　成】　鲜山楂 500 克，天冬 50 克，芡实粉 30 克，发酵面 500 克，干面粉(面扑)50 克，菊糖、香草型香精各 1 克。

【制　法】　将山楂、天冬洗净，天冬煎煮取汁(约 20 克)待用；山楂放进煮锅，加 1 000 毫升水，置于中火上煮熟透，捞出放进调馅盆内稍放待凉，用小刀将山楂从中切开，去除核，加进药煎液和芡实粉、菊糖、香精，用手搓成馅待用。再取发酵面用面扑在面案上揉搓成长面剂，揪下 20 个面剂，撒上面扑逐个擀成包子皮，并用左手持皮(注意表面在上)，右手持抹馅的匙(或筷子)舀上馅放在皮的中央，将周边皮分 3 个点提起以中心捏住，再将 3 个等份的皮捏成 3 角形的包子，饧约 5 分钟待用。另取蒸锅加 1 000 毫升水，盖上锅盖置于大火上先将水煮开；同时取笼屉铺上湿屉布，摆上包好的蒸包，待水煮沸后，掀起锅盖，放上蒸笼，并盖上笼屉帽再蒸25分钟即停火，取出蒸包码在盘中即可。

【用　法】 作主食食用。

【功　用】 降血糖，降血压，降血脂。适用于糖尿病等。

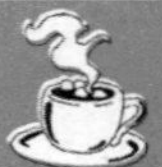

豆渣稀饭

【组　成】 豆腐渣、粟米、小米各50克。

【制　法】 将豆腐渣除去杂质，清洗干净待用；用清水将小米、粟米淘洗干净，放进煮锅，加水1 500毫升，置于中火上煮至米有六成熟时，加进豆腐渣，再熬成稀饭即可。

【用　法】 作主食食用。

【功　用】 降血糖，降血压，降血脂。适用于糖尿病等。

杜蒲银杏饭

【组　成】 杜仲10克，石菖蒲8克，籼米150克，白果仁粉5克。

【制　法】 将前3味洗净，取一煮锅(小)，放进杜仲、石菖蒲，加入250毫升水，用慢火煎煮，待药液煎至约50毫升时停火，滗出煎液(倒掉药渣)，倒进蒸锅，并加入淘洗好的籼米及适量水，将蒸锅置于大火上煮沸，加进白果粉，改慢火蒸煮即可。

【用　法】 作主食食用。

【功　用】 降血糖，降血压，降血脂。适用于糖尿病等。

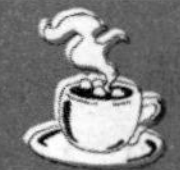

粉葛麦馍

【组　成】 粉葛粉50克，荞麦面100克，发酵面850克，干面粉50克。

【制　法】 取和面盆，放进粉葛粉、荞麦面，加少量温水和成面坯，再与发酵面合并揉匀稍放待发酵，发酵后，用于面扑揉匀，揪下20个面剂(每个50克)，揉成馒头待用。取蒸笼屉铺上湿屉布，摆上馒头，盖上笼屉

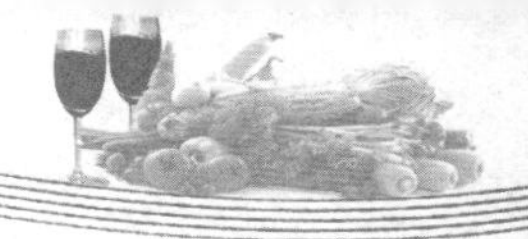

帽，再将笼屉放在蒸锅上，锅内加进 1 000 毫升水，置于大火上蒸 25 分钟下笼，取出馒头码在盘中即可。

【用　法】 作主食食用。

【功　用】 解饥止渴，舒脉降压，降血糖，降血脂。适用于糖尿病等。

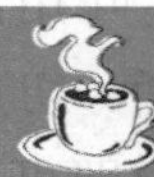

甘露炒饭

【组　成】 嫩甘露（宝塔菜）、火腿各 50 克，水发杏仁、鲜青豆各 20 克，熟米饭 100 克，葱末 10 克，食盐 1 克，鸡精 3 克，植物油 5 克。

【制　法】 将甘露、青豆洗净，甘露切成与青豆大小的丁，用沸水将甘露、杏仁和青豆一齐汆煮至熟，捞出沥净水待用；将火腿也切成小丁备用。取炒锅置于中火上，加入植物油，油热后放进葱末、食盐和熟米饭翻炒，待米饭炒散，加进熟甘露、杏仁、青豆、火腿丁再炒，并加入鸡精炒匀即可。

【用　法】 作主食食用。

【功　用】 降血压，降血糖，降血脂。适用于糖尿病等。

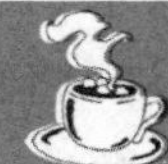

高钙银鱼挂面

【组　成】 优质全粒小麦 800 克，大豆 100 克，银鱼 100 克，食盐、味精、香油各适量。

【制　法】 将全粒小麦、大豆、银鱼分别去杂，淘洗干净，晒干，共研成极细粉，加水、食盐等，搅拌均匀，揉成面团，滚压，制成细长挂面，晾干或烘干，按常法入锅煮熟，挑入碗中，加味精、香油调味即可。

【用　法】 作主食食用。

【功　用】 降低血糖，补充钙质。适用于糖尿病、骨质疏松症等。

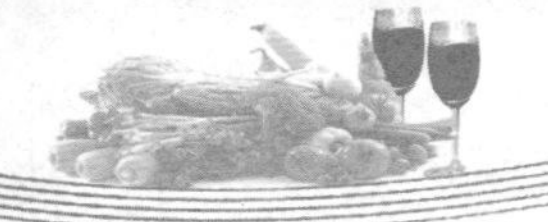

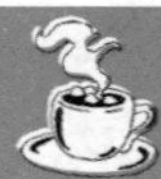

葛粉粉冻

【组　成】　嫩葛根茎叶 50 克，凉粉冻 100 克，青蒜苗 10 克，食盐、咖喱粉各 5 克，醋、香油各 3 克。

【制　法】　将葛根茎叶、青蒜苗洗净，青蒜苗切末，葛根茎叶用沸水轻焯，捞至凉开水中去热，沥尽水剁成末备用；再将凉粉冻洗净，切成小丁块放进调菜盆，加入葛根叶末和青蒜末等作料调匀，码在盘中即可。

【用　法】　作主食食用。

【功　用】　降血压，降血糖，降血脂。适用于糖尿病等。

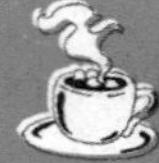

葛葵面片

【组　成】　粉葛粉 15 克，鲜向日葵花瓣 50 克，面粉 200 克（包括面扑），葱末 5 克，食盐 1 克，味精 3 克，香油 2 克。

【制　法】　将向日葵花洗净，沥去水分待用；将粉葛粉倒进和面盆，加进面粉（150 克）和成面坯稍放饧面，面饧后撒上面扑，擀成面片（基本做法同面箕），切 5 厘米左右的菱形大面片待用；取汤碗放进葱末、食盐、味精和香油稍腌渍待用。取煮锅加水 1 000 毫升，置于火上煮沸，将面片下入沸水中，并迅速推开，撒进向日葵花瓣再煮，倒进腌渍好的葱末等作料，待面片全部浮起停火即可。

【用　法】　作主食食用。

【功　用】　降血压，降血糖，降血脂。适用于糖尿病等。

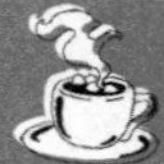

蛤韭馄饨

【组　成】　鲜河蚌肉（或蛤蜊）150 克，韭菜 50 克，虾皮 20 克，水发紫菜 5 克，薏苡仁粉 50 克，面粉 200 克，姜末 5 克，食盐 1.5 克，味精 2 克，醋、香油各 3 克，酱油、植物油、红葡萄酒各 5 克。

【制　法】　将河蚌肉、韭菜、虾皮、紫菜洗净，先将河蚌剁成肉泥放

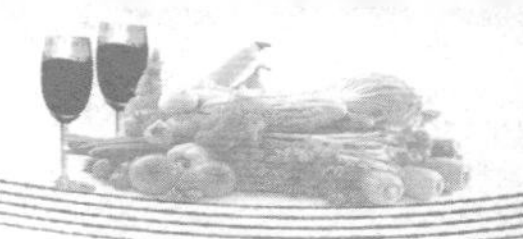

进调馅盆内，加入红葡萄酒、姜末、植物油和食盐搅拌均匀稍煨；将韭菜切成末（留5克备用）放进馅盆，拌匀待用；将虾皮、紫菜沥尽水放进大汤碗，加进5克韭菜末和醋、味精、酱油、香油备用；将薏苡仁粉放进和面盆，加进150克面粉，和成面坯稍放饧面，面饧好后余下的50克面粉作面扑，将面坯揉匀，擀、切成馄饨皮，逐个包成馄饨待用。取煮锅加1 000毫升水，用大火煮沸，下入馄饨煮熟，将馄饨连汤一齐盛入作料碗中即可。

【用　法】　作主食食用。

【功　用】　降血压，降血糖，降血脂。适用于糖尿病等。

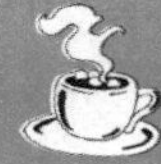

蛤蜊瓜面

【组　成】　鲜蛤蜊150克，丝瓜50克，青蒜20克，大麦面、面粉各150克，山药粉100克，食盐1克，鸡精、胡椒粉各1.5克，白酒2克，米醋3克，酱油5克，植物油300克（实用20克），食用碱面5克。

【制　法】　取和面盆放进大麦面和面粉，加适量清水和成稍硬的面块，揉匀稍放饧面，待面饧后放在面案上，撒上山药粉揉成面团，擀成厚薄均匀的大面片。再将擀好的面片如叠纸扇一样，折叠成3～5厘米宽的长剂条（每一层撒上面扑），用刀切成3厘米宽的条面皮。然后将长面皮叠起（每一层之间撒些山药粉），切成菱形面片，将面片散晾在面案（或盖垫）上备用。将鲜蛤蜊放在洗菜盆内，加入食用碱面揉搓均匀，再用温水淘洗干净，沥尽水，将其先片成肉片，再切成肉丝，放在汤碗内，加入2克酱油调匀，并放进20克山药粉拌匀待用；另将丝瓜、青蒜洗净，丝瓜削去外皮切粗丝，青蒜切3厘米长段一并待用。取炒锅置于中火上，锅热后放进300克植物油，油温达70℃～80℃（八成热）时，即将蛤蜊肉丝下锅滑散，并迅速滗去油，加进食盐、丝瓜和少许清水，略煮待沸，再放进酱油、白酒、米醋、鸡精、胡椒粉、青蒜段，翻炒均匀停火，盛进汤盘佐餐；取煮锅加水800毫升，置大火上煮沸，将面片撒入沸水中，用漏勺推散煮熟，捞出盛在汤碗中，浇上蛤蜊菜即可。

【用　法】　作主食食用。

【功　用】　生津润燥，清热止渴，降血糖，降血脂。适用于糖尿病等。

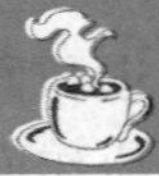

公英菜窝窝

【组　成】　嫩蒲公英100克，桑白皮粉50克，茯苓粉30克，面粉350克，食盐1克，植物油5克。

【制　法】　将蒲公英洗净，用沸水焯烫捞出挤尽水，剁成末，放进和面盆内，加进食盐、植物油调匀，再加入桑白皮粉、茯苓粉、面粉及适量水，用双手将菜和面拌匀后下20个剂子，逐个用两手团揉成圆馍，并在一侧按一小窝。取蒸锅加入1 000毫升水，放上笼屉，再铺上湿屉布，将窝窝摆上盖好锅盖，蒸锅置于大火上蒸25分钟即可停火，取出窝窝码在盘中即可。

【用　法】　作主食食用。

【功　用】　降血压，降血糖，降血脂。适用于糖尿病等。

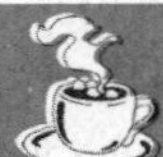

枸杞海鲜饭

【组　成】　枸杞子20克，糯米500克，干贝5只，大虾10只，火腿肉50克。

【制　法】　将枸杞子用凉水泡软；糯米用凉水浸泡3小时；将枸杞子、糯米洗净待用；干贝、大虾分别用水洗净，加工成粒状，煮熟；枸杞子与糯米煮熟后，拌入火腿肉、干贝、虾粒再焖15分钟。

【用　法】　当主食食用。

【功　用】　滋阴强身，补益肝肾。适用于糖尿病等。

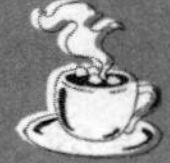

枸杞子明目饭

【组　成】　枸杞子6克，决明子6克，菊花3克，粟米100克，白糖20克。

【制　法】　将决明子与菊花加水煎取药汁，加白糖使溶，再加入淘净的粟米和枸杞子一起入锅，加适量水煮熟即可。

【用 法】 当主食食用。

【功 用】 明目增强视，补肝养血，滋养肺肾。适用于糖尿病等。

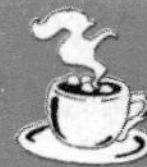 瓜叶花卷 

【组 成】 鲜丝瓜 150 克，鲜瓜蒌叶 100 克，薤白苗（山蒜或泽蒜）20 克，荞麦面 100 克，面粉 400 克，发酵粉 5 克，食盐 2 克，植物油 5 克。

【制 法】 先取 350 克面粉与荞麦面合并，用发酵粉和成发酵面坯稍放待发酵；另将丝瓜、瓜蒌叶、薤白苗洗净，丝瓜削外皮，瓜蒌叶用沸水汆烫，过凉水去热并挤去水分，再与丝瓜一齐剁成泥放进调馅盆内，并将薤白苗切成末也放盆内，加进食盐、植物油拌匀备用；待发酵面坯饧好，取另 50 克面粉作面扑，将发酵面揉匀，擀成大面片，将调好的菜馅摊在面片上，从下向上卷成长卷，用刀切成 5 厘长的卷子待用。取蒸笼铺上湿屉布，摆上花卷，将蒸笼置于蒸锅上，用大火蒸 20 分钟即可。

【用 法】 作主食食用。

【功 用】 降血压，降血糖，降血脂。适用于糖尿病等。

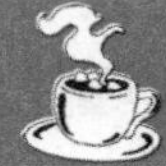 果酱汤圆 

【组 成】 鲜无花果 250 克，鲜山楂 200 克，花生仁 100 克，粳米粉、糯米粉各 200 克。

【制 法】 将无花果、鲜山楂洗净，山楂去核，与无花果一起放进煮锅，加水 500 毫升置于中火煮熟烂，待凉搅成馅泥稍放；将花生仁放进炒锅（或用烤箱）用中火炒至皮黄、内酥熟，研碎成末，加进馅泥中拌匀备用。将粳米粉、糯米粉用沸水和成烫面，分成 20 个剂子，包成汤圆（制作方法参见茶芋汤圆），煮熟即可。

【用 法】 作主食食用。

【功 用】 降血压，降血糖，降血脂。适用于糖尿病等。

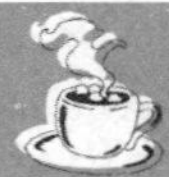

海荞肉面

【组　成】　海带、瘦肉、莴笋各50克，荞麦面50克，面粉150克，山药粉（面扑）100克，葱、姜丝各5克，食盐0.5克，鸡精1克，酱油3克，醋3克，植物油5克。

【制　法】　将海带，瘦肉（牛、羊、猪均可），莴笋分别洗净。将海带放入小煮锅，加入500毫升水置于慢火上，煮熟煮透停火，捞出待凉，切成细丝，码在平盘中待用；将莴笋削去外皮，切成细丝，也码在盘中待用；另将瘦肉切成肉丝放入小碗中备用。取炒锅置于大火上，待锅烧热后放进植物油，待油热后放入葱姜丝、肉丝快速翻炒，加入食盐、酱油，炒熟加入鸡精再翻炒均匀盛入小碗备用。取和面盆放入荞麦面、面粉拌匀，加适量水和成稍硬的面坯稍放待饧。面饧好后放在面案上，撒上山药粉（面扑）揉成面团按扁，擀成厚薄均匀的大面片，再将擀好的面片如叠纸扇一样，折叠成3～5厘米宽的长剂条（每一层撒上面扑），用刀切成细约0.5厘米的面条，并用手将面条抖散晾在面案（或盖垫）上备用。另将煮锅加1 000毫升水置大火上煮沸，将面条撒在沸水中，并迅速用筷子拨开、煮熟，待全部面条浮起后用漏勺捞至凉开水中，用筷子拨开，使其均匀散热，取饭碗盛上凉面，加进海带丝、肉丝、莴笋丝及少量醋，调拌均匀即可。

【用　法】　作主食食用。

【功　用】　降血压，降血糖，降血脂。适用于糖尿病等。

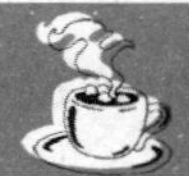

核桃花果粽

【组　成】　核桃仁、鲜无花果各100克，鲜玉兰花20克，粳米、糯米各300克，鲜枇杷叶1 000克。

【制　法】　将核桃仁、无花果、玉兰花、粳米、糯米、枇杷叶用清水洗净。核桃仁掰成碎块；再将粳米、糯米掺匀放进和面盆，用温水浸泡；另将枇杷叶用煮锅加水约1 000毫升煮20分钟，捞出放进凉水中待用。取泡好的枇杷叶1～2片，双手横握，以叶的中心交叉对折成三角或牛角形（叶子尾头朝上折），取泡好并拌匀的粳米、糯米放进1/3底下角（米不宜过多或太实），在米中心放1朵玉兰花和1个无花果及少量核桃块，2/3再放米，并将留余的叶子折叠、包住米等，包好的粽子身长6厘米左右，两头斜齐，形似斧头状，再用绳或白线捆扎住，并将粽子逐个做好后备用。取煮锅将粽子一层一层码在锅里，加进煮枇杷叶的水，再根据粽子多少可适当加些凉水（漫过粽子2厘米），将锅置于大火上煮30分钟（以水沸计算），改小火再煮20分钟即可停火，稍焖取出码在盘中，或放在盛馒头的竹筐中即可。

【用　法】　作主食食用。

【功　用】　降血压，降血糖，降血脂。适用于糖尿病等。

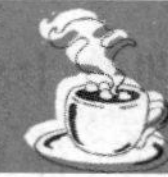

荷虾蒸包

【组　成】　鲜荷花瓣200克，韭菜50克，鲜虾仁300克，发酵面500克，山药粉100克，生姜末、食盐各2克，香醋3克，香油2克，植物油10克。

【制　法】　将荷花、韭菜、虾仁洗净。取煮锅加水500毫升置于大火上煮沸，并用沸水将荷花焯烫一下，捞出过凉水去热，沥尽水，剁成碎末，放进拌馅盆内，并将韭菜切成细末，放进拌馅盆内，再将虾仁剁成肉泥也放入盆内，最后加上姜末、植物油、食盐拌匀备用。将发酵面撒上山药粉（面扑）揉搓成长剂，揪下30个小面剂，按扁擀成直径6厘米长，中间稍厚、边沿较薄的圆皮，并用左手托皮（注意表面在上），右手持抹馅的匙（或筷子）盛上馅放在皮的中央，再右手拇指与食指沿包子皮一侧向前捏褶，捏成圆底蒸包待用；取蒸锅加1 000毫升水，盖上锅盖置于大火上先将水煮开；同时取笼屉铺上湿屉布，摆上包好的蒸包，待水煮沸后，掀起锅盖，放上蒸笼，并盖上笼屉帽再蒸30分钟停火，取出蒸包码在盘中；另取小碟或小碗，倒入香油、醋作为调料，将包子蘸着食用即可。

【用　法】　作主食食用。

【功　用】　补肾助阳，益气除湿，降血糖，降血脂。适用于糖尿病等。

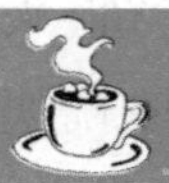

黑枣百合粽

【组　成】 黑枣、鲜荔枝、鲜百合各 100 克，紫米、糯米各 300 克，草果 3 克，鲜芦叶 1 000 克。

【制　法】 将黑枣、荔枝、鲜百合、紫米、糯米、鲜芦叶等分别洗净。鲜百合用沸水氽烫捞出，与黑枣一齐用清水浸泡待用；将紫米、糯米合并放进盆内，用稍温的水（约 30℃）泡透待用；将芦叶放进煮锅，加 1 000 毫升水煮沸，捞出芦叶后泡在清水中，煮芦叶水留在锅中煮粽时再用；取煮好芦叶 2～3 片，大小颠倒错开，双手横握芦叶，以叶的中心交叉对折成三角或牛角形（叶子尾头朝上折），先放进 1 枚荔枝在底下角，取泡好并拌匀的紫米、糯米放在中心（米不宜过多或太实），并在左右两角分别放上 1 个黑枣和 1 片百合瓣，再将留余的叶子折叠、包住（或盖住）米枣等，使粽子呈身长 6 厘米左右，两头斜齐，形似斧头状的粽子，然后用绳或白线捆扎住，并将粽子逐个做好后备用。取煮锅将粽子一层层码在锅里，加进草果和煮芦叶的水，再根据粽子多少可适当加些凉水（漫过粽子 2 厘米），将锅置于大火上蒸煮 30 分钟（以水沸计算），改小火再煮 20 分钟即可停火，稍焖取出，码在盘中或放在盛馒头的竹筐中即可。

【用　法】 作主食食用。

【功　用】 降血压，降血糖，降血脂。适用于糖尿病等。

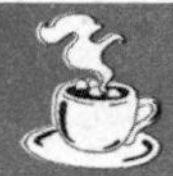

黑芝麻降糖糕

【组　成】 黑芝麻 250 克，怀山药、植物油各 100 克，薏苡仁 50 克，葛根粉、黄精、黄芪、天花粉各 25 克。

【制　法】 将黑芝麻、薏苡仁、黄精、怀山药分别去杂，洗净，晒干或烘干，共研成细粉，与葛根粉充分拌和均匀成糕粉备用；将黄芪、天花粉分别洗干净，放入砂锅，加水煎 2 次，每次 30 分钟，合并 2 次煎液，盛入碗中待用；将糕粉倒在案板上，用煎汁调和均匀，若量不够可适量加清水揉捏，加植物油搓成糕泥状，再搓匀成棍棒式长条，切割成 20 个剂子，用定型压模制成花色糕点，码入笼屉排放好上笼，用大火蒸 20 分钟，待蒸糕熟后取下即可。

【用　法】 当点心食用。

【功　用】 滋补肝肾，生津润燥，止渴降糖。适用于糖尿病等。

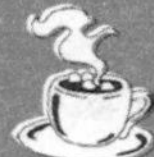

红衣馄饨

【组　成】 红苋菜 100 克，羊肉馅 150 克，香菜、虾皮各 20 克，芡实粉 50 克，面粉 200 克，葱末 5 克，白芷粉、味精各 3 克，食盐 1 克，醋、香油各 3 克，植物油 5 克，酱油 10 克。

【制　法】 将苋菜、香菜、虾皮洗净，香菜沥净水切末，与虾皮(沥尽水)一同放进大汤碗中，加进醋、香油、酱油(5 克)、味精(1 克)调匀备用；将苋菜剁成菜末，放入调馅盆，加进羊肉馅、葱末、白芷粉、味精(2 克)、植物油、酱油(5 克)调匀备用；在和面盆内，加入芡实粉、面粉(150 克)及适量水和成面坯待用。待面坯饧好后，撒上面扑，擀、切成馄饨皮，包上馅捏成馄饨，煮熟盛入带调料的碗中即能食用。

【用　法】 作主食食用。

【功　用】 降血压，降血糖，降血脂。适用于糖尿病等。

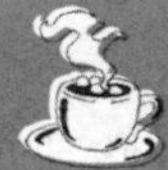

斛丝蒸饼

【组　成】 石斛 15 克，菟丝子 20 克，六曲粉 50 克，大麦面 100 克，面粉 400 克(包括面扑)。

【制　法】 将石斛、菟丝子煎煮取液(约 50 克)；另取 300 克面粉放进和面盆，加进六曲粉、大麦面，用药煎液和成面坯，揉匀稍放饧面。另取蒸锅加 1 500 毫升水，置慢火上先加热；取蒸笼铺上湿屉布，盖上笼屉帽并放在蒸锅上，待面饧透揉搓成长条剂子，下 20 个面剂，撒上面扑擀成薄皮(如水饺面皮)，直径约 10 厘米(单饼)，待蒸锅中的水煮沸后取下笼屉帽，将第一张单饼平铺屉布上，盖上笼屉帽蒸饼，并将面剂逐个擀成单饼，每擀好一张时，即揭起笼屉帽放进笼屉在前一张饼上撒些面扑（干面粉），再摞叠一张饼并盖上笼屉帽继续蒸。按照以上程序反复进行，直到将单饼逐个放进蒸笼（全部放完）后，再蒸 20 分钟，即可停火取出饼放在盘中食用。

【用　法】 作主食食用。

【功　用】 益胃健脾，消渴敛液，降血糖，降血脂。适用于糖尿病等。

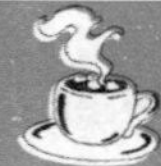

花粉绿豆饭

【组　成】 松花粉 10 克，绿豆 20 克，粟米 100 克。

【制　法】 将松花粉用罗筛过，去除松叶等杂质待用；另将绿豆、粟米淘洗干净。取蒸锅（或电饭煲）放进绿豆、粳米，加 500 毫升水煮沸，加进松花粉改小火蒸熟即可。

【用　法】 作主食食用。

【功　用】 降血压，降血糖，降血脂。适用于糖尿病等。

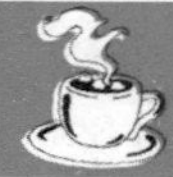

花生健脾蒸饭

【组　成】 花生仁、莲子肉各 50 克，大枣 20 个，糯米 250 克，熟猪油适量。

【制　法】 将花生仁、莲子肉用温水泡发，放锅内煮熟；将大枣洗净，用水泡发；糯米淘净，放盆中加水蒸熟。取大碗（内涂熟猪油）碗底摆好大枣、莲子、花生仁，最后放熟糯米饭，上蒸锅蒸 20 分钟后，把饭扣在大圆盘中，锅中加水熬汁，浇在饭上即可。

【用　法】 作主食食用。

【功　用】 健脾养胃，滋肾益阴。适用于糖尿病等。

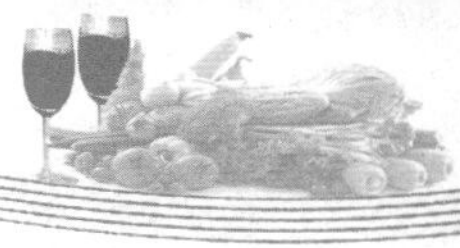

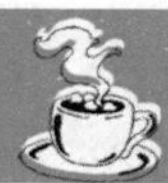

花生麻桃蜜糕

【组　成】 花生仁、黑芝麻各 100 克，核桃仁 150 克，粳米粉、糯米粉各 500 克，蜂蜜 200 克，糖金橘饼 2 个。

【制　法】 将花生仁、黑芝麻、核桃仁分别炒香，研碎，与粳米粉、糯米粉拌匀；蜂蜜加少许清水调成糖水，拌入粉内拌匀，用粗筛筛出面粉团，搓碎再筛；将米粉轻轻盛入糕模内，上面撒入切碎的橘饼，上笼大火蒸20～25 分钟。

【用　法】 作主食食用。

【功　用】 补中益气，滋养肝肾，润肠通便。适用于糖尿病等。

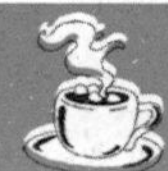

槐葛窝窝

【组　成】 鲜洋槐花 100 克，黄豆渣 100 克，粉葛粉 50 克，面粉 900 克，葱末 10 克，食盐 15 克，植物油 3 克。

【制　法】 将洋槐花洗净，放进调馅盆内，加进葱末、食盐、植物油拌匀，再加 400 克面粉，并将菜、面搋匀或揉匀，和成菜面待用。取 450 克面粉加葛根粉、豆渣混合均匀，并用沸水（100℃）适量和成烫面坯（具体操作是：先将沸水均匀地洒在面中，用筷子搅匀，稍凉再用手搋均匀）。将烫面与菜面合并搋揉匀稍放待饧。取蒸锅加水 1 000 毫升，置于中火上预热，再取笼屉并铺上湿屉布；另取饧好的面坯，分成 15 个面团，将面团揉成椭圆形，再用左手托面团，右手食指与中指并拢在面团一头中心按一凹窝，将面团逐一捏成空心圆顶窝头。做完后再逐个将窝头凹口朝下摆在笼屉布上，盖笼屉帽，改大火蒸制 30 分钟即可下笼，码在盘中即可。

【用　法】 作主食食用。

【功　用】 降血压，降血糖，降血脂。适用于糖尿病等。

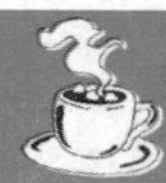

黄花菜蒸肉饼

【组　成】 猪瘦肉150克，黄花菜50克，食盐、酱油、味精适量。

【制　法】 将猪瘦肉剁成蓉，黄花菜洗净并切碎，与猪肉一起剁成蓉，加入食盐、酱油、适量味精调味。可直接小火隔水蒸熟也可摊饼吃。

【用　法】 作主食食用。

【功　用】 降血压，降血糖，降血脂。适用于糖尿病等。

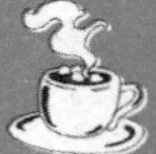

黄母鸡馄饨

【组　成】 黄母鸡肉150克，面粉200克，葱白15克，胡椒粉、生姜末、食盐、味精各适量。

【制　法】 将黄母鸡肉切细；葱白切细，一起入盆，加胡椒粉、生姜末、食盐、味精，调匀作馅。面粉加水适量，和成面团，擀成馄饨皮，包馅制成馄饨，煮熟食用。

【用　法】 作主食食用。

【功　用】 益气养血，补精填髓。适用于糖尿病等。

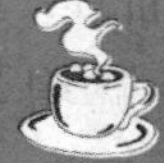

黄知馒头

【组　成】 黄精、知母各30克，黑豆面50克，大麦面350克，特二粉650克，发酵粉10克。

【制　法】 将黄精、知母煎煮取汁（约50毫升），待药液温度稍降时（约20℃）加进发酵粉混合搅匀。另取和面盆，放进黑豆面、大麦面和600克面粉合并、拌匀，并用加发酵粉的药液和成发面坯（可加适量温水），面和好后放在盆内，取盖物（锅盖等）盖上待发酵；待面发酵后，用干面扑揉匀，下20个面剂，揉成馒头待用。取蒸笼屉，铺上湿屉布，摆上馒头，盖上笼屉帽，再将笼屉放在蒸锅上，锅内加1 000毫升水，置于大火上蒸30分钟下笼，取出馒头码在盘中即可。

【用　法】 作主食食用。

【功　用】 降血压，降血糖，降血脂。适用于糖尿病等。

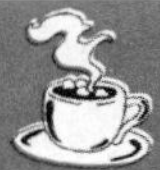 藿香鹑蛋粽 

【组　成】 鲜藿香 100 克，鹌鹑蛋 20 个，紫米、糯米各 300 克，食盐 3 克，鲜芦叶 1 000 毫升。

【制　法】 将藿香、紫米、糯米、芦叶用清水洗净，并将紫米、糯米掺匀放进和面盆，用温水浸泡备用；再将鲜芦叶放进煮锅，加 1 000 毫升水，用大火煮沸 20 分钟，捞出放凉水中浸泡待用；另将鹌鹑蛋放进小煮锅，加 500 毫升水及 1 克食盐，用中火煮沸 6 分钟，捞出稍凉逐个磕破，剥去外壳，放进碗中待用。取芦叶 1～2 片，双手横握，以叶的中心交叉对折成三角或牛角形(叶子尾头朝上折)，将泡好的米放在底下角(米不宜过多或太实)，在米中心放进 1 个熟鹌鹑蛋，再放米，并将留余的叶子折叠，包住米等，包好的粽子身长 6 厘米左右，两头斜齐，形似斧头，再用绳或白线捆扎住，并将粽子逐个做好后备用。取煮锅将粽子一层层码在锅里，加进藿香、2 克食盐及煮芦叶的水，再根据粽子多少可适当加些凉水(漫过粽子 2 厘米)，将锅置于大火上煮 30 分钟(以水沸计算)，改小火再煮 20 分钟即可停火，稍焖取出码在盘中，或放在盛馒头的竹筐中即可。

【用　法】 作主食食用。

【功　用】 降血压，降血糖，降血脂。适用于糖尿病等。

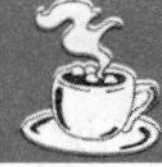 鸡丝炒面 

【组　成】 面条 250 克，鸡脯肉、猪里脊肉、鲜蘑菇各 50 克，植物油、葱丝、姜丝、黄酒、食盐、味精、香油、鲜汤、湿淀粉各适量。

【制　法】 将面条入开水锅中煮熟，捞出，投入凉水中过凉，沥干水分，放干屉布上晾干备用；鸡脯肉、里脊肉、鲜蘑菇分别切成丝，放入碗内，加黄酒、湿淀粉挂浆；鲜蘑菇用开水烫一下，沥干。炒锅上火，放油烧热，下入肉丝滑散，盛出备用；锅留底油，放入葱丝、姜丝煸出香味，加滑好的肉丝、鲜蘑菇丝翻炒，放入食盐、黄酒、鲜汤，煮开后下熟面条，颠翻均匀，炒透，撒入味精，再淋上香油，出锅装盘即可。

【用　法】 当主食用。

【功　用】 补精填髓，滋阴止渴。适用于糖尿病等。

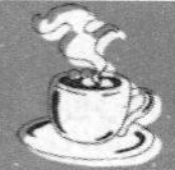

蕺菜煎饺

【组　成】 嫩蕺菜(鱼腥草)150 克，豆腐 200 克，水发黑木耳 50 克，发酵面 500 克，干山药粉、面粉各 50 克，葱末 10 克，姜末 5 克，食盐 2 克，味精 3 克，醋 5 克，香油 3 克，植物油 10 克。

【制　法】 将蕺菜洗净，用沸水焯烫，捞出沥净水分，剁成末放进调馅盆内待用；将豆腐切成小丁块，放进蒸笼蒸熟，取出放在菜案上，同时将水发木耳洗净(沥尽水分)，与熟豆腐一齐剁碎也放进调馅盆，加入葱、姜末和植物油、食盐及味精拌匀备用；另取山药粉、面粉各 15 克放进小碗，加适量水搅和成芡汁备用。将发酵面用面扑揉搓成 15 个面剂，擀成面皮包上馅，捏成偃月形饺子，取平锅刷上少许植物油，摆上饺子，倒进芡汁煎煮 15 分钟后掀开锅盖，翻过另一侧再煎 5 分钟停火，取出码在盘中，用小碟盛上醋、香油，即可。

【用　法】 作主食食用。

【功　用】 降血压，降血糖，降血脂。适用于糖尿病等。

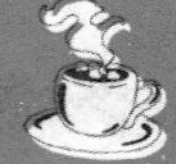

夹菜汉堡包

【组　成】 玉米面、山药粉各 100 克，面粉(包括面扑)400 克，发酵粉 5 克，鹌鹑蛋 5 个，圆火腿、西红柿各 50 克，生菜叶、洋葱各 30 克，番茄酱 20 克，鲜牛奶 100 毫升。

【制　法】 取汤碗放入牛奶、鹌鹑蛋液，发酵粉打匀待用；将玉米面、山药粉及面粉(300 克)放进和面盆，倒进奶蛋液和成发酵面稍放待发酵；另将西红柿、洋葱、生菜叶洗净，西红柿、洋葱均切片，生菜叶掰成单叶，切小段一并备用。取发酵面加面扑揉搓成 10 个小圆面包生坯，同时

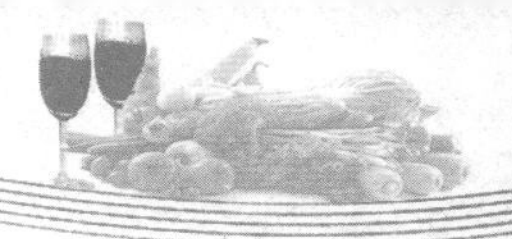

预热烤箱,并将面包生坯码进烤盘,用180℃烤10分钟取出晾凉,用刀将圆面包横切1刀夹进火腿片、西红柿片、生菜叶和洋葱片,涂上番茄酱即可。

【用　法】作主食食用。

【功　用】降血压,降血糖,降血脂。适用于糖尿病等。

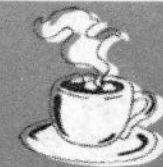

夹菜三明治

【组　成】嫩黄瓜、西红柿各30克,紫甘蓝心叶20克,粗粮面包100克,方火腿50克,鸭蛋2个,食盐、胡椒粉各0.5克,植物油10克。

【制　法】将黄瓜、西红柿、甘蓝叶洗净,并将黄瓜、西红柿切成薄片,甘蓝叶掰成单叶片稍放,取汤碗放入黄瓜片,撒上食盐稍腌,再将火腿切成片一并备用;取炒锅置于中火上,加入植物油,油热后磕进鸭蛋,撒少许食盐,煎成荷包蛋(2个)盛入盘中待用。将烤箱用180℃先预热,取出烤盘,另将粗粮面包切成4大片,先放1片面包片在烤盘里,上边铺上火腿片,荷包蛋,再盖上1片面包片放进烤箱,改160℃烤20分钟,取出掀开上边面包片,再夹进甘蓝叶、黄瓜和西红柿片,并撒上胡椒粉,再盖上面包片(另1个如法制作),即可。

【用　法】作主食食用。

【功　用】降血压,降血糖,降血脂。适用于糖尿病等。

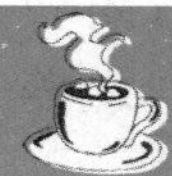

椒斛蒸卷

【组　成】鲜花椒叶100克,石斛50克,大麦面200克,面粉850克,发酵粉10克,食盐2克,植物油3克。

【制　法】将石斛煎煮取汁(约100毫升)待用;取大麦面放入和面盆内,加入800克面粉,再将发酵粉用温水溶化,与药煎液一齐倒入面盆中,将面和成面坯(可适当加水)发酵;待面发酵后揉匀,撒上面扑用擀面杖擀成大面片待用。将花椒叶洗净,沥尽水,剁碎后放进调馅盆中,加进食盐和植物油拌匀,并将馅均匀地摊在面片上,再将面片由下向上(捏住两头）卷成长卷，用刀切成10个（约5厘米长）面卷稍放。取蒸笼屉铺上湿屉布，将花卷逐个摆在屉布上，盖上笼屉帽放在蒸锅上，并在蒸锅中加1 000毫升水，置于大火上蒸25分钟即停火，取出码在盘中即可。

【用　法】 作主食食用。

【功　用】 降血压，降血糖，降血脂。适用于糖尿病等。

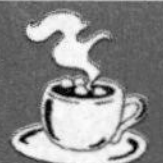

蕉荷面鱼

【组　成】 美人蕉花瓣、荷花瓣、嫩菠菜叶各50克，芡实粉、慈姑粉各20克，面粉50克，食盐0.5克，香油0.5克。

【制　法】 将美人蕉花瓣、荷花瓣、菠菜洗净，菠菜剁碎榨汁（或挤汁）待用，取一汤碗，并将3种面粉放进碗中搅拌均匀，用菠菜汁（可加适量水）调成稠面糊备用；将煮锅加500毫升水，置于火上煮沸，用一只筷子将面糊沿着碗边拨进（或挑拨）锅中，形成一条条面鱼（类似），待煮沸后，加进美人蕉花瓣、荷花瓣、食盐、香油，稍煮待沸后即可。

【用　法】 作主食食用。

【功　用】 降血压，降血糖，降血脂。适用于糖尿病。

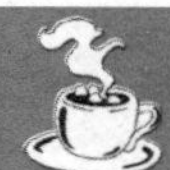

金芹馄饨

【组　成】 嫩芹菜、鲜金针菇各50克，猪肉馅150克，山药粉100克，面粉150克，虾皮50克，食盐1.5克，鸡精5克，葱末10克，生姜末3克，醋、香油各2克，酱油10克，植物油5克。

【制　法】 将金针菇、虾皮洗净，金针菇取中切成两段，放在小碗中待用；虾皮沥净水，放在小碟中备用；将芹菜茎与叶分别择好洗净，并将芹菜叶剁碎，用干净纱布挤出汁，放进小碗（芹菜叶末弃掉）待用；另将芹菜茎用沸水略焯烫，再用刀拍松、切成碎末（挤尽水），与肉馅一同放进调馅盆内，加进葱末、姜末、植物油、酱油5克，鸡精3克，食盐1克，搅匀待用。取和面盆放进山药粉和面粉各100克，用芹菜叶汁（加适量水）和成面坯稍放饧面；待面饧好用面扑揉搓成面团，并擀成0.1～0.2厘米厚的薄面片，卷在擀面杖上，用刀顺着擀面杖中线将面片切约7厘米宽的长面片，再切成菱形或梯形的馄饨皮，馄饨皮逐个加馅并包成蝴蝶形或菱角形馄饨，摆在盖垫上待用。取煮锅加水1 000毫升，置于大火上煮沸，将馄饨下入沸水中，并迅速用勺推开，煮沸后加进金针菇，再打1次水，待馄饨全部浮起即可停火；另取大汤碗，加入醋、酱油5克、香油、鸡精2克、虾皮，盛入馄饨汤冲淡作料汤汁，再用漏勺盛进馄饨、金针菇即可。

【用　法】 作主食食用。

【功　用】 降血压，降血糖，降血脂。适用于糖尿病等。

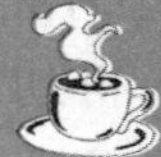

桔梗米饭

【组　成】 鲜橘子叶50克（或干陈皮30克），桔梗12克，籼米500克。

【制　法】 将桔梗、橘叶、籼米均用水分别洗净，橘叶、籼米晾干待用，再将桔梗煎煮取汁（约50克）备用；取炒锅置于中火上，待锅热后放进橘叶、籼米用木铲将米炒至微黄，停火取出炒好的橘叶、籼米，并用簸箕将橘叶簸出，将籼米放进蒸饭锅或电饭煲，加入药煎液和适量水（漫过米约2厘米），用大火煮沸改中火，煮至水干饭熟（约20分钟），即可盛在碗中。

【用　法】 作主食食用。

【功　用】 降血压，降血糖，降血脂。适用于糖尿病，对伴有咳嗽者尤为适宜。

决明米饭

【组　成】 决明子12克，蝉蜕、夏枯草各10克，籼米、粟米各250克。

【制　法】 先将决明子、蝉蜕、夏枯草煎煮取汁（约100克），倒进蒸饭锅或电饭锅；再将籼米和粳米淘洗干净也放进饭锅，根据药煎液的多少加适量的水（漫过米3厘米），先用中火煮沸，改小火煮成熟干饭停火，稍焖，盛在碗里。

【用　法】 作主食食用。

【功　用】 降血压，降血糖，降血脂。适用于糖尿病等。

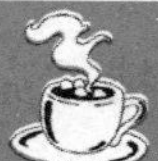

苦菜炒饼

【组　成】 嫩苦菜100克，水发木耳50克，千层饼150克，青蒜、葱末各10克，食盐1克，醋3克，植物油5克。

【制　法】 将苦菜、木耳、青蒜等洗净，沥尽水、木耳掰成小片稍放；青蒜切成3厘米段备用；用沸水将苦菜焯烫，捞出过凉水去热，再切成3厘米段待用；另将千层饼切成长6厘米、宽1厘米条待用。取炒锅置大火上，加进植物油，油热放进葱末、食盐、饼条和苦菜翻炒，随后加进木耳、青蒜和醋炒匀即可。

【用　法】 作主食食用。

【功　用】 降血压，降血糖，降血脂。适用于糖尿病等。

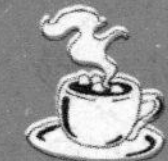

苦菜茵陈饭

【组　成】 鲜苦菜、嫩白蒿苗（茵陈）各50克，食盐0.5克，籼米100克。

【制　法】 将苦菜和茵陈洗净用沸水氽烫，捞出放冷水中过滤去热，挤去水分，切成碎末倒进蒸锅，加进米、食盐及适量的水，用大火煮沸，改小火蒸成米饭即可。

【用　法】 作主食食用。

【功　用】 降血压，降血糖，降血脂。适用于糖尿病等。

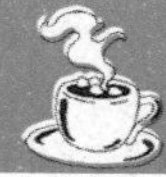

宽心素面

【组　成】 百合粉15克，白果粉5克，山药粉50克，面粉300克（包括面扑），时令青菜叶100克，食盐1克，香油5克。

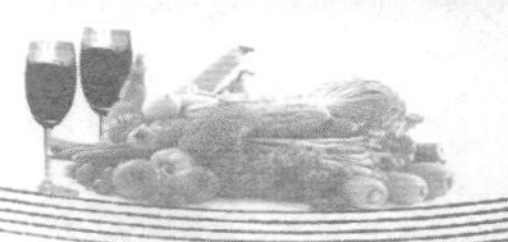

【制　法】 将青菜叶洗净，用刀切成丝或段备用；将前3味药粉放进和面盆中混合，再加进200克面粉拌匀，加入适量水和成稍硬点面坯，放15分钟饧面；取饧好的面，放在面板或面案上，撒上面扑揉匀，然后擀成厚薄均匀的大面片，再将擀好的面片如叠纸扇一样，反正折叠成3～5厘米宽的长剂条（每一层撒上面扑），用刀切成宽0.5厘米左右均匀的面条，并将切好的面条抖散晾在面案（或盖垫）上备用。另将煮锅加水1 000毫升置大火上，待水煮沸后将面条撒在沸水中并迅速用筷子拨开，再放进青菜叶、食盐、香油，将面煮熟即可盛碗食用。

【用　法】 作主食食用。

【功　用】 降血压，降血糖，降血脂。适用于糖尿病等。

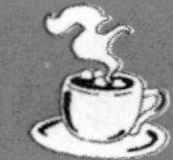

瓜蒌蒲黄饼

【组　成】 鲜瓜蒌200克，菟丝子粉30克，生蒲黄粉20克，玉米面200克，发酵面700克，干面粉50克，胡萝卜50克，菊糖0.5克，植物油50克。

【制　法】 将胡萝卜洗净，切片，放进煮锅，加水500毫升置中火上煮熟，捞出沥尽水放进和面盆内；将瓜蒌洗净，去外皮和种仁，与菟丝子粉、蒲黄粉、菊糖、玉米面一起放入面盆内搅匀并和成软面坯，盖上湿屉布稍放饧面；取发酵面加面扑揉匀，揪下20个面剂，擀成椭圆面片，另将饧好的药面坯加面扑揉匀，也揪下20个面剂，擀成略小点面片，并在每个发酵面片上涂上一层植物油，油上铺上药面片，药面片再涂一层油，将两张面片卷成长面剂，拧成麻花按成圆饼，放进烤箱，用160℃烤20分钟取出，码上盘即可。

【用　法】 作主食食用。

【功　用】 降血压，降血糖，降血脂。适用于糖尿病等。

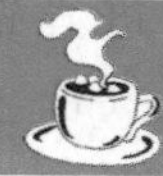

烙松花饼

【组　成】 松花粉150克，大麦面250克，面粉（包括面扑）500克。

【制　法】 取和面盆放进松花粉、大麦面掺和均匀，再加进400克面粉拌匀，加水适量和成稍软的面坯略放饧面；面饧后揉匀，揪下50个面剂，撒上面扑，逐个擀成小圆单饼（薄面片）待用。将平底锅置于慢火上，待锅八成热时，将单饼逐个放上，反正烙烤至熟即可。

【用　法】 作主食食用。

【功　用】 降血压，降血糖，降血脂。适用于糖尿病等。

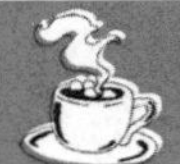

栗生窝窝

【组　成】 板栗仁100克，熟地黄50克，玉米面、糯米面各150克，面粉600克，香草型香精0.5克。

【制　法】 将板栗洗净放进煮锅，加水1 000毫升，用中火煮熟，剥去外壳放进和面盆内捣碎，加进香精搅匀，再加入面粉和适量水和成面坯待用。另将熟地黄煎煮取汁（约100毫升），再加进玉米面、糯米面放进和面盆，用热药汁和成烫面；稍凉后与栗面坯合并搋匀，分成10～15个面团，并逐个捏成空心圆顶窝头待用；取蒸笼屉铺上湿屉布，将窝头摆在笼屉上，盖上笼屉帽，再将笼屉置于蒸锅上，锅内加进1 000毫升水，置大火上蒸30分钟停火出笼，码在盘中即可。

【用　法】 作主食食用。

【功　用】 降血压，降血糖，降血脂。适用于糖尿病等。

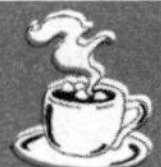

栗子花生粽

【组　成】 熟栗子仁、花生仁各100克，枸杞子50克，粳米、糯米各300克，丁香2克，菊糖2克，鲜芦叶1 000克。

【制　法】 将花生仁、枸杞子、粳米、糯米、芦叶清洗干净。用温水将花生仁、枸杞子、粳米、糯米（两种合并）浸泡待用；将芦叶放进煮锅加水1 000毫升，置于火上煮20分钟捞出放入凉水中待用。再取芦叶2～3片，大小颠倒错开，双手横握芦叶，并以叶的中心交叉对折成三角或牛角形（叶子尾头朝上折），先在底下角放进1/3泡好拌匀的粳米、糯米（米不宜过多或太实)，在米中心分别放上 1 个熟栗仁、1 个花生仁、2 个枸杞子和少许菊糖，上面再放些米，并将留余的叶子折叠包住(或盖住)米等，使包好的粽子长呈 6 厘米左右，两头斜齐，形似斧头状(约 20 个)，另用绳或白线捆扎住，并将粽子逐个做好后备用。取煮锅，将粽子逐一码在锅中，加进煮芦叶的水(如水不够，可加适量清水)，放进丁香盖上锅盖，将锅置于大火上煮 30 分钟，改小火再煮 20 分钟粽熟停火，取出粽子，剥去芦叶放在盘中即可。

【用　法】 作主食食用。

【功　用】 降血压，降血糖，降血脂。适用于糖尿病等。

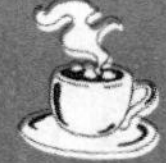

莲豆芡米糕

【组　成】 莲子、芡实各 50 克，白扁豆 100 克，粳米、糯米各 300 克，枸杞子 50 克，鲜米兰花 10 克，菊糖 1 克。

【制　法】 将原料洗净，并将两种米放入蒸锅或电饭煲内，拌匀加水约 1 000 毫升，用小火蒸熟，取出放凉待用；同时将莲子、芡实、白扁豆用温水浸泡透，再放入煮锅，加水适量小火煮熟烂，取出捣烂成泥(用绞馅机)放进调馅盆内，加入枸杞子、米兰花、菊糖搅拌成馅备用；另取湿屉布铺在笼屉内，取一半熟米饭在屉布上铺一层(按笼屉大小)，米饭上撒上调好的馅，馅上再铺一层米饭(另一半)，并用屉布包好置于蒸锅上，用大火蒸 15 分钟，取出放在面案上用菜板压实，待晾凉后切成 5 厘米大小的方块，码在盘中即可。

【用　法】 作主食食用。

【功　用】 降血压，降血糖，降血脂。适用于糖尿病。

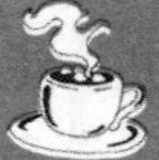

莲肉糕

【组　成】 莲肉、淮山药、粳米各 120 克，茯苓 60 克，菊糖 10 克。

【制　法】 将莲肉、淮山药、粳米分别炒熟，和茯苓共研为细末，加菊糖拌匀，加水做糕，上屉蒸熟。

【用　法】 作主食食用。

【功　用】 降血压，降血糖，降血脂。适用于糖尿病等。

苓仁桂花包

【组　成】 茯苓粉 50 克，松子仁、酸枣仁各 30 克，核桃仁 100 克，鲜桂花 10 克(干品用 5 克)，菊糖 1 克，发酵粉 5 克，山药面 100 克，玉米面、糯米面各 200 克，面粉 50 克。

【制　法】 将松子仁、酸枣仁炒黄，与核桃仁一并研成碎末或小粒，放在汤碗内，加进桂花、菊糖拌匀待用；将山药面、玉米面、糯米面、茯苓粉放进和面盆拌匀，用温水溶化发酵粉，将面和成发酵面坯，稍放待发酵；面饧后，用干面粉揉匀下 20 个剂子，擀成包子皮，包上馅，捏成小包子摆在笼屉布上，置于蒸锅中，锅内加适量水，用大火蒸 25 分钟即可。

【用　法】 作主食食用。

【功　用】 降血压，降血糖，降血脂。适用于糖尿病等。

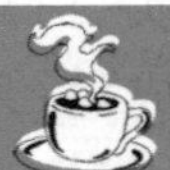

龙虾皮蒸饺

【组　成】 龙骨 30 克，虾皮 50 克，胡萝卜 400 克，香菜 50 克，面粉 300 克，葱、姜末各 2 克，食盐 2 克，植物油 10 克。

【制　法】 将龙骨、虾皮及菜均用水洗净，胡萝卜用礤床擦成丝后用沸水汆烫，捞出沥尽水，剁碎放进调馅盆内；香菜切末，与虾皮、葱、姜、食盐及植物油一并放进调馅盆中，调拌均匀待用。另取和面盆并放进 250 克面粉，再将龙骨煎煮取汁(约 50 毫升)，趁热倒进面中，并将剩余干面再加适量冷水和成半烫面，揉匀盖上湿屉布稍放醒面；待面饧后用面扑揉成约 3 厘米直径长面剂，再下 20 个面剂，用擀面杖擀成面皮，包上调好的馅，捏成饺子或小蒸包均可；然后取笼屉铺上湿屉布，置于蒸锅上，锅中加 1 000 毫升水，将蒸饺放到笼屉上，用大火蒸 25 分钟下笼，码在盘中即可。

【用　法】 作主食食用。

【功 用】 降血压，降血糖，降血脂。适用于糖尿病等。

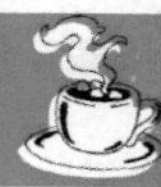

蒌芋窝窝

【组 成】 瓜蒌 50 克(约 1 个)，毛芋头 400 克，粳米面、糯米面各 300 克，菊糖、香芋型香精各 0.5 克。

【制 法】 将瓜蒌、毛芋头洗净，毛芋头放进煮锅，加水 1 000 毫升，用中火煮至熟透，剥去外皮放进和面盆；另将瓜蒌剥去外皮、剔出种仁，放进盆内与芋头混合，并加进菊糖、香精，用手搋成糊泥，再加进粳米面、糯米面及适量的水和成面坯，分成 10～15 个面团，逐个捏成空心圆顶窝头待用。取蒸笼屉铺上湿屉布，将窝头摆在笼屉内，盖上笼屉帽，并将蒸笼置于蒸锅上，锅内加进 1 000 毫升水，置大火上蒸 30 分钟即可下笼，取出码在盘中或容器内即可。

【用 法】 作主食食用。

【功 用】 降血压，降血糖，降血脂。适用于糖尿病等。

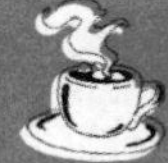

绿豆芽饼

【组 成】 面粉 400 克，绿豆芽 500 克，水粉条、净竹笋、菠菜各 100 克，面肥 50 克，香油、味精、食盐、食碱各适量。

【制 法】 将绿豆芽去根须和豆皮，用开水烫一下，放在凉水中过凉，捞出切 2～3 刀，挤去水分；水粉条剁碎；菠菜择洗干净，用开水焯过，剁碎；净竹笋切碎备用。把绿豆芽、水粉条、菠菜和竹笋放入盆内，加入食盐、味精和香油拌匀成馅。将面粉加面肥及水和成面团，发酵，将余下的面粉加碱水和成面团，然后将两种面团揉在一起，稍饧；将面团揉匀后，搓成条，揪成 50 个剂子，一一擀成薄片，每两片中间包上馅，周围捏上花边，逐个做好后，上屉蒸 15 分钟即可。

【用 法】 作主食食用。

【功 用】 清热消暑，解毒利尿。适用于糖尿病等。

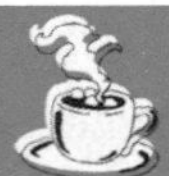

马蹄米糕

【组　成】 鲜荸荠500克，鲜桂花20克，粳米、糯米各500克。

【制　法】 将荸荠、桂花、粳米、糯米洗干净。将荸荠放进煮锅，加进500毫升水，置于火上煮熟，捞出晾凉，剥去外皮，放进搅馅机，搅成糊泥，加入洗好沥干水分的鲜桂花搅拌成馅备用。另将淘洗好的粳米、糯米掺匀后，放进蒸锅或电饭煲，加水约500毫升用中火煮成干饭，停火用饭铲取出放进干净面盆内，摊开晾凉备用。再取蒸笼放在蒸锅上，并将湿屉布铺在笼屉上，取500克熟米饭均匀地摊在屉布上，在米饭上面摊上一层拌好的馅泥，并将另一半熟米饭摊盖在馅泥上，再用屉布包裹住米，盖上笼屉帽，锅内加1 000毫升水，蒸锅置于火上，用大火蒸煮15分钟（水沸计算）停火下笼，取出包着米糕的屉布放在菜案上，并用小面板（或盖垫）压半小时待凉，将压实的米糕切成宽5厘米、长6厘米的块，码在盘中即可。

【用　法】 作主食食用。

【功　用】 降血压，降血糖，降血脂。适用于糖尿病等。

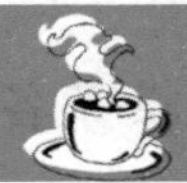

麦麸饼

【组　成】 麦麸150克，粗麦粉50克，鸡蛋1个，植物油、香油、葱花、姜末、食盐、味精各适量。

【制　法】 将鸡蛋磕入碗中，按顺时针方向连续搅打50次，备用。将麦麸、粗麦粉混合均匀，加清水适量，边搅拌，边调入鸡蛋汁，再加植物油、香油、葱花、姜末、食盐、味精，和匀蒸熟，或下平底油锅中烙成小圆饼。

【用　法】 作主食食用。

【功　用】 滋阴补肾，清热降火，降血糖。适用于糖尿病等。

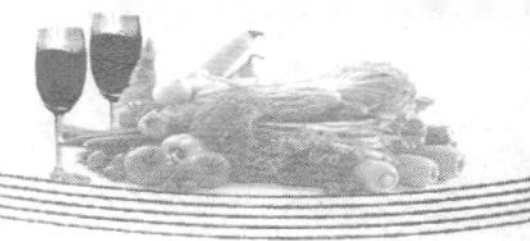

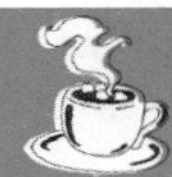

玫益米饭

【组　成】　鲜玫瑰花50克，蒺藜、益母草各15克，籼米、粳米各250克。

【制　法】　将药物和米淘洗干净，并将蒺藜、益母草煎煮取汁（约50毫升）待用；另将籼米、粳米放进蒸饭锅或电饭煲，加进药煎液和适量的水（漫过米2厘米左右），用大火煮沸，改小火煮成干饭即可停火，稍焖撒上鲜玫瑰花，搅匀即可。

【用　法】　作主食食用。

【功　用】　降血压，降血糖，降血脂。适用于糖尿病等。

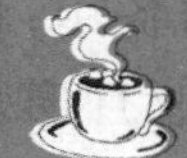

魔芋火烧

【组　成】　魔芋粉100克，发酵面500克，嫩花椒叶50克，食盐1克，植物油5克。

【制　法】　将花椒叶洗净，沥尽水，剁成末放进汤碗中，加进食盐、植物油拌匀稍腌待用；取发酵面放面案上，用魔芋粉做面扑揉匀，下10个面剂各揉成面团，逐个按成扁圆皮，包上腌好的花椒叶，捏住口按成包馅的圆饼待用。取饼铛置中火上（或用电饼铛），摆上馅饼烙烤，待烙至六成熟时，翻过另一侧再烙烤至熟，取出码在盘中即可。

【用　法】　作主食食用。

【功　用】　降血压，降血糖，降血脂。适用于糖尿病等。

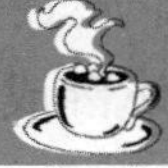

柰葛米花

【组　成】　山柰粉10克，粉葛粉100克，粳米1 000克，菊糖2克。

【制　法】　将粳米淘洗净，晾凉后，放进爆米花专用的膨化机器内，加入山柰粉、粉葛粉、菊糖后盖上盖子，密闭加热一段时间迅速（突然）打开膨化机盖子，可听一声巨响，米花在高温和外界的高压下迸出，形成膨松结构、香酥可口的爆米花即可。

【用　法】 作主食食用。

【功　用】 降血压，降血糖，降血脂。适用于糖尿病等。

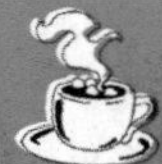

蓬子菜蒸饺

【组　成】 嫩蓬子菜 100 克，丝瓜 50 克，豆腐 50 克，葱 5 克，姜 2 克，面粉 200 克，食盐 1 克，味精 0.5 克，植物油 5 克。

【制　法】 取 150 克面粉放进和面盆中（留 50 克做面扑），先用 80℃水和成面坯，稍放待饧；将菜和豆腐洗净，蓬子菜用沸水氽烫，捞出挤尽水，与豆腐合并，剁成馅放进调馅盆中；另将丝瓜削去外皮，与葱、姜一并切剁成末，加进馅盆中，加入食盐、味精、植物油搅拌均匀备用；将饧好的面坯用面扑揉匀，下 10 个面剂，擀成饺皮，包上馅，捏成偃月形水饺待用。取蒸笼，铺上湿屉布，摆上饺子，并将放笼屉的蒸锅置于大火上蒸 25 分钟下笼，取出蒸熟的饺子，码在平盘中即可。

【用　法】 作主食食用。

【功　用】 降血压，降血糖，降血脂。适用于糖尿病等。

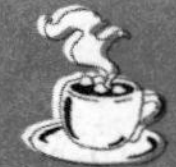

芪米蒸饼

【组　成】 黄芪 50 克，紫米粉 200 克，面粉 350 克。

【制　法】 将黄芪煎煮取汁（约 30 毫升）待用；取和面盆，放进 300 克面粉和紫米粉，用药汁（可适当加水）和成面坯稍饧。另取蒸锅加 1 500 毫升水，置小火上先加热；取蒸笼铺上湿屉布，盖上笼屉帽并放在蒸锅上，待面饧透后加面扑揉匀，揪下 20 个面剂，用擀面杖撒上面扑擀成薄皮（如水饺面皮），直径约 10 厘米（单饼）；待蒸锅中的水煮沸后取下笼屉帽，将第一张单饼平铺屉布上，盖上笼屉帽蒸，并将面剂逐个擀成单饼，每擀好一张时，即揭起笼屉帽在前一张饼上撒些面扑（干面粉），再摞叠一张饼并盖上笼屉帽继续蒸饼。按照以上程序反复进行，直到将单饼全部做完，逐个放进蒸笼（全部放完）后，再蒸 20 分钟，即可停火取出饼，放在盘中食用。

【用　法】 作主食食用。

【功　用】 降血压,降血糖,降血脂。适用于糖尿病等。

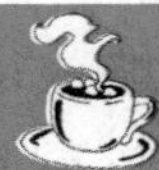

芪肉抻面

【组　成】 黄芪20克,瘦肉丝、油菜心叶各50克,面粉600克,鹅蛋1个,葱丝5克,姜末2克,食盐1克,鸡精1克,胡椒粉1克,醋3克,酱油5克,植物油50克。

【制　法】 将黄芪煎煮取汁(约25毫升)倒入和面盆,加进面粉250克和成硬药面稍放。另将食盐(0.5克)用约25毫升温水化开后倒入和面盆,加进250克面粉也和成稍硬的面坯,再将两种面坯一齐放在面盆内;将鹅蛋磕破壳,蛋液倒进汤碗中,用筷子打散,倒进和面盆,以蛋液将两种面坯揉匀合并(注意稍硬点),再揪成20个面剂,撒上干面扑搓成长条,按成长扁剂,逐个涂上植物油,擀成2厘米厚的椭圆形长皮,并将20个皮重叠在一起,夏天用屉布盖上饧约10分钟,冬天需用棉被垫盖上饧面2～3小时待用。取炒锅置大火上加入植物油(约5克),油热后放进葱丝、姜末、肉丝煸炒,肉熟后加进酱油调味,添入1 000毫升水,水沸后将饧好的油面片捏住两头拉开抻长(越长越好)逐个下入沸汤中,并迅速推开煮沸,加入青菜叶煮熟。另取大汤碗放进醋、食盐、鸡精、胡椒粉,并用煮面的水冲汤,再盛进面片即可。

【用　法】 作主食食用。

【功　用】 降血压,降血糖,降血脂。适用于糖尿病等。

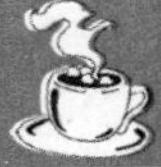

杞荞扁食

【组　成】 嫩枸杞叶茎100克,桂皮、草果各2克,鲜田螺肉、瘦肉各75克,荞麦面、面粉各100克,葱末10克,大蒜瓣20克,食盐2克,味精1克,醋、酱油各5克,香油2克,植物油10克。

【制　法】 将枸杞叶茎、田螺肉、瘦肉等洗净。先将桂皮、草果煎煮

(水沸 10 分钟)取汁约 10 毫升待用;将田螺肉和瘦肉一起剁成肉泥,放进拌馅盆内,加入葱末、植物油、药煎汁搅拌均匀成馅。另取煮锅加 500 毫升水,置于大火上将水煮沸,放进枸杞叶茎稍余烫,捞出过凉水去热,控尽水分,剁碎,放进调馅盆内与肉馅合并,加进食盐、味精调匀备用。取和面的盆,放进荞麦面、面粉拌匀,加适量水和成稍硬的面坯,略放待饧;面饧后揉搓成细长条,并揪下 30 个左右的水饺剂,撒上面扑,按扁剂子,逐个擀成中间略厚、边沿稍薄的饺子皮,逐个加上馅并捏成半月形的扁食(饺子),摆在盖垫上待用。取煮锅加水 1 000 毫升置于大火上煮沸,水沸后逐个下入扁食,并用汤勺迅速推开,加 2 次凉水(打水)待饺子全部浮起(已熟)停火,盛在汤盘中。另取小碟倒进醋、香油,再剥好蒜瓣佐餐,即可。

【用　法】 作主食食用。

【功　用】 降血压,降血糖,降血脂。适用于糖尿病等。

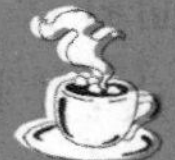

杞叶蛋饼

【组　成】 嫩枸杞叶 50 克,鹌鹑蛋 5 个,粉葛粉 20 克,面粉 100 克,葱末 5 克,食盐 0.5 克,植物油 10 克。

【制　法】 将枸杞叶洗净,用沸水焯烫,捞出沥尽水,剁成碎末,放进汤碗中;将鹌鹑蛋磕破外壳,蛋液倒进汤碗中,加入面粉和粉葛粉、食盐及葱末搅拌成糊待用。取平底锅(或电烤锅)置中火并加入植物油,油六成热时放进蛋糊摊平用小火慢煎,待底面煎黄酥后再煎另一面,煎熟盛在切熟食的菜板上,切成 4 块放在盘中即可。

【用　法】 作主食食用。

【功　用】 降血压,降血糖,降血脂。适用于糖尿病等。

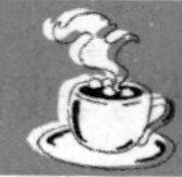

荠菱菊花粽

【组　成】 鲜荸荠、鲜菱角米各 100 克,鲜桂圆肉 50 克,粳米、糯米各 300 克,鲜菊花瓣 50 克,菊糖 5 克,鲜芦叶 1 000 克。

【制　法】 将荸荠、桂圆肉、菱角米、粳米、糯米、菊花、芦叶分别洗净；将桂圆肉、菊花分别沥尽水备用；取水果刀，将荸荠逐个削皮待用；将粳米、糯米合并放在小盆内，菱角米放进大碗中，分别用温水（约20℃）浸泡待用。取煮锅放进芦叶，加水750毫升，盖上锅盖置于大火，煮沸20分钟停火，捞出芦叶（煮叶水保留再用），放入凉水中去热；待米泡软后，取芦叶2～3片，大小颠倒错开，双手横握芦叶，以叶的中心交叉对折成三角或牛角形（叶子尾头朝上折），先在底下角放进1/3泡好拌匀的粳米、糯米（米不宜过多或太实），在米中心分别放上1个荸荠、1个菱角米、1个桂圆肉，上面再放些米，并将留余的叶子折叠，包住（或盖住）米等，使包的粽子长6厘米左右，两头斜齐，形似斧头状，然后用绳或白线捆扎住，依此法将粽子逐个做好后备用。取煮锅，将粽子逐一码在锅中，加进煮芦叶的水（如水不够，可加适量的水），盖上锅盖，将锅置于大火上煮30分钟，改小火再煮20分钟，粽熟停火，取出粽子，剥去芦叶放在盘中，撒上菊花瓣和菊糖即可。

【用　法】 作主食食用。

【功　用】 降血压，降血糖，降血脂。适用于糖尿病等。

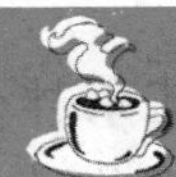

荠菱窝窝

【组　成】 嫩荠菜100克，菱角粉100克，绿豆面150克，面粉750克，葱末10克，食盐、花椒面各2克，植物油3克。

【制　法】 将荠菜洗净，沥尽水并剁成碎末放进和面盆，加进葱末、食盐、花椒面、植物油拌均匀，再加进菱角粉、绿豆面、面粉混合，并加适量水用手搋揉成菜面坯，分成10～15个面团，并逐个捏成空心圆顶窝头备用。取蒸笼屉铺上湿屉布，将窝头摆在笼屉内，盖上笼屉帽置于蒸锅上，锅内加进1 000毫升水，置大火上蒸30分钟即可停火，将窝头取出放在容器中即可。

【用　法】 作主食食用。

【功　用】 降血压，降血糖，降血脂。适用于糖尿病等。

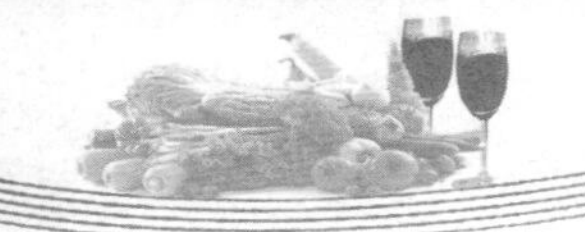

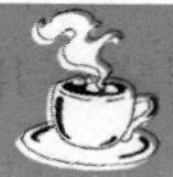

芡果馍馍

【组　成】　芡实粉 200 克，白果粉 50 克，发酵面 750 克，干面粉 50 克。

【制　法】　将芡实粉和白果粉放进和面盆，加适量温水和成面坯，再与发酵面合并揉匀待发酵；待发酵后，用干面扑在面案上揉匀，揪下 20 个面剂（每个 50 克）并揉成馒头待用。取蒸笼屉铺上湿屉布，逐个摆上馒头，盖上笼屉帽，再将笼屉放在蒸锅上，锅内加进 1 000 毫升水，置大火上蒸 30 分钟停火下笼，取出馒头码在盘中即可。

【用　法】　作主食食用。

【功　用】　降血压，降血糖，降血脂。适用于糖尿病等。

荞麦韭菜饼

【组　成】　荞麦面粉 400 克，韭菜 200 克，食盐、味精、胡椒粉、植物油各适量。

【制　法】　将韭菜洗净，切成细末；荞麦面粉加入适量清水拌匀成糊状，加入韭菜末、食盐、味精、胡椒粉拌匀。锅上火烧热，用植物油擦锅后，倒入荞麦韭菜糊摊平，翻动，至两面焦黄、香熟，盛盘即可。

【用　法】　当点心食用。

【功　用】　消积行气，活血散瘀。适用于高脂血症、脂肪肝、冠心病、糖尿病。

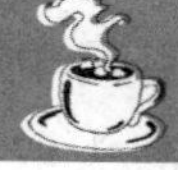

荞 麦 面

【组　成】　荞麦仁 1 000 克，葱花、蒜蓉各 10 克，食盐、酱油、醋、芥末油、辣椒油各适量。

【制　法】　将荞麦仁用清水浸泡 1 小时左右捞出，用净布擦尽水分，搓去荞麦仁外皮，再浸泡 1 天，直至泡涨发软，然后磨研成浆，细罗过滤，

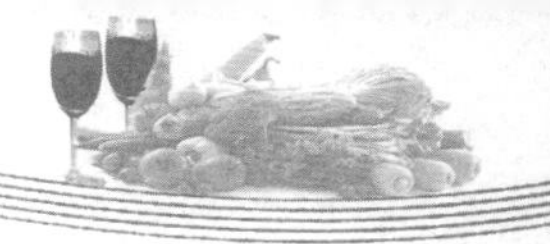

滤出粉渣，变为洁白细浆；将细浆放盆内，待全部沉淀，面、水分清后，去尽浆水，晾干成淀粉备用；取荞麦淀粉 400 克，加水和成面团，蘸水捶软，边加水边捶，直至搅成稀糊，然后将稀糊用勺舀入碗内，上笼蒸熟，取出晾凉；食时切成条，拌上酱油、醋、食盐、芥末油、辣椒油、蒜蓉、葱花调制成的浓汁食用。

【用　法】 当点心，适量食用。

【功　用】 健脾开胃，消积祛瘀，利湿减肥。适用于高脂血症、糖尿病。

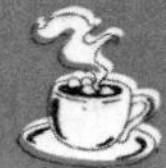

荞麦牛肉蒸饺

【组　成】 荞麦面粉 400 克，牛肉 200 克，萝卜 500 克，食盐、味精、香油、胡椒粉各适量。

【制　法】 将萝卜洗净，切去顶、根，剁成碎末；牛肉剔去筋膜，洗净，剁成肉蓉，放入盆里，加入食盐和适量水，边加边顺着一个方向搅动，拌成稠糊状，再放入萝卜末、香油、味精、胡椒粉，搅拌均匀即成馅料；荞麦面粉放盆中，加入开水烫面，拌匀晾凉，和成面团，揉匀揉透，盖上湿布，饧面片刻，在案板上再稍揉几下，搓成长条，揪成小面剂，压扁，擀成中间稍厚的圆形面皮；将馅料包入面皮里，包成月牙形饺子生坯，然后放入笼中，用大火沸水蒸熟即可。

【用　法】 作主食食用。

【功　用】 健脾益气，补虚强筋。适用于糖尿病等。

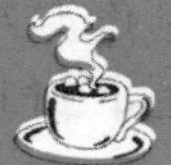

茄蛋炒挂面

【组　成】 茄子 50 克，鸡蛋 2 个，挂面 100 克，葱末、青蒜苗段各 10 克，食盐 1 克，鸡精 3 克，植物油 10 克。

【制　法】 取煮锅加水 1 000 毫升用大火煮沸，将挂面下入煮熟，捞出挂面放进盛着凉水大汤碗中去热，倒出水备用；将茄子洗净，削去外皮，切成细丝待用；将 2 个鸡蛋磕破壳，蛋液放进汤碗，加 0.5 克食盐打

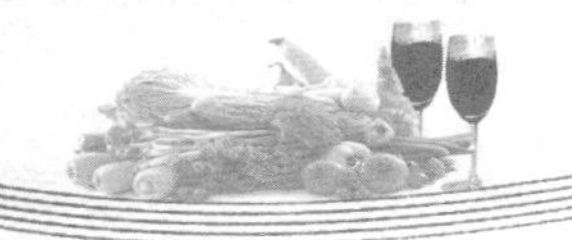

匀,取炒锅用中火加5克植物油加热,倒进蛋液炒熟待用;将炒锅再回中火上,倒入植物油5克加热,放进葱末、食盐(0.5克)、茄子丝煸炒,并用漏勺捞进凉透的熟面条翻炒,同时加入炒好的鸡蛋、鸡精、青蒜苗等炒匀即可。

【用　法】 作主食食用。

【功　用】 降血压,降血糖,降血脂。适用于糖尿病等。

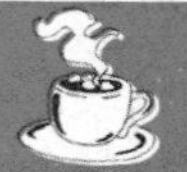

忍冬烧卖

【组　成】 嫩忍冬茎叶300克,猪肉(五花)250克,豆腐50克,山药粉200克,面粉500克(包括面扑),鸡蛋2个,葱、姜末各5克,食盐、鸡精各2克,酱油10克,香油2克,植物油5克。

【制　法】 将忍冬叶、猪肉、豆腐洗净。用刀将猪肉剁成馅,与忍冬叶一起放进调馅盆内,加入葱、姜末、香油、植物油搅匀,加入食盐、鸡精、酱油拌匀先煨馅待用;另取1个鸡蛋磕破,蛋清倒入小碗内(蛋黄倒进和面盆),加上豆腐、山药粉(50克)及少许食盐调成糊封口用。取另1个鸡蛋磕破,倒进和面盆内与前1个鸡蛋的蛋黄合并,加进150克山药粉揉和成面团稍放,再取400克面粉放进和面盆,加进约150毫升的沸水,边加水边用筷子搅拌,待稍凉与山药面团合并,再揉和成略硬点的面团,稍放饧面;待面饧好后揉搓成长面卷,下30个剂子,撒上面扑按扁,擀成直径6厘米长、中间稍厚边沿较薄的圆包子皮,用左手持皮(注意表面在上),右手持抹馅的匙(或筷子)盛上馅放在皮的中央,并用右手拇指与食指沿包子皮一侧向前捏褶,捏成圆底敞口(收口处留空)、提褶如菊花瓣或大白菜形态的烧卖生坯,再取少许调好的豆腐糊放在留口处、逐个封口待用。另取蒸锅加1 500毫升水,盖上锅盖置于大火上先将水煮开,同时取笼屉铺上湿屉布,摆上包好的生烧卖,待水煮沸后,掀起锅盖,放上蒸笼,并盖上笼屉帽,再蒸30分钟停火,取出烧卖码在盘中便可食用。

【用　法】 作主食食用。

【功　用】 降血压,降血糖,降血脂。适用于糖尿病等。

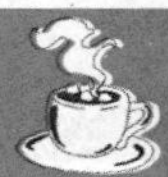

葚果芦叶粽

【组　成】 桑葚、枸杞各30克，花生仁、大枣、白果仁各50克，粳米200克，糯米300克，鲜芦叶适量(约包30个粽子)。

【制　法】 将原材料洗净，并将粳米、糯米混合掺匀用凉水浸泡，前5种用温水分别浸泡待用；取煮锅放进洗好的芦叶，加水适量(漫过芦叶为度)，置于炉上，用中火煮透后捞出，放入凉水中浸泡，取2～3片芦叶，折叠成三角形或称牛角(上边留有余叶)，先在下角放一花生、填进少许米并放入桑葚和枸杞(各1～2颗)，再填入米，另在左右两上角分别放入大枣和白果，将多余叶子折叠下来，盖过包紧，取线绳捆扎好(松紧以不漏米为度)，码进煮锅或电饭煲，加入适量水(漫过粽子)用中火煮90分钟停火，如用电饭煲以自动停火为好。粽子煮好后取出装在盘或碗中即可。

【用　法】 作主食食用。

【功　用】 降血压，降血糖，降血脂。适用于糖尿病等。

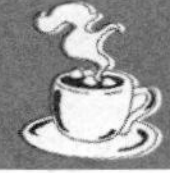

三仁汤圆

【组　成】 瓜蒌仁50克，干桃仁100克，葵花子仁150克，生栗子500克(熟泥250克)，香精1克，粳米粉、糯米粉各300克。

【制　法】 将瓜蒌仁、桃仁、葵花子仁剥去外皮，用炒锅(或烘箱)分别炒黄研成碎末，一同放进调馅盆，加入香精；将生栗子洗净放进煮锅，加1 000毫升水用中火将栗子煮熟，剥去外皮，将熟栗子研成泥与瓜蒌仁等合并，拌匀备用；将粳米和糯米粉用沸水和成烫面，下20个剂子，包上馅捏成汤圆，煮熟即可。

【用　法】 作主食食用。

【功　用】 降血压，降血糖，降血脂。适用于糖尿病等。

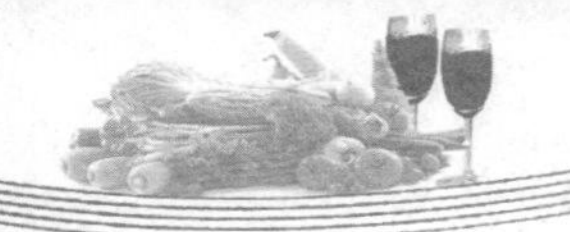

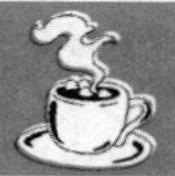

三色米饼

【组　成】 玫瑰酱50克，山药泥300克，糯米粉、紫糯米粉各500克，面粉50克，菊糖1克，酵母粉10克，玫瑰型香精2克。

【制　法】 将鲜山药洗净，削去外皮，煮熟，搅碎成泥放进调馅盆内，加进玫瑰酱、香精和菊糖拌匀备用；将发酵粉用500毫升水溶化，然后各用250毫升(1/2)将糯米粉、紫糯米粉分别和成面坯发酵；待面发酵后用面粉分别揉匀，各下20个面剂，逐个擀成椭圆皮待用。先将糯米面椭圆皮铺在面案上，取山药泥铺在面片上，再将紫糯面片盖在最上面(分为白、红、黑三色)，将3层一起自下向上卷成卷并稍按平(同时预热烤箱)，逐个依法制作，待炉温升至180℃时，将饼码进烤盘，放进烤盘烤20～25分钟取出，将烤饼用刀切成两半，码在盘中即可。

【用　法】 作主食食用。

【功　用】 降血压，降血糖，降血脂。适用于糖尿病等。

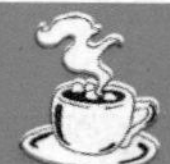

三色蒸卷

【组　成】 桔梗100克，白芷粉20克，玉米面、紫米面各500克，面粉600克(包括面扑)，发酵粉10克，芝麻酱20克，山楂酱50克，葡萄酒5克。

【制　法】 将桔梗煎煮取液(约200毫升)，并将药煎液倒入和面盆，加入白芷粉和3克发酵粉搅拌均匀，加进紫米面和成面坯发酵；取500克面粉和玉米面，用温水约500毫升溶化发酵粉分别和成面坯发酵。取碗将芝麻酱、山楂酱、葡萄酒放在一起，用筷子搅匀备用；待3种面发酵后分别揉匀，撒上面扑擀成大面片，先将小麦面片铺在面案上，涂上1/3调好的酱汁，后将紫米面片铺在上边，并涂上1/3酱汁，再将玉米面片铺在最上边，也涂上1/3酱汁。三色面片铺好后，捏住两头，由下向上(由外向里)将其卷成长面卷，用刀切成5厘米长的面卷备用。取蒸笼在笼屉中铺上湿屉布，将面卷逐个摆在屉布上，盖上笼屉帽并放在蒸锅上，在蒸锅中加入 1 000 毫升水，置于大火上蒸 25 分钟取出，码在盘中即可。

【用　法】 作主食食用。

【功　用】 降血压，降血糖，降血脂。适用于糖尿病等。

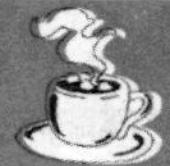

三仙春卷

【组　成】 海参丝 300 克，香菇 350 克，黄雌鸡肉丝 350 克，香菇丝 250 克，菠菜心 300 克，面粉 500 克，黄酒、食盐、味精、酱油、白糖、湿淀粉、葱生姜油、植物油、香油、鸡蛋清、鸡汤各适量。

【制　法】 面粉放盆内，加少许食盐，拌匀，加冷水和成面团，放入盆内，加入大量冷水，泡 10 分钟后，把水滗出，用手搋打，打进冷水 100 毫升，搋匀后，加入大量冷水泡 10 分钟，再把水滗出，搋进冷水 75 毫升，用手进行抽打，直到面团不粘手，光滑，滋润，无小疙瘩为止，使面团饧 15 分钟即可。取平底锅一个，用油布擦光，用小火烧均匀，右手抓起面团块，放在手掌中来回上下甩动，向平底锅内一按一抹，速度要快，随即将面团提起，粘在锅内成圆而薄的片，熟后取下，即成春卷皮子；把鸡丝加食盐、蛋清、湿淀粉浆好，下温油锅内滑一下；将切好的海参丝、冬笋丝、香菇丝分别下开水锅内烫一下，沥去水。锅内放葱生姜油，倒入各种主料，加黄酒、食盐、酱油、白糖、味精、鸡汤等翻炒，炒好后放入湿淀粉和香油，倒入盆内，便成春卷馅。春卷馅夹在春卷皮子内，卷成长条，用面粉调成稀浆粘上口，即成春卷生坯。平锅内放植物油烧至六七成热时，把春卷坯放入油锅内，两面炸至金黄色捞出，码在盘内即可。

【用　法】 作主食食用。

【功　用】 补肾益精，养心和血。适用于糖尿病等。

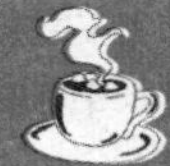

三子莲饭

【组　成】 菟丝子、沙苑子、女贞子各 8 克，墨旱莲 12 克，籼米 500 克。

【制　法】 将药物与籼米淘洗干净，将 4 味药物煎煮取汁约 200 毫

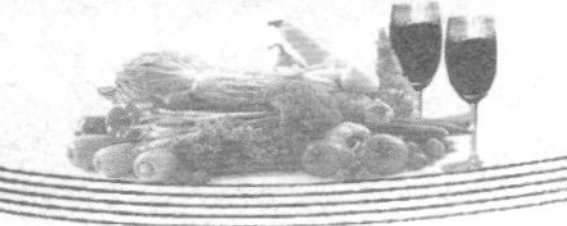

升待用；将洗好的籼米放进蒸饭锅或电饭煲，再加进适量的水（漫过米 2 厘米左右），用中火煮沸，加入药煎液改小火煮熟即能食用。

【用　法】 作主食食用。

【功　用】 降血压，降血糖，降血脂。适用于糖尿病等。

桑葛香饭

【组　成】 桑皮粉、粉葛根粉各 10 克，瑞香花（睡香花）15 克（鲜品加倍），粳米 150 克。

【制　法】 将瑞香花、粳米洗净，一齐放进蒸饭锅或电饭煲，加入适量水用中火蒸煮，待水沸过后加进桑皮粉、葛根粉，改小火慢蒸至米熟即可停火，盛在碗内食用。

【用　法】 作主食食用。

【功　用】 降血压，降血糖，降血脂。适用于糖尿病等。

桑皮蒸饼

【组　成】 桑皮粉、百合粉各 50 克，粳米面 100 克，面粉 400 克。

【制　法】 取和面盆，先放入 300 克面粉，再放进桑皮粉、百合粉、粳米面掺和均匀，加入适量水和成较软的面坯，稍放饧面。另取蒸锅加水 1 500毫升，取蒸笼，铺上湿屉布，盖上笼屉帽，放在蒸锅上，将锅置慢火上加热。取已饧透的面坯揉匀，揪下 30 个小面剂，撒上面扑擀成薄皮（如水饺画皮），直径约 10 厘米（单饼）。待蒸锅中的水煮沸后取下笼屉帽，将第一张单饼平铺屉布上，盖上笼屉帽蒸饼，并将面剂逐个擀成单饼，每擀好一张时，即揭起笼屉帽放在前一张饼上撒些面扑（干面粉），再摞叠一张饼，并盖上笼屉帽继续蒸饼。按照以上程序反复进行，将面剂（单饼）逐个放进蒸笼，待全部做完，放进蒸锅后再蒸 20 分钟，即可停火取出饼放在盘中食用。

【用　法】 作主食食用。

【功　用】 降血压，降血糖，降血脂。适用于糖尿病等。

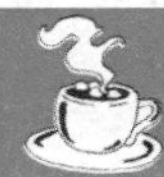

桑葚米糕

【组　成】　嫩桑叶 150 克，鲜桑葚 200 克，粳米、糯米各 250 克。

【制　法】　将桑叶、桑葚、粳米、糯米洗干净。桑叶放进搅馅机内搅成末，并用纱布包住桑叶末，将汁液用双手挤在煮锅中；将洗好的粳米、糯米放进煮锅，并加适量的水(漫过米 2 厘米)，用大火煮沸，改小火煮熟稍焖(约 5 分钟)，倒出放在面案上晾凉待用。然后取蒸笼放在蒸锅上，并将湿屉布铺在笼屉上，先取 250 克熟米饭均匀地摊在屉布上，在米饭上面摊上一层鲜桑葚，并将另一半熟米饭摊盖在馅泥上，再用屉布包裹住米，盖上笼屉帽，锅内加 1 000 毫升水，将蒸锅置于火上，用大火蒸 15 分钟(以水沸计算)，停火下笼，取出包着米糕的屉布放在菜案上，并用小面板(或盖垫)压半小时待凉，将压实的米糕切成宽 5 厘米、长 6 厘米的块，码在盘中即可。

【用　法】　作主食食用。

【功　用】　降血压，降血糖，降血脂。适用于糖尿病等。

桑穗扁食

【组　成】　豌豆苗(或嫩豌豆藤叶)100 克，小茴香苗 20 克，猪肉馅 150 克，桑寄生 20 克，豌豆面 50 克，面粉 150 克，葱末 10 克，姜末 5 克，蒜泥 20 克，食盐 2 克，味精 5 克，醋、酱油各 5 克，香油 2 克，植物油 10 克。

【制　法】　将桑寄生煎煮取汁(约 50 毫升)备用；将肉馅用植物油、酱油、葱、姜末拌匀稍煨；另将菜洗净，用沸水分别焯烫，捞出待凉，控尽水剁或切成碎末放进馅中，并加入食盐和味精拌匀备用。取和面盆，放进 100 克面粉和豌豆面拌匀，用桑寄生煎汁(加适量水)和成面坯稍放待饧。面饧后揉搓成细长条，并下 30 个左右的水饺剂，撒上面扑、按扁剂子，逐个擀成中央略厚、边沿稍薄的饺子皮，逐个饺子皮加馅并捏成半月形或麦穗花边的扁食(边沿形似麦穗花样的饺子)，摆在盖垫上待用。取煮锅加水 1 000 毫升置于大火上煮沸，水沸后逐个下入扁食，并用汤勺迅速推开，加2次凉水（打水），待扁食全部浮起（已熟）停火，盛在汤盘中。另取小碟倒进醋、蒜泥和香油佐餐即可。

【用　法】 作主食食用。

【功　用】 降血压，降血糖，降血脂。适用于糖尿病等。

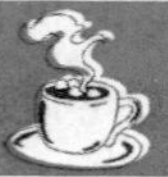

桑枝火腿粽

【组　成】 鲜桑枝100克，方火腿200克，粳米、糯米各300克，姜片、葱段各10克，食盐3克，鲜芦叶1 000克。

【制　法】 将桑枝、粳米、糯米、鲜芦叶用清水洗净，并将粳米、糯米合并放进盆内，用温水（约20℃）浸泡待用；将芦叶放进锅内，加水1 000毫升用大火煮沸20分钟，捞出用凉水浸泡备用；另将火腿切成20块均等的小块放在碗中备用。取芦叶1～2片，双手横握，以叶的中心交叉对折成三角或牛角形（叶子尾头朝上折），将泡好的米放在底下角（米不宜过多或太实），在米中心放进1块火腿，再放米，并将留余的叶子折叠包住米等，包好的粽子长6厘米左右，两头斜齐，形似斧头状，再用绳或白线捆扎住，并将粽子逐个做好备用。将粽子一层层码在煮锅里，加进桑枝及煮芦叶的水，再根据粽子多少适当加些凉水（漫过粽子2厘米）和2克食盐，将锅置于大火上蒸煮30分钟（以水沸计算），改小火再煮20分钟即可停火，稍焖取出，码在盘中或放在盛馒头的竹筐中即可。

【用　法】 作主食食用。

【功　用】 降血压，降血糖，降血脂。适用于糖尿病等。

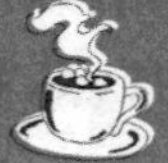

砂蜡米饭

【组　成】 砂仁6克，厚朴10克，鲜蜡梅花15克，粳米、糙米各250克。

【制　法】 将砂仁、厚朴、蜡梅花、粳米、糙米淘洗干净，并将砂仁、厚朴煎煮取汁约30毫升待用；取蒸饭锅或电饭煲，放进粳米、糙米和适量水漫过米2厘米左右，用中火煮沸后改小火慢蒸，并加入药煎液及鲜蜡梅

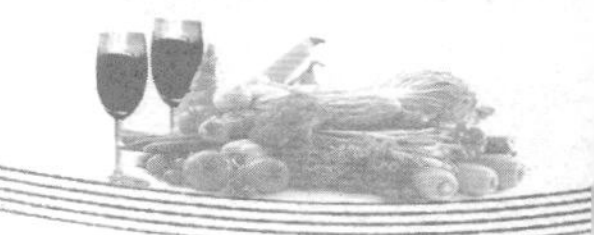

花，再将米蒸熟，药煎液被米全部吸收(约20分钟)即可停火，再焖5分钟即可。

【用　法】 作主食食用。

【功　用】 降血压，降血糖，降血脂。适用于糖尿病等。

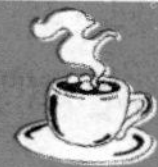

鳝鱼干饭

【组　成】 粳米500克，鳝鱼750克，植物油、酱油、白糖、食盐、葱花、蒜泥、胡椒粉、黄酒、鲜汤各适量。

【制　法】 粳米拣去杂物，淘洗干净，控去水分；将鳝鱼头钉在木板上，用刀剖腹开膛，去掉内脏和脊骨，剁去头尾，洗净，切成段，用少许食盐和黄酒擦抹，腌渍10分钟左右。锅置火上，放水煮开，倒入粳米，再煮沸后搅拌均匀，煮8～10分钟，见米粒开花，放上鳝鱼段，盖上锅盖，用小火焖15～20分钟，至米汤收净，米饭熟透、鱼肉酥嫩离火；另一锅上火，放油烧至五六成热，下葱花、蒜泥，炒出香味后，放酱油、白糖、胡椒粉、食盐和适量鲜汤，搅匀煮开，制成味汁；食用时，先从饭锅中取出鳝鱼段。将米饭拨松，盛入碗中，再放上鳝鱼段，浇上味汁即可。

【用　法】 作主食食用。

【功　用】 滋补强身，祛风止痉。适用于糖尿病等。

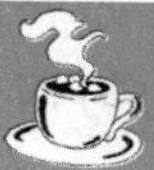

什锦杂粮饭

【组　成】 粟米150克，玉米、荞麦、高粱各100克。

【制　法】 将粟米、玉米、荞麦、高粱分别洗净，先将玉米煮至熟软，再加入粟米、荞麦、高粱搅匀，倒入适量清水，用大火煮沸后，改用小火焖至香熟即可。

【用　法】 作主食食用。

【功　用】 健脾除湿，消积下气，祛瘀降浊。适用于糖尿病等。

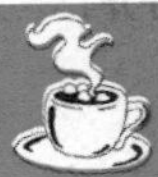

石芦卤面

【组　成】 石斛15克,干金针菜(黄花菜)10克,鲜芦笋、松蘑(或香菇)各50克,瘦肉100克,面粉200克,山药粉(面扑、勾芡)150克,鸡蛋2个,花椒3克,大茴香(八角)5克,葱段10克,姜片5克,蒜泥5克,鸡精、食盐各2克,香油5克,酱油、植物油各10克。

【制　法】 将石斛、金针菜、芦笋、松蘑洗净。将石斛煎煮取汁50毫升备用;另取小煮锅加500毫升水置于大火上,水沸后将金针菜焯烫并捞至凉水中去热,捞出挤尽水,切成3厘米长段;另用温水浸泡松蘑,待其泡软后捞出挤尽水分,将松蘑也切成3厘米小块备用;将鲜芦笋削去外皮,斜切成条片,并将瘦肉也切3厘米宽薄片待用;取一小碗,将鸡蛋壳磕破,将蛋液倒入碗中用筷子打匀;另取一小碗,加进50克山药粉搅成芡糊备用。取炒锅置于中火上加热,加入植物油,待油热起烟时放进葱、姜、食盐煸炒,炒至葱出香味,加入500毫升清水,再放进肉片、芦笋片、松蘑、金针、茴香一同煮熟,勾上山药粉芡糊、撒上鸡蛋,加入鸡精,将卤汤锅离火稍放,再将铁饭勺置于小火上,倒入香油,放进花椒炸黑停火后倒进卤汤中,盛进大汤碗中待用。取和面盆放进面粉,倒进石斛煎汁于面盆中,加适量水和成稍硬点面坯稍放(约20分钟)饧面;待面饧后放在面案上、撒上山药粉揉成面团,擀成厚薄均匀的大面片,再将擀好的面片如叠纸扇一样,折叠成3～5厘米宽的长剂条(每一层撒上面扑),用刀均匀切成细0.5厘米的面条,并用手将切好的面条抖散晾在面案(或盖垫)上备用。另取煮锅加水1000毫升,置大火上煮沸,待水开后将面条撒在沸水中,用筷子拨开、煮熟,待全部浮起后盛在碗中,并盛上卤汤,加上少许蒜泥即可。

【用　法】 作主食食用。

【功　用】 降血压,降血糖,降血脂。适用于糖尿病等。

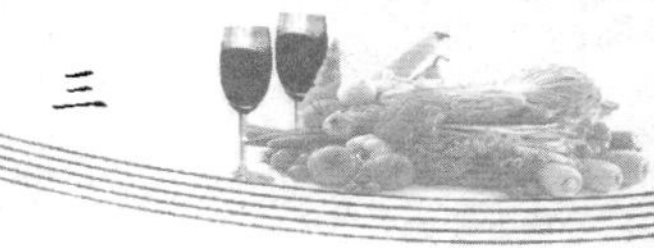

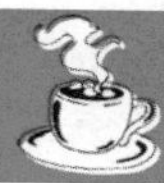

石竹花面鱼

【组　成】 鲜石竹花瓣30克，茯苓粉12克，薏苡仁粉50克，面粉100克，葱末5克，食盐、鸡精各0.5克，香油1克。

【制　法】 将石竹花瓣洗净；将茯苓粉、薏苡仁粉、面粉放一汤碗中合并，用适量水和成稠面糊待用；另将葱末、食盐、鸡精和香油放在汤碗中调匀备用。取煮锅加水600毫升，将锅置于火上煮沸，用筷子沿碗边将面糊拨进沸水中，并用勺及时推散，待全部浮起时加入石竹花瓣，再沸时停火，将面鱼盛入拌好的调料碗中即可。

【用　法】 作主食食用。

【功　用】 降血压，降血糖，降血脂。适用于糖尿病等。

双莲桂花粽

【组　成】 干莲子、鲜白果、大枣各100克，粳米、糯米各300克，鲜桂花50克，鲜荷叶1 000克。

【制　法】 将原材料用清水洗净；将粳米、糯米掺匀放进干净盆内，干莲子、大枣也分别放在碗或小盆内，用温水(约20℃)浸泡待用；另取小煮锅加适量水，置于大火上煮沸，放进鲜白果汆烫，捞出再用冷水浸泡备用；鲜荷叶需用蒸笼蒸制20分钟(以水沸计算)，再用剪刀以荷蒂顶端为界，将其向外沿边剪成一头宽、一头窄的斜长条，并用凉水浸泡待用；取泡好的荷叶1片，双手横握，以叶的中心交叉对折成三角或牛角形(叶子尾头朝上折)，先放进一枚大枣在底下角，取泡好并拌匀的粳米、糯米放在中心(米不宜过多或太实)，并在左右两角分别放上一个莲子和一个白果及少量桂花，再将留余的叶子折叠包住(或盖住)米枣等，包好的粽子长约6厘米，两头斜齐，形似斧头状，另用绳或白线捆扎住，并将粽子逐个做好后备用。取煮锅将粽子一层层码在锅里，加水1 000毫升(漫过粽子2厘米)，将锅置于大火上蒸煮30分钟(以水沸计算)，改小火再煮20分钟即可停火，稍焖取出，码在盘中或放在盛馒头的竹筐中即可。

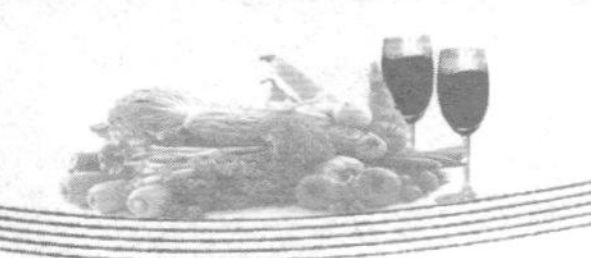

【用　法】 作主食食用。

【功　用】 降血压,降血糖,降血脂。适用于糖尿病等。

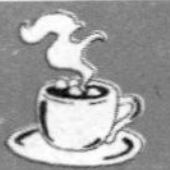

双牛蒸包

【组　成】 嫩牛蒡叶茎 500 克,牛脖肉 300 克,发酵面 500 克,山药粉 100 克,葱末 20 克,姜末 5 克,食盐 2 克,味精 0.5 克,酱油 5 克,香醋 3 克,香油 3 克,植物油 10 克。

【制　法】 将牛蒡菜、牛肉用清水洗净,将牛蒡菜切碎末,牛肉剁成肉馅放进调馅盆内,加进葱末、姜末、植物油搅匀,再加进食盐、味精、酱油搅匀成馅待用;将发酵面撒上山药粉(面扑)揉搓成长剂,下 30 个小面剂,按扁擀成直径 6 厘米长,中间稍厚、边沿较薄的圆皮,用左手持皮(注意表面在上),右手持抹馅的匙(或筷子)盛上馅放在皮的中央,再用右手拇指与食指沿包子皮一侧向前捏褶,捏成圆蒸包待用。取蒸锅加 1 000 毫升水,盖上锅盖置于大火上先将水煮开;同时取笼屉铺上湿屉布,摆上包好的蒸包,待水煮沸后,掀起锅盖,放上蒸笼,并盖上笼屉帽,再蒸 30 分钟停火,取出蒸包码在盘中,另取小碟或小碗,倒入香油、醋调为作料,将包子蘸着食用。

【用　法】 作主食食用。

【功　用】 降血压,降血糖,降血脂。适用于糖尿病等。

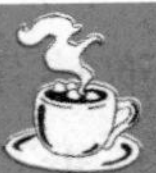

双笋炒糕

【组　成】 鲜芦笋、鲜竹笋各 50 克,熟米糕 100 克,菜椒 30 克,葱末 5 克,食盐 1 克,鸡精 1 克,醋 3 克,植物油 5 克。

【制　法】 将芦笋、竹笋、菜椒洗净,先将菜椒去仁,切成丝待用,再将芦笋和竹笋切细丝,分别用沸水焯烫,捞至凉水中去热;另将熟米糕切薄片或切细条一并备用。取炒锅置大火上加进植物油,油热放进葱末、食盐和菜椒煸炒,同时捞出双笋沥尽水,与糕片一同加进锅中再炒,最后加入醋、鸡精炒匀即可。

【用　法】 作主食食用。

【功　用】 降血压，降血糖，降血脂。适用于糖尿病等。

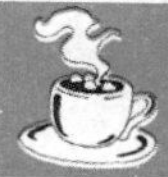 双玉窝窝 

【组　成】 玉竹 30 克，嫩枸杞叶 100 克，玉米面 400 克，面粉 600 克，葱末 10 克，食盐 2 克，植物油 3 克。

【制　法】 先将玉竹煎煮取汁（约 50 毫升），再将玉米面放进和面盆中，用药煎液和成药面坯稍放待用；另将嫩枸杞叶洗净，用沸水轻焯，捞至凉水中去热并挤尽水，剁碎放进调馅盆内，加进葱末、食盐、植物油调拌均匀，加入面粉搋揉均匀，并与药面合并揉匀，分 10～15 个面团，逐个捏成空心圆顶窝头备用。取蒸笼屉铺上湿屉布，码上窝头放在蒸锅上，盖上笼屉帽，锅内加水 1 000 毫升水，置大火上蒸 25 分钟即可停火，将窝头取出放在容器中。

【用　法】 作主食食用。

【功　用】 降血压，降血糖，降血脂。适用于糖尿病等。

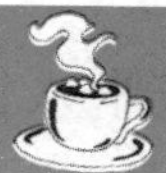 丝瓜疙瘩 

【组　成】 丝瓜 50 克，丝瓜藤汁（天罗水）20 毫升，面粉 100 克，葱末 10 克，食盐 0.5 克，鸡精 0. 5 克，香油 3 克。

【制　法】 丝瓜藤汁的收取：先准备 1 个干净的容量为 500 克的小口瓶子（如盐水瓶），再将丝瓜藤较粗的侧茎在离地面约 1 米处用剪刀剪断，并将朝根部的断头插入瓶口，再用干净纱布围住瓶口，等待一昼夜即可接到丝瓜藤汁。另取汤碗放进面粉，并将丝瓜藤汁（约 20 毫升）慢慢地滴入面中，再用筷子搅拌成黄豆大颗粒备用；取小碗放进葱末、食盐、鸡精和香油，拌匀稍腌渍待用；将丝瓜洗净，削去外皮，斜切成薄片待用；取小煮锅加 600 毫升水，放进丝瓜片，置中火上煮沸，将面疙瘩下进锅中，待疙瘩浮起煮熟，加入腌好的葱末等，即可停火盛碗。

【用　法】 作主食食用。

【功　用】 降血压，降血糖，降血脂。适用于糖尿病等。

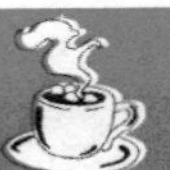

丝瓜油面筋

【组　成】 丝瓜500克，油面筋15个，植物油、素汤、香油、湿淀粉、食盐、味精各适量。

【制　法】 将丝瓜削去青皮，洗净后剖成两半，挖去子，切成片；每个面筋切成两半。锅上火，放植物油烧至八成热，倒入丝瓜片煸炒几下，加入食盐和素汤，放入油面筋，煮开后再烧片刻，即用湿淀粉勾芡，淋上香油，炒匀，出锅装盘即可。

【用　法】 佐餐食用。

【功　用】 清热化痰，养心安神，生津止渴。适用于糖尿病、高脂血症等。

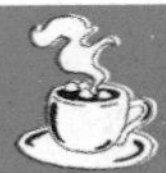

四味杂粮饭

【组　成】 粟米150克，玉米、荞麦、高粱各100克。

【制　法】 将粟米、玉米、荞麦、高粱分别淘洗干净，将玉米入锅加水适量，煮至熟软，再加入粟米、荞麦、高粱和适量清水搅匀，用大火煮沸后，改用小火煮至香熟即可。

【用　法】 当主食食用。

【功　用】 健脾除湿，降脂减肥。适用于高脂血症、糖尿病。

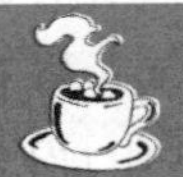

松黄米糕

【组　成】 松花粉30克，黄米面、玉米面各250克，枸杞子50克，泡打粉（或发酵粉）5克，菊糖1克，玉米型香精1克，鲜牛奶250克。

【制　法】 将枸杞子洗净，沥尽水待用；取和面盆加进泡打粉、鲜牛奶搅匀，再加进松花粉、黄米面、玉米面、菊糖、香精，并加水约50毫升和成较软面坯（或稠面糊）备用。取蒸笼，在笼屉上铺上湿屉布，将软面坯平铺在屉布上，均匀撒上枸杞子，将笼屉放在内加 1 000 毫升凉水的蒸锅上，盖上笼屉帽置于大火上，蒸 25 分钟停火，取米糕时先洒些凉开水（避免糕底粘在屉布上），将米糕取出放在面案上，用刀切成 5 厘米宽、6 厘米长的块，码在盘中即可。

【用　法】 作主食食用。

【功　用】 降血压，降血糖，降血脂。适用于糖尿病等。

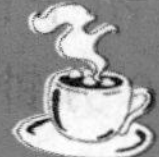

苏香粉葛饺

【组　成】 鲜紫苏叶 300 克，鲜香椽 20 克（干品 10 克），虾仁 200 克，粉葛粉 50 克，面粉 500 克，葱、姜各 2 克，食盐 2 克，味精 1 克，香油 2 克。

【制　法】 将葛粉与面粉一起倒进和面盆内，用开水（水温在 80℃）和成烫面，稍放饧面待用；将紫苏叶、香椽、虾仁等原料洗净，把紫苏叶用沸水汆烫，过冷水去热，挤去水分，与虾仁一起剁碎放进调馅盆内；另将香椽削去外皮剁碎，也放进调馅盆内；取葱、姜切成末，与剁好的紫苏叶等混合，并加入食盐、味精、香油拌匀备用；将饧好的面揉成 30 个面剂，擀成饺子皮，包上馅捏成水饺，逐个摆在蒸笼的屉布上，将蒸笼置于蒸锅上，锅内加适量水，用大火蒸 25 分钟即可。

【用　法】 作主食食用。

【功　用】 降血压，降血糖，降血脂。适用于糖尿病等。

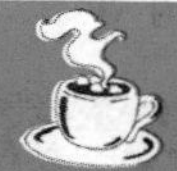

粟米赤小豆饭

【组　成】 粟米 100 克，粳米、赤小豆各 50 克。

【制　法】 将粳米、粟米、赤小豆分别洗净。将赤小豆煮至八成热，捞出，掺在粳米、粟米中，置饭盒内，再加入清水（高出米面约 1 厘米），盖上盖，用大火蒸熟即可。

【用　法】 作主食食用。

【功　用】 健脾养血，消肿解毒。适用于糖尿病等。

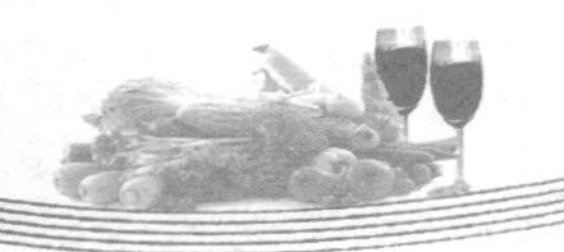

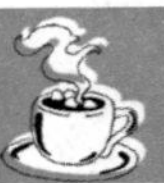

粟米蜂糕

【组　成】 陈粟米250克，黄豆粉150克，黑芝麻、香油适量。

【制　法】 将陈粟米去杂，淘洗干净，晒干或烘干，研磨成细粉，与黄豆粉拌和均匀，用温水揉和好，并加适量碱水搓揉在粟米黄豆粉面团中备用。将屉布铺放在长方形蒸盘内，将揉和的粟米黄豆粉面团平铺在盘内，表面抹平，撒上适量黑芝麻，淋入香油后，上笼用大火蒸30分钟，待蜂糕熟后取出，切成菱角状即可。

【用　法】 当点心食用。

【功　用】 健脾益气，清热解毒，补虚祛瘀。适用于糖尿病等。

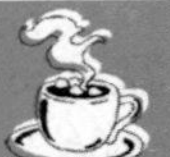

粟米鸡蛋蒸糕

【组　成】 粟米粉500克，鸡蛋5个，核桃仁10枚，大枣15枚，发酵粉适量。

【制　法】 将粟米粉、发酵粉和适量温水放入盆内，打入鸡蛋，拌匀成粉团，发酵；核桃仁、大枣(去核)洗净，切碎备用。将粟米粉团制成大块，上面撒上核桃仁、大枣，放入蒸笼，用大火蒸至香熟，取出切成小块，装盘即可。

【用　法】 作主食食用。

【功　用】 健脾和胃，养血安神，滋阴润燥。适用于糖尿病等。

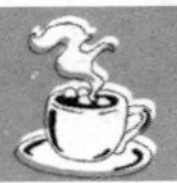

粟米面赤豆糕

【组　成】 粟米面500克，面粉50克，赤小豆100克，鲜酵母10克。

【制　法】 将赤小豆淘洗干净，煮熟备用；面粉加鲜酵母用较多的温水和成稀面糊，静置发酵；待发酵后，加入粟米面，和成软面团，发好。将蒸锅内的水煮开，放好蒸笼，铺上屉布，把和好的面团先放入1/3，用手蘸清水轻轻拍平，将煮熟的赤小豆撒上1/2，铺平，再放入剩余的1/2面

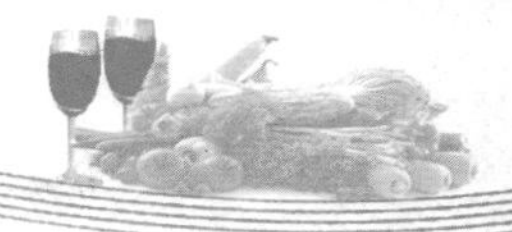

团拍平，将余下的熟赤小豆放上，铺平，最后将面团全部放入，用手拍平，盖严锅盖，用大火蒸 15 分钟即可。

【用　法】 当点心食用。

【功　用】 健脾利水，消肿解毒。适用于糖尿病等。

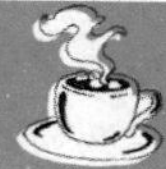

粟米炸饼

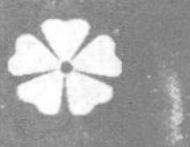

【组　成】 粟米粉 500 克，豆沙馅 250 克，糯米粉 100 克，糖桂花、植物油各适量。

【制　法】 将粟米粉、糯米粉混合均匀，调入适量清水，和成粉团；豆沙馅、糖桂花放入大碗内，拌匀成馅备用。将粉团揉透，揪成小团，擀成小圆饼，中间包上豆沙馅，制成饼状。将锅上火，放油烧至四成热，放入圆饼炸至两面金黄色时，捞出沥油，装盘即可。

【用　法】 当点心食用。

【功　用】 健脾利水，补虚降糖。适用于糖尿病等。

天麻蛋饼

【组　成】 天麻粉 20 克，鹌鹑蛋 5 个，面粉 100 克，葱末 5 克，食盐 0.5 克，植物油 5 克。

【制　法】 先取一大汤碗，将鹌鹑蛋外壳磕破，蛋液倒在碗里，加进天麻粉搅匀，再加进面粉、葱末、食盐和适量水调成稠糊状待用；另取平底锅（或电烤锅）用中火加热，加入植物油，油热倒进蛋糊摊匀，煎微黄时翻过再煎另一侧，煎熟盛出切 4 块放在盘中即可。

【用　法】 作主食食用。

【功　用】 降血压，降血糖，降血脂。适用于糖尿病等。

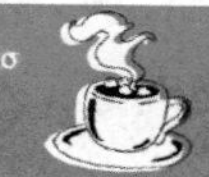

菟丝紫米饭

【组　成】 菟丝子 10 克，紫糯米 100 克，粳米 50 克。

【制　法】　将3味原料淘洗干净，并放进蒸饭锅或电饭煲，加水500毫升，用中火蒸熟停火，盛进碗中即可。

【用　法】　作主食食用。

【功　用】　降血压，降血糖，降血脂。适用于糖尿病等。

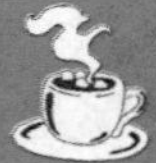

翁蒡榆荚卷

【组　成】　鲜牛蒡(蒡翁菜)100克，嫩榆荚(钱)300克，玉米面200克，发酵面300克，干面粉50克，食盐2克，香油3克。

【制　法】　将玉米面倒进和面盆，加适量水和成面坯稍放待用；另将牛蒡、榆荚洗净，牛蒡用沸水焯一下，捞至冷水中去热，沥尽水用刀剁碎，与榆荚一齐放进调馅盆内，加入食盐、香油拌匀备用。再取醒好的玉米面坯和发酵面，分别揉匀并撒上干面粉(作面扑)，擀成大面片(玉米面片稍小)，先将发酵面片铺在面案上，取一半调好的馅均匀地摊在发酵面片上，上边再铺上玉米面片，并将另一半菜馅摊在玉米面片上，将两层面片从下方(捏住两头)向上卷成长卷，用刀切成6厘米长的花卷备用；取笼屉并铺上湿屉布，再摆上花卷，置于蒸锅上，锅内加1 000毫升水，用大火煮沸后改用中火蒸20分钟即可下笼，将花卷码在盘中即能食用。

【用　法】　作主食食用。

【功　用】　降血压，降血糖，降血脂。适用于糖尿病等。

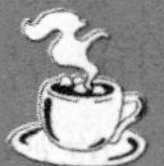

鲜肉粽子

【组　成】　糯米1 000克，猪腿瘦肉500克，猪肥膘200克，净粽叶、酱油、食盐、黄酒、葱末、姜末各适量。

【制　法】　将糯米洗净，加适量酱油、食盐、白糖拌匀，晾3～4小时；把猪腿瘦肉、猪肥膘洗净，瘦肉切成小方块，猪肥膘切成石榴米状，然后用酱油、黄酒、葱末、姜末拌匀，腌1小时；用净粽叶包扎糯米及肉丁，入锅煮3～4小时，再用小火焖2～3小时即可。

【用　法】　作主食食用。

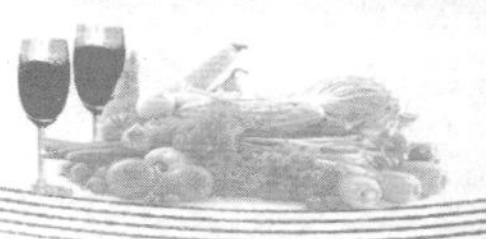

【功　用】 补益肝肾，益气固表。适用于糖尿病等。

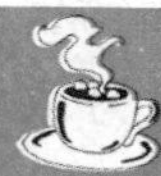

苋肤炒粉

【组　成】 嫩马齿苋、嫩地肤苗各50克，熟米粉150克，鸭蛋1个，葱丝10克，姜丝5克，食盐1克，味精0.5克，胡椒粉3克，醋5克，香油3克，植物油10克。

【制　法】 将马齿苋、地肤苗洗净，用沸水分别氽烫，切4厘米长段，再将熟米粉切成10厘米左右的条备用；另将鸭蛋磕破外壳，蛋液放进汤碗，用筷子打散待用。取炒锅置大火上加入植物油(5克)，油热后放进鸭蛋液炒熟盛在碗里待用；锅里再加进植物油(5克)，并放进葱丝、生姜丝煸炒，同时加入食盐、马齿苋、地肤苗、熟米粉、炒蛋再炒，待菜和米粉炒熟后，放进醋、香油、味精和胡椒粉，再翻炒均匀即可。

【用　法】 作主食食用。

【功　用】 降血压，降血糖，降血脂。适用于糖尿病等。

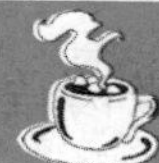

香菇薄饼

【组　成】 香菇粉30克，面粉100克，熟植物油适量。

【制　法】 将香菇粉、面粉加沸水和成烫面团，揉透后分成6只剂子，擀成薄圆饼。平底锅置大火上烧热，刷一点油，把薄饼生剂摊入锅中，烙至表面发黄起泡时翻个再烙，至两面都有芝麻状的燋点即熟。

【用　法】 当主食食用。

【功　用】 降脂减肥，护肝降糖。适用于高脂血症、糖尿病。

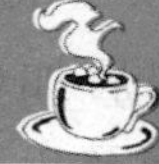

蟹蒌蒸饺

【组　成】 嫩瓜蒌叶50克，菠菜茎(或根茎)100克，蟹肉200克，面粉(包括面扑)300克，洋葱末5克，姜末10克，食盐2克，醋5克，香油2克，植物油10克。

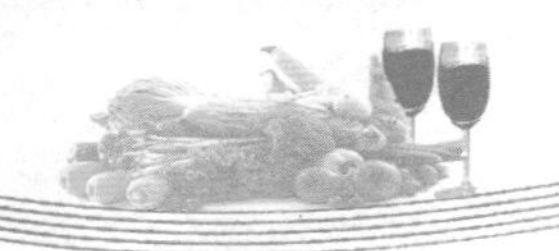

【制　法】　将瓜蒌叶、菠菜、蟹肉用清水洗净，用沸水分别将瓜蒌叶和菠菜焯烫，捞出过凉水去热，沥尽水剁成菜末，蟹肉也剁成馅泥，一起放进调馅盆，加入5克姜末、洋葱末、植物油和食盐拌匀待用；另取一小碗，倒入醋和香油，并加进姜末5克调成作料备用；取200克面粉放进和面盆，边加沸水（约100毫升）边搅拌和成稍硬的烫面坯，盖上湿屉布饧面；待面饧透用面扑揉匀，下30个剂子，按扁擀成中间稍厚、边沿较薄，呈7厘米长、5厘米宽椭圆形的饺子皮，用左手持皮，右手持抹馅的匙（或筷子）盛上馅放在皮的中央，再将饺子皮对捏成半月形的扁食（饺子）备用。取蒸锅加1 500毫升水，盖上锅盖置于大火上先将水煮开；同时取笼屉铺上湿屉布，摆上包好的扁食，待水煮沸后，掀起锅盖，放上蒸笼，盖上笼屉帽，再蒸30分钟停火，取出蒸饺码在盘中，取蒸饺蘸着作料即可。

【用　法】　作主食食用。

【功　用】　降血压，降血糖，降血脂。适用于糖尿病等。

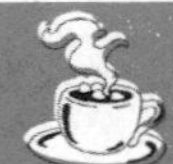

胭脂馄饨

【组　成】　胭脂菜（落葵）100克，鸡肉、猪瘦肉各50克，嫩莴苣叶5克，虾皮、紫菜各2克，面粉200克，葱、姜末各1克，食盐2克，味精1克，酱油1克，醋、香油各0.5克，植物油5克。

【制　法】　将前6味原材料洗净。将鸡肉与猪肉混合剁成馅泥，放进调馅盆内待用；将胭脂菜剁成末，并将菜汁（水分）挤在一碗内（备用），菜末放进调馅盆与肉馅合并，加入葱、姜末、食盐、香油，并加入味精0.5克，调匀待用；另取和面盆放进150克面粉，用胭脂菜菜汁和成面坯（如面太硬，可适当加水），加面扑揉匀，擀成大面片，切成上6厘米、下9厘米宽的梯形馄饨皮，包上馅、捏成菱角形的馄饨备用。取煮锅加清水1 000毫升置于大火上，待水沸后逐个下入馄饨，并迅速推散拨开，煮沸后加（打）1次凉水待沸；另取大汤碗放入虾皮、紫菜、酱油、醋、香油、味精及生莴苣叶，盛入煮馄饨的汤冲汤，搅匀盛上馄饨即可。

【用　法】　作主食食用。

【功　用】　降血压，降血糖，降血脂。适用于糖尿病等。

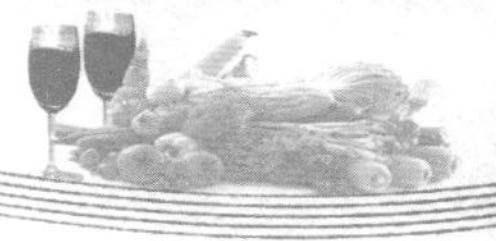

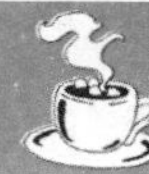 胭脂蒸饺 

【组　成】 胭脂菜(落葵)500克,芹菜50克,鸡蛋3个,水发木耳50克,山药粉200克,面粉400克,食盐、鸡精各2克,姜末10克,醋5克,植物油10克。

【制　法】 将胭脂菜、芹菜、木耳洗净。将胭脂菜剁成末,用纱布包好,将汁挤在小碗中备用。将菜末放进调馅盆内,芹菜切细末也放进调馅盆内;取一碗,将鸡蛋皮磕开倒入碗内,用筷子打成均匀的蛋糊,再取炒锅置中火上,加进5克植物油,待油热后放进蛋糊炒熟停火,盛出炒鸡蛋放在切熟食的菜案上,并将木耳(控尽水分)一起放在菜案上,用刀剁成碎末,同样放进调馅盆内与菜合并,再加入植物油、食盐、鸡精搅拌均匀备用;取山药粉放入和面盆内,用胭脂菜汁和成生面坯稍放,再取300克面粉以沸水约100毫升用筷子边搅边加水和成稍硬的面坯,并与山药面坯合并揉匀,盖上湿屉布稍放饧面;待面饧透,撒上面扑揉成长面剂,下50个小面剂,按扁擀成中间稍厚、边沿较薄,呈7厘米长、5厘米宽椭圆形的饺子皮,左手持皮,右手用抹馅的匙(或筷子)盛上馅放在皮的中央,将饺子皮对捏成半月形的扁食(饺子)备用。取蒸锅加1 500毫升水,盖上锅盖置于大火上将水煮开;同时取笼屉铺上湿屉布,摆上包好的扁食,待水煮沸后,掀起锅盖,放上蒸笼,盖上笼屉帽,再蒸30分钟停火,取出蒸饺码在盘中;取小碗倒入醋和香油调成作料,将蒸饺蘸食即可。

【用　法】 作主食食用。

【功　用】 降血压,降血糖,降血脂。适用于糖尿病等。

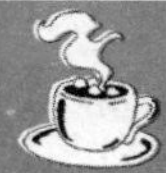 燕 麦 面 

【组　成】 燕麦面500克,香菜末50克,黄瓜丝、白萝卜丝各100克,蒜蓉10克,酱油、食盐、醋、香油各适量。

【制　法】 将燕麦面倒入盆中,用开水烫面,用筷子向一个方向搅动,和成面团,再做成剂子,搓成细条,轻轻叠放屉中,蒸熟;把蒜蓉、酱油、食盐、醋、香油倒入小碗中，调匀成卤汁。将面条取出，抖散，放入碗中，加黄瓜丝、香菜末、白萝卜丝，浇上卤汁，拌匀即可。

【用　法】　当主食食用。

【功　用】　健脾开胃，消积祛瘀，利湿减肥。适用于高脂血症、糖尿病。

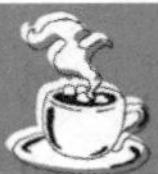

燕麦天花粉薏苡仁饼

【组　成】　燕麦面250克，粗麦粉100克，天花粉10克，薏苡仁30克，植物油、香油、葱花、姜末、食盐、味精各适量。

【制　法】　将天花粉、薏苡仁去杂，洗净，晒干或烘干，共研成粗粉，与燕麦面、粗麦粉充分拌和均匀，放入盆中，加清水适量，调拌成糊状，加适量植物油、香油、葱花、姜末、食盐、味精等，拌和均匀，备用。平底煎锅置大火上，加植物油适量，中火烧至六成热时，用小勺将燕麦天花粉薏苡仁糊逐个煎成质润松脆的圆饼即可。

【用　法】　作主食食用。

【功　用】　清热解毒，补虚健脾，降血脂，降血糖。适用于高脂血症、脂肪肝、糖尿病等。

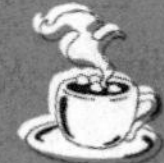

燕麦薏苡仁饼

【组　成】　燕麦面250克，粗麦粉100克，薏苡仁30克，植物油、香油、葱花、姜末、食盐、味精各适量。

【制　法】　将薏苡仁去杂，洗净，晒干或烘干，共研成粗粉，与燕麦面、粗麦粉充分拌和均匀，放入盆中，加清水适量，调拌成糊状，加适量植物油、香油、葱花、姜末、食盐、味精等，拌和均匀，备用。平底煎锅置大火上，加植物油适量，中火烧至六成热时，用小勺将燕麦薏苡仁糊逐个煎成质润松脆的圆饼即可。

【用　法】　当主食食用。

【功　用】　补益肝脾，降脂降糖，护肝减肥。适用于慢性肝炎、脂肪肝、高脂血症、糖尿病。

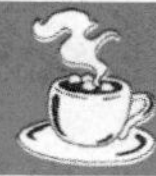

羊胰烧卖

【组　成】 羊胰脏 150 克，羊肉 200 克，胡萝卜 100 克，香菜 50 克，水发木耳 50 克，山药粉 200 克，面粉 500 克(包括面扑)，鸡蛋 1 个，葱、姜末各 5 克，白芷粉 3 克，食盐、味精各 2 克，酱油 10 克，香油 2 克，植物油 5 克。

【制　法】 将羊胰脏、羊肉、胡萝卜、香菜、水发木耳用清水分别洗净。将羊胰、羊肉剁成馅泥放进调馅盆内，加进香油、白芷粉搅匀煨馅，再将胡萝卜剁成碎末，用纱布包住，将汁挤在一小碗中(和面用)，将胡萝卜末也放进盆内，并将香菜切成碎末与肉馅合并，加入葱、姜末、白芷粉、植物油、食盐、味精并拌匀备用；将山药粉 150 克，用胡萝卜汁和成生面坯稍放，取 400 克面粉放进和面盆，用筷子边搅边加沸水约 150 毫升，和成烫面坯，待稍凉后与胡萝卜汁面合并揉匀，稍放饧面；将水发木耳剁成末放入小碗中，加进 50 克山药粉，磕开鸡蛋皮，倒出蛋液加进盛木耳碗里，用筷子将其搅匀成糊备用。将饧好的面坯撒上面扑揉成长面剂，下 30 个面剂，按扁擀成直径 6 厘米长、中间稍厚边沿较薄的圆烧卖皮，并用左手持皮(注意表面在上)，右手持抹馅的匙(或筷子)盛上馅放在皮的中央，再用右手拇指与食指沿皮的一侧向前捏褶，捏成圆底敞口(收口处留空)、提褶如菊花瓣或大白菜形态的烧卖生坯，再取少许调好木耳糊放在留口处，逐个封口待用。另取蒸锅加 1 500 毫升水，盖上锅盖置于大火上先将水煮开。同时取笼屉铺上湿屉布，摆上包好的烧卖，待水煮沸后，掀起锅盖，放上蒸笼，盖上笼屉帽，再蒸 30 分钟停火，取出烧卖码在盘中即可。

【用　法】 作主食食用。

【功　用】 降血压，降血糖，降血脂。适用于糖尿病等。

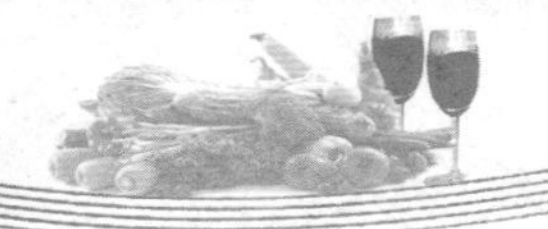

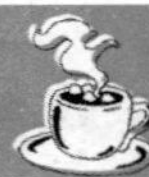

薏葛白果馍

【组　成】　薏苡仁面 50 克，粉葛粉 20 克，白果粉 10 克，干面粉 50 克，发酵面 500 克。

【制　法】　取发酵面放置在面案上，加上前 3 味药粉揉匀，下 10 个面剂，用干粉揉成圆头平底，摆在笼屉的蒸布上，放在加水的蒸锅上，用大火蒸 25 分钟下笼即可。

【用　法】　作主食食用。

【功　用】　降血压，降血糖，降血脂。适用于糖尿病等。

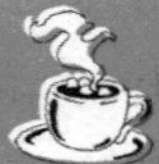

薏合蒸卷

【组　成】　薏苡仁粉、百合粉各 100 克，发酵面 800 克，山药粉 50 克，葱末 20 克，食盐 2 克，味精 1 克，植物油 3 克。

【制　法】　将薏苡仁粉、百合粉与发酵面合并，放进和面盆加适量水搋揉均匀，稍放待发酵备用；另取一汤碗放进葱末、食盐、味精和植物油，搅拌均匀待用。将饧好的面放在面案上揉匀，撒上干面粉（面扑）擀成大面片，并将调好的葱、食盐均匀的摊在面片上，再将面片捏住两头由下向上（将葱、食盐包在里边）卷成长卷，用刀切成 10 个（约 5 厘米长）面卷备用。取蒸笼屉铺上湿屉布，将花卷逐个摆上，盖上笼屉帽放在蒸锅上，并在蒸锅中加 1 000 毫升水，置于大火上蒸 25 分钟下笼，码在盘中即可。

【用　法】　作主食食用。

【功　用】　降血压，降血糖，降血脂。适用于糖尿病等。

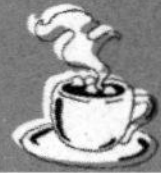

薏苓馒头

【组　成】　薏苡仁粉、茯苓粉各 75 克，面粉 900 克，发酵粉 10 克。

【制　法】　将薏苡仁粉、茯苓粉、面粉一起放进和面盆拌均匀，再用适量温水溶化发酵粉，并将其倒进盛面的面盆（可适当加水），和成面坯稍放待发酵，将发酵面坯撒上干面扑揉匀，下 20 个面剂（每个 50 克）并揉成馒头待用。取蒸笼屉，铺上湿屉布，摆上馒头，盖上笼屉帽，再将笼屉放在蒸锅上，锅内加进 1 000 毫升水，置于大火上蒸 25 分钟下笼，取出馒头码在盘中即可。

【用 法】 作主食食用。

【功 用】 降血压，降血糖，降血脂。适用于糖尿病等。

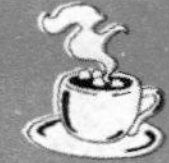

薏荞鸡丝面

【组 成】 薏苡仁粉 30 克，荞麦面 20 克，面粉 200 克，山药粉 5 克，鸡肉（或熟鸡肉）50 克，油菜心 50 克，食盐 2 克，香油 3 克，植物油 500 克（实用 10 克）。

【制 法】 将鸡肉洗净，顺着肉的纵向切成细丝，将切好的鸡丝放在汤碗中，加上 1 克食盐和山药粉（作淀粉）调拌均匀待用；取炒锅置大火上，加进 500 克植物油，待油温达到 80℃左右时，放进拌好的鸡丝，滑散过油，当鸡丝炸至泛白或浅黄时捞出，沥去油备用；另取和面盆，放进 150 克面粉，加进薏苡仁粉、荞麦面拌匀，加入适量水和成稍硬的面坯，稍饧揉匀按扁，并撒上面扑，擀成大薄面片，反正折叠成（如折纸扇）长条，切成均匀细丝，再将细丝从一头拉开，散晾在面案上待用。取煮锅加 1 000 毫升水，置于大火上，待水沸将面条下入锅中，并迅速挑散推开，另将油菜心洗净放进锅中，待面煮熟后，加进 1 克食盐、香油，煮沸后将面条、油菜心捞在汤碗中，加少许汤，并将炸好的鸡丝撒摆在面条上即可。

【用 法】 作主食食用。

【功 用】 降血压，降血糖，降血脂。适用于糖尿病等。

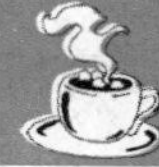

茵粮煎饼

【组 成】 嫩茵陈苗叶 500 克，高粱面 200 克，粳米面、面粉各 400 克，食盐 2 克，鹅油 50 克。

【制　法】 将茵陈叶洗净，用刀剁成碎末，加食盐拌匀稍腌，用干净纱布包进茵陈碎末，用手将菜汁挤进和面盆内(菜渣弃之)，加进高粱面、粳米面、面粉和适量的水，搅拌成稠糊放24小时(同煎饼制作)，再用鏊子摊成煎饼(方法同煎饼制作)即可。

【用　法】 作主食食用。

【功　用】 降血压，降血糖，降血脂。适用于糖尿病等。

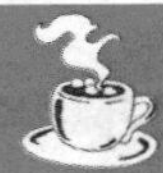

柚瓤米糕

【组　成】 鲜柚子500克，鲜月季花瓣50克，奶粉50克，粳米、糯米各250克，菊糖1克，玫瑰型香精适量。

【制　法】 将柚子、月季花、粳米、糯米洗净，剥去柚子外皮(保留白瓤)，并剔去柚子核仁，放进搅馅机搅成糊倒入调馅盆内，加入奶粉、月季花、菊糖、香精搅拌成均匀馅泥待用；将淘洗好的粳米、糯米掺匀后，放进蒸锅或电饭煲，加水约500毫升，用中火煮成干饭，停火用饭铲取出放进干净面盆内，摊开晾凉备用。再取蒸笼，将湿屉布铺在笼屉上，放进一半的熟米饭(摊均匀)，在米饭上面摊上拌好的馅泥，并将另一半熟米饭摊盖在馅泥上，再用屉布包住米，盖上笼屉帽置于蒸锅上，锅内加1 000毫升水，用大火蒸15分钟(水沸计算)停火下笼，将包着米糕的屉布取出放在菜案上，并用小面板(或盖垫)压实待凉，将压实凉透的米糕切成宽5厘米、长6厘米的块，码在盘中即可。

【用　法】 作主食食用。

【功　用】 降血压，降血糖，降血脂。适用于糖尿病等。

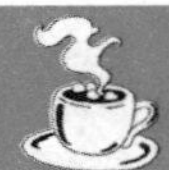

柚肉酥饼

【组　成】 鲜柚肉250克，纯奶粉100克，百合粉50克，面粉500克，发酵粉5克，菊糖0.5克，食盐1克，橘子型香精2克，植物油10克。

【制　法】 取400克面粉放进和面盆内，加进百合粉拌匀，再取汤碗放入发酵粉，用200毫升温水溶化，并加进香精、食盐和植物油搅匀，倒进面中再和成面坯，稍放发酵备用；另将柚子皮剥掉，去除柚子核，将柚子肉用搅馅机搅成泥状，加进纯奶粉、菊糖拌匀稍腌待用。取发好的面坯加面扑揉搓成长面剂，下 30 个小面剂，按扁擀成水饺皮，逐个包上腌好的柚肉馅泥，捏成圆形并将其按扁成圆馅饼，再用刀在外侧圆弧圈处转切 5～6 竖刀（不露馅为度），码在烤盘上，放进烤箱，用 180℃烤 15 分钟取出，码在盘中即可。

【用　法】　作主食食用。

【功　用】　降血压，降血糖，降血脂。适用于糖尿病等。

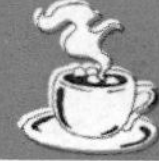

柳叶糊塌

【组　成】　鲜柳叶芽 50 克，鸡蛋 2 个，山药粉 50 克，面粉 100 克，葱末 10 克，食盐 1 克，植物油 20 克。

【制　法】　将柳叶芽洗净，用沸水汆烫后捞出沥尽水，切成碎末，放进汤碗，加入葱末、食盐拌匀；磕破鸡蛋皮将蛋液加进菜末中，并加进山药粉、面粉搅匀备用。取炒锅（或煎锅）放入 10 克植物油，油六成热时，倒进 1/2 面糊摊匀，反正煎熟盛进盘中；将锅内再加入 10 克植物油，将另 1/2 面糊煎熟也盛进盘中，即可。

【用　法】　作主食食用。

【功　用】　降血压，降血糖，降血脂。适用于糖尿病。

（七）饮 料 方

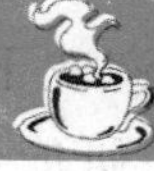

豆汁米糊

【组　成】　粳米 100 克，黄豆 20 克。

【制　法】　用水将黄豆泡软，加水磨成豆浆，用纱布过滤去豆渣；粳米淘净后用水泡过，磨成糊，用纱布过滤去米渣。锅内加水适量，煮沸后加入豆浆，再沸时撇去浮沫，又沸，边下粳米糊边用勺向一个方向搅匀，

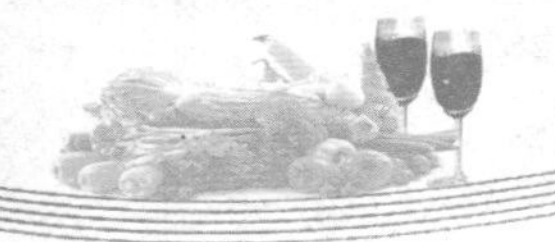

开锅后撇沫，继续搅拌并煮 5 分钟以上。

【用　法】 每日早晚分食。

【功　用】 益气健脾，补虚祛脂，降血压，降血糖。适用于高血压病、高脂血症、糖尿病等。

蛤蚧酒

【组　成】 蛤蚧 1 对，白酒 1 000 毫升。

【制　法】 蛤蚧去头、足，浸入白酒中，2 周后可饮。

【用　法】 每次饮用 20 毫升。

【功　用】 助肾阳，益精血。适用于糖尿病等。

枸杞子酒

【组　成】 枸杞子 500 克，米酒 3 500 毫升。

【制　法】 将枸杞子研碎，放入米酒瓶内，密封，每天摇晃酒瓶 1 次，15 日后即可饮用。

【用　法】 适量饮用。

【功　用】 滋补肝肾，益精明目。适用于糖尿病等。

黑芝麻消渴糊

【组　成】 黑芝麻、陈粟米各 300 克，薏苡仁、枸杞子、天花粉各 100 克，天冬、麦冬各 40 克，西洋参 20 克。

【制　法】 将黑芝麻、陈粟米、薏苡仁、天花粉分别去杂，淘洗干净，晒干或烘干，用小火或微火炒熟，勿使其焦，呈微黄者为优，共研成细粉备用。将枸杞子、天冬、麦冬、西洋参分别洗干净，晒干或烘干，共研为细粉，与黑芝麻粉、陈粟米粉入罐，密封收贮待用。

【用　法】 每日 2 次，每次 1 包(30 克)，放入大碗中，用沸水冲调成糊，温热食之。

【功　用】 补益肝肾，生津止渴，降血糖，降血压。适用于糖尿病、高血压病等。

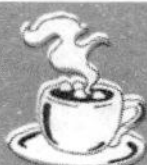

黄豆粉白面糊

【组　成】 黄豆粉 200 克，面粉 300 克，植物油适量。

【制　法】 将黄豆粉、面粉混合后用小火不断地翻炒，为防止煳锅底，可加适量植物油，炒至粉微黄有香味即可。

【用　法】 用沸水冲调成羹糊食用，每日 2 次，每次 50 克。

【功　用】 清热解毒，除烦利尿。适用于糖尿病等。

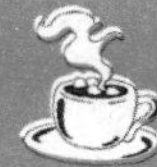

胚芽花粉豆浆

【组　成】 豆浆 250 克，天花粉 10 克，枸杞子 30 克，小麦胚芽 50 克。

【制　法】 将天花粉洗净，晒干或烘干，研成细末备用；将枸杞子洗净后，放入砂锅，加水煎 2 次，每次 30 分钟，合并 2 次煎汁，浓缩至 150 毫升待用。将豆浆放入锅中，煮沸 3～5 分钟，加小麦胚芽，搅拌均匀，再加枸杞子浓缩汁及花粉末，大火煮沸，改用小火煨煮 5 分钟即可。

【用　法】 每日早晚分饮。

【功　用】 清热解毒，补益心脾，止渴降糖。适用于糖尿病、冠心病、慢性胃炎、慢性肝炎等。

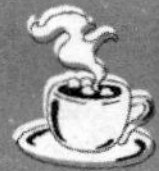

苹果南瓜糊

【组　成】 青皮嫩南瓜 100 克，苹果 50 克。

【制　法】 将南瓜洗净，去皮，切碎煮软；把苹果去皮、去核后切碎，煮软，与南瓜均匀混合即可。

【用　法】 佐餐食用。

【功　用】 生津止渴，降血糖。适用于糖尿病。

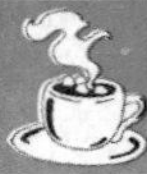

人参枸杞酒

【组　成】 人参200克，枸杞子3500克，熟地黄1000克，冰糖4000克，白酒100千克。

【制　法】 人参烘软，切片；枸杞除去杂质，用纱布袋装上扎口备用；冰糖放入锅中，用适量水加热溶化至沸，炼至色黄时，趁热用纱布过滤去渣备用；将白酒装入酒坛内，放入装有人参、熟地黄、枸杞子的布袋，加盖密闭浸泡10～15日，每日搅拌一次，最后用细布滤除沉淀，加入冰糖搅匀即可。

【用　法】 每次服用20毫升。

【功　用】 降低血糖，补阴血，乌须发，壮腰膝。适用于糖尿病属气阴两虚，且腰膝酸软、两目视物模糊者。

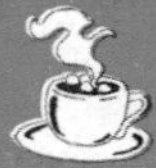

燕麦地黄糊

【组　成】 燕麦面150克，生地黄30克，枸杞子15克。

【制　法】 将生地黄、枸杞子分别去杂，洗净，晒干或烘干，共研为粗末，与燕麦面混合均匀，用适量清水在大碗中搅拌成稀糊状，入沸水锅，边加边搅拌，熬成稠糊状即可。

【用　法】 每日早晚分食。

【功　用】 清热解毒，补益肝肾，降糖降脂。适用于糖尿病、高脂血症等。

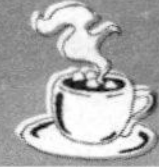

莜麦地黄糊

【组　成】 莜麦面150克，生地黄30克，枸杞子15克。

【制　法】 将生地黄、枸杞子分别拣杂，洗净后晒干或烘干，共研为粗末，与莜麦面混合均匀，加入适量的清水，在大碗中搅拌片刻，呈稀糊状，入沸水锅，边加边搅拌，使成稠糊状即可。

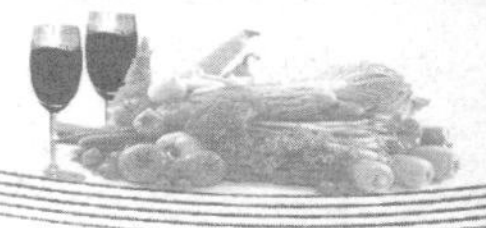

【用　法】 当点心食用。

【功　用】 清热解毒，补益肝脾，降糖通便。适用于糖尿病等。

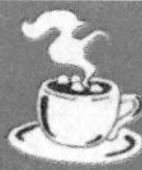

玉米黄豆糊

【组　成】 玉米面、黄豆粉各100克，食盐适量。

【制　法】 将黄豆粉用温水泡透，搅成稀糊状；玉米面用温水调匀。将两种糊合在一起，倒入沸水锅内，边倒边搅动，开锅后，用小火熬至黏稠，出锅加入食盐即可。

【用　法】 早晚分食。

【功　用】 益气健脾，降脂减肥。适用于高脂血症、糖尿病。

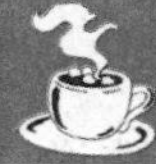

玉米牛奶

【组　成】 鲜嫩玉米100克，牛奶250克，食盐1克。

【制　法】 鲜嫩玉米洗净后剥粒，捣烂呈泥糊状入锅中，加水适量煨煮30分钟，过滤取汁，加入牛奶、食盐，再煮至将沸时，离火即可。

【用　法】 早晚分饮。

【功　用】 祛脂减肥，利肠通便。适用于高脂血症、糖尿病。

（八）果菜汁

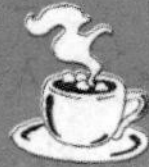

芹菜苹果汁

【组　成】 新鲜芹菜（连根）500克，苹果300克。

【制　法】 将芹菜洗净，切段；苹果洗净外皮，切成小块，同入捣汁机内，加凉开水200毫升快速绞榨，过滤取汁。

【用　法】 当饮料上下午分饮。

【功　用】 平肝降压，软化血管。适用于高血压病、糖尿病。

芹菜鲜汁

【组　成】 新鲜芹菜(包括根、茎、叶)500 克。

【制　法】 将芹菜洗净,晾干,放入沸水中烫泡 3 分钟,捞出,切成细段,捣烂取汁。

【用　法】 代茶分 3 次饮用,当日饮完。

【功　用】 平肝降压。适用于高血压病、高脂血症、糖尿病。

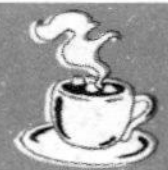

五 汁 饮

【组　成】 鲜苇根汁 30 克,荸荠汁 30 克,麦冬汁 30 克,梨汁 30 克,藕汁 30 克。

【制　法】 将鲜芦根和麦冬洗净,压汁去渣;荸荠、梨、藕洗净,分别去皮,榨汁。

【用　法】 上 5 味药汁混合均匀,饮用。厌凉者,炖温服用。

【功　用】 清热止渴。适用于糖尿病属燥热灼伤肺胃,烦渴不止之症。

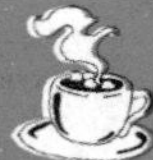

洋葱生地牛奶饮

【组　成】 洋葱 200 克,生地黄 50 克,新鲜牛奶 250 克。

【制　法】 将洋葱洗净,除去根、皮,切碎,捣烂备用;将生地黄洗净,切碎,捣烂,与捣烂的洋葱同放入榨汁机中,快速绞榨取汁,盛入大碗中。锅置火上,加入新鲜牛奶,小火煮至将沸时,兑入洋葱、生地黄汁液,充分混匀,再煮至沸即成。

【用　法】 每日早晚分饮。

【功　用】 清热生津,滋阴止渴,降血糖。适用于糖尿病、高脂血症、高血压病。

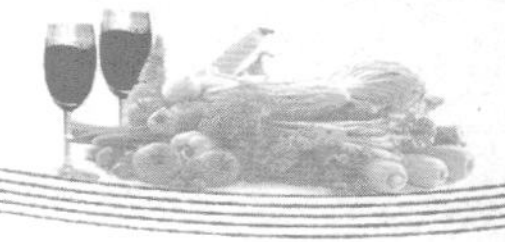

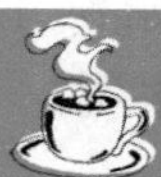

包心菜苹果汁

【组　成】 包心菜100克，胡萝卜100克，苹果100克，蜂蜜酌量。

【制　法】 苹果去皮，将所有原料一同倒入果汁机中制汁200毫升。

【用　法】 每天饮2～3次，一日饮400～600毫升。

【功　用】 生津止渴，降糖降压。适用于糖尿病、高血压病。

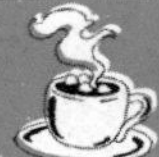

番茄菠萝汁

【组　成】 番茄150克，菠萝150克，柠檬汁15克。

【制　法】 把番茄洗净，剁碎；菠萝去皮，切成块，并加盐水浸泡10分钟。将番茄，菠萝放入榨汁机内，捣碎出汁，用纱布过滤，注入玻璃杯内，加入柠檬汁搅匀即可。

【用　法】 当饮料饮用。

【功　用】 生津止渴。适用于高血压病、糖尿病。

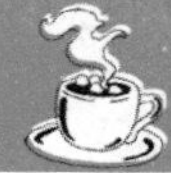

番茄苦瓜汁

【组　成】 番茄150克，苦瓜100克。

【制　法】 把番茄洗净，剁碎；苦瓜去子，切成小的碎块，并用开水焯过。将番茄、苦瓜放入榨汁机内，捣碎出汁，用纱布过滤，注入玻璃杯内。

【用　法】 当饮料饮用。

【功　用】 清热解毒。适用于糖尿病。

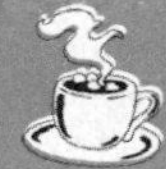

番茄油菜香菇汁

【组　成】 番茄500克，油菜200克，香菜100克，香菇100克，柠檬、苹果各150克。

【制　法】 把苹果、番茄洗净去皮，切块；油菜、香菜、香菇洗干净，切碎，然后一起放入榨汁机中，压榨出混合汁。夏天可加适量冰块。

【用　法】 当饮料饮用。

【功　用】 降血糖，降血压。适用于糖尿病。

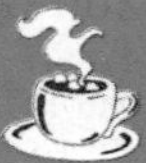

番石榴汁

【组　成】 番石榴 1 000 克。

【制　法】 将鲜番石榴洗净，压榨取汁。

【用　法】 每日 3 次，每次 1 杯。

【功　用】 降血糖。适用于糖尿病。

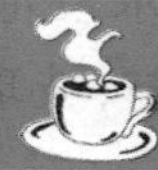

海带柠檬汁

【组　成】 海带（煮熟）500 克，柠檬 150 克。

【制　法】 把海带用水冲洗干净，然后把煮过的海带切成 1 厘米宽的块，把海带块放入盛有 300 毫升水的杯中浸泡一整天，过滤，将柠檬挤汁放入海带滤液内即可。

【用　法】 当饮料饮用。

【功　用】 降血糖，降血压。适用于高血压病、糖尿病。

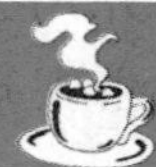

胡萝卜草莓汁

【组　成】 胡萝卜 250 克，草莓 250 克，柠檬汁 5 克，冰块 2～3 块。

【制　法】 胡萝卜洗净，切成小块；草莓洗净，去除梗、蒂；在玻璃杯中放入冰块。将草莓、胡萝卜放入榨汁机内，捣碎过滤出汁，注入盛有冰块的杯中。在榨好的果蔬汁内，加入柠檬汁，其味道更加清爽。

【用　法】 当饮料饮用。

【功　用】 降血糖，降血压。适用于高血压病、糖尿病。

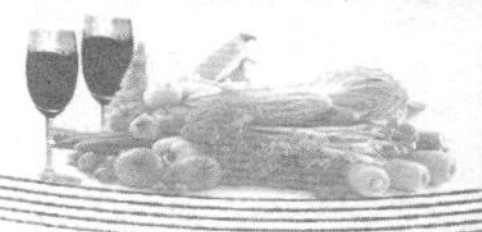

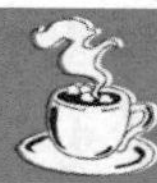

胡萝卜卷心菜苹果汁

【组　成】 胡萝卜、卷心菜、苹果各500克，蜂蜜适量。

【制　法】 胡萝卜洗干净，去头尾，去皮，切成细块；苹果去皮、核，切成小块；卷心菜洗干净，切块。把胡萝卜、苹果、卷心菜3种原料放入搅打机中，搅打后过滤取汁，再加入蜂蜜即可。

【用　法】 当饮料饮用。

【功　用】 降血糖，降血压。适用于高血压病、糖尿病。

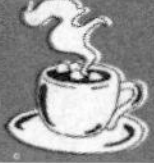

卷心菜草莓汁

【组　成】 卷心菜250克，草莓250克，柠檬50克，冰块2～3块。

【制　法】 卷心菜洗净，剁碎，也可用开水焯一下，再剁碎；草莓洗净，去蒂。将卷心菜、草莓放入捣碎机内，捣碎出汁，用纱布过滤，注入放有冰块的杯中。柠檬可连皮放入两层纱布中挤出汁，也可直接将整片柠檬放入搅匀的果蔬汁中饮用。

【用　法】 当饮料饮用。

【功　用】 降血糖，降血压。适用于高血压病、糖尿病。

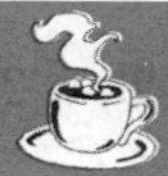

苦瓜芦笋汁

【组　成】 苦瓜200克，绿芦笋200克，食盐适量。

【制　法】 将苦瓜洗净，去瓤，切碎，与芦笋(切段)一起放入榨汁机中，加适量的凉开水搅打成泥，过滤压榨出汁，倒入杯中。将食盐加入杯中，搅匀即可。

【用　法】 当饮料饮用。

【功　用】 降血糖，降血压。适用于高血压病、糖尿病。

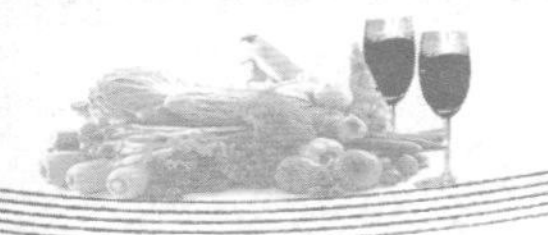

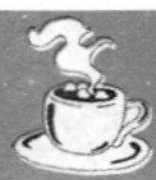

苦瓜南瓜汁

【组　成】 苦瓜 200 克，青皮嫩南瓜 200 克，食盐适量。

【制　法】 将南瓜、苦瓜洗净，去瓤，切碎，放入榨汁机中，加适量的凉开水搅打成泥，过滤压榨出汁，倒入杯中。将食盐加入杯中，搅匀煮沸即可。

【用　法】 当饮料饮用。

【功　用】 消暑止渴，明目解毒。适用于糖尿病。

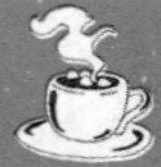

苦瓜汁

【组　成】 苦瓜 200 克，食盐适量。

【制　法】 将苦瓜洗净，去瓤，切碎，放入榨汁机中，加适量凉开水搅打成泥，过滤压榨出汁，倒入杯中；将食盐加入杯中，搅匀即可。

【用　法】 当饮料饮用。

【功　用】 消暑止渴，明目解毒。适用于糖尿病。

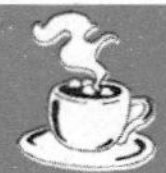

木耳油菜莴苣汁

【组　成】 木耳 50 克，油菜、莴苣各 40 克，芹菜 50 克，苹果 1/2 个，柠檬汁 10 克，食盐适量。

【制　法】 将莴苣、油菜、芹菜洗净，切成小块，加适量凉开水，一起放入果汁机中，打成泥，过滤压榨出汁倒入杯中。将木耳用温水洗净，切成小块；苹果剥皮，切成小块，加适量凉开水与食盐，一起放入果汁机中搅打成泥，过滤压榨出汁，倒入上述混合菜汁杯中，再加入柠檬汁混合均匀。

【用　法】 当饮料饮用。

【功　用】 消暑止渴，明目解毒。适用于糖尿病。

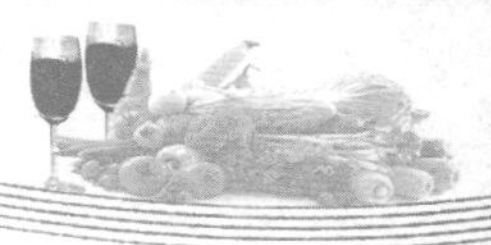

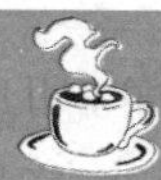

南瓜胡萝卜汁

【组　成】 青皮嫩南瓜250克,胡萝卜2根,食盐适量。

【制　法】 将南瓜、胡萝卜洗净,切成小块,加适量的凉开水,一起放入榨汁机中搅打成泥,过滤压榨出汁,倒入杯中。将食盐加入杯中,调匀即可。

【用　法】 当饮料饮用。

【功　用】 降血糖。适用于糖尿病。

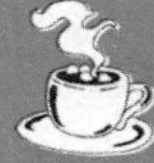

苹果甘蓝菜汁

【组　成】 甘蓝50克,油菜50克,芹菜30克,苹果1/2个,柠檬1/2个。

【制　法】 苹果去皮,与甘蓝菜、油菜、芹菜一同榨汁200毫升,再滴入柠檬汁,搅匀。

【用　法】 每天饮2次。

【功　用】 生津止渴,降糖降压。适用于糖尿病、高血压病。

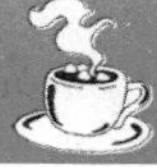

苹果茼蒿汁

【组　成】 苹果1个,茼蒿100克,柠檬1/2个。

【制　法】 苹果去皮,与茼蒿一同放入果汁机中榨汁180毫升,再加入柠檬汁,搅匀。

【用　法】 随意饮用。

【功　用】 止渴降糖,和肝降压。适用于糖尿病、高血压病。

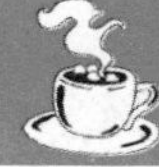

茄子芹菜卷心菜汁

【组　成】 茄子500克,芹菜100克,卷心菜150克,柠檬汁10克,

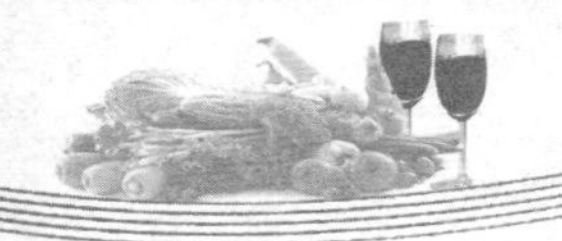

樱桃 2 个。

【制　法】 将茄子削皮，洗净，切成小块；卷心菜剥叶，洗净，切成小块；芹菜去叶，洗净，切碎。一起放入果汁机中，加入适量凉开水搅打成泥，过滤出汁倒入杯中；将柠檬汁加入蔬菜混合汁杯中；在杯沿饰以樱桃和卷心菜叶点缀，插入吸管。

【用　法】 当饮料饮用。

【功　用】 生津止渴，降糖降压。适用于糖尿病、高血压病。

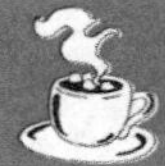

芹菜苹果柠檬汁

【组　成】 芹菜 300 克，苹果 250 克，柠檬 100 克，冰块 3 块。

【制　法】 芹菜洗净，切成小段；苹果洗净，去核，切块；柠檬连皮切成片；在玻璃杯内放入冰块。先将连皮的柠檬放入捣碎机内，捣碎出汁；再放入芹菜，苹果捣碎成汁，然后用纱布过滤，注入盛有冰块的杯内。

【用　法】 当饮料饮用。

【功　用】 降血糖，降血压。适用于糖尿病、高血压病。

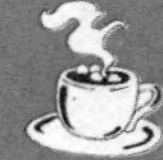

芹菜葡萄菠萝汁

【组　成】 芹菜 250 克，葡萄 200 克，菠萝 200 克，柠檬汁 15 克，冰块 2～3 块。

【制　法】 芹菜洗净，将茎与叶切开，把茎切成小碎块；芹菜叶洗净，用开水焯一下，切碎；葡萄洗净，去皮和子；菠萝去皮，切成小块。将芹菜、芹菜叶、葡萄、菠萝放入榨汁机内，压榨出汁，用纱布过滤，注入放有冰块的杯中，加入柠檬汁搅匀饮用。若不习惯芹菜的异味，可多加些菠萝。

【用　法】 当饮料饮用。

【功　用】 降血糖，降血压。适用于糖尿病、高血压病。

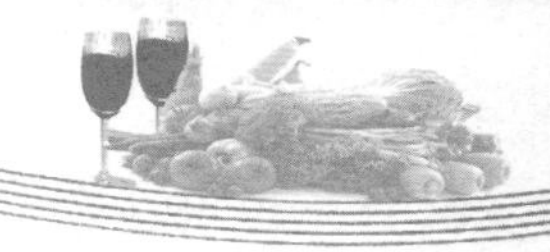

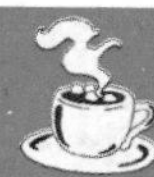

芹菜汁豆奶

【组　成】 新鲜芹菜500克，豆奶250克。

【制　法】 将新鲜芹菜择洗干净，连根、茎、叶放入温开水中浸泡30分钟，取出，立即切碎，投入捣汁机中，快速绞榨取汁，用洁净纱布过滤，收取汁液备用。将豆奶倒入锅中，用小火或微火煮沸，随即将芹菜汁液兑入，再煮至沸即可。

【用　法】 每日早晚分饮。

【功　用】 清热解毒，补虚降糖。适用于糖尿病、高血压病。

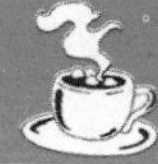

青椒橘子苹果汁

【组　成】 青椒250克，橘子250克，苹果500克，蜂蜜适量。

【制　法】 将青椒洗干净，去蒂，切成小块；橘子去皮，并剥成瓣；苹果洗干净，去皮核心，切成小块。将以上处理后的3种原料放入榨汁机中搅打，然后过滤取混合汁，再加入蜂蜜调味即可。

【功　用】 降血糖，降血压。适用于糖尿病、高血压病。

【用　法】 当饮料饮用。

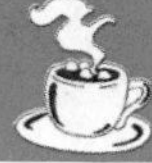

青椒苦瓜薄荷汁

【组　成】 青椒100克，苦瓜150克，薄荷20克，食盐适量。

【制　法】 青椒洗净(留蒂和子)，苦瓜洗净，去子，切碎；薄荷洗净。将所有材料投入榨汁机中，加300毫升凉开水，搅打成汁。

【用　法】 当饮料饮用。

【功　用】 降糖利尿，清肺化痰。适用于糖尿病。

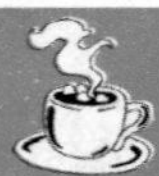

青椒竹笋薄荷汁

【组　成】 青椒150克，竹笋150克，薄荷20克，食盐适量。

【制　法】 青椒、鲜竹笋洗净，切碎；薄荷洗净。将所有材料投入榨汁机中，加300毫升凉开水，搅打成汁。

【用　法】 当饮料饮用。

【功　用】 降糖利尿，清肺化痰。适用于糖尿病。

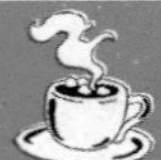

桑葚汁

【组　成】 鲜桑葚50克。

【制　法】 鲜桑葚洗净压汁待用。

【用　法】 每服15克，每日3次。

【功　用】 凉血补血，生津止渴。适用于糖尿病。

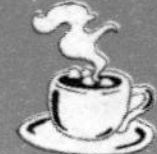

生菜芹菜苹果汁

【组　成】 生菜200克，芹菜50克，苹果100克，柠檬汁20克。

【制　法】 所有原料洗净，切碎，一起榨汁，汁成后，再加入柠檬汁。

【用　法】 当饮料饮用。

【功　用】 降血压，降血糖。适用于高血压病、糖尿病。

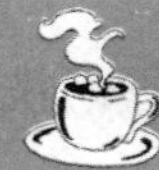

四合一果菜汁

【组　成】 苹果1/2个，梨子1/2个，番茄1/2个，芹菜1/2根。

【制　法】 苹果、番茄去皮，混合全部原料，加水适量，放入果汁机中榨汁180毫升。

【用　法】 每天饮1次。

【功　用】 生津止渴，降糖降压。适用于糖尿病、高血压病。